高等学校教材

供临床医学、中医、药学、护理、针灸、康复等专业用

组织再生
与创面修复学

Tissue Regeneration and Wound Repair

主　编　付小兵　黄跃生　陆树良
副主编　程　飚　姜玉峰　苏永涛

编　委（按姓氏笔画排序）

王新刚（浙江大学医学院附属第二医院）　　　　罗高兴（陆军军医大学西南医院）

牛轶雯（上海交通大学医学院附属瑞金医院）　姜玉峰（解放军总医院）

付小兵（解放军总医院）　　　　　　　　　　唐佳俊（上海交通大学医学院附属瑞金医院）

吕国忠（江南大学附属医院）　　　　　　　　黄　沙（解放军总医院）

刘　明（山东中医药大学）　　　　　　　　　黄跃生（南方科技大学）

刘宏伟（暨南大学附属第一医院）　　　　　　隋　颖（山东中医药大学）

苏永涛（山东中医药大学）　　　　　　　　　韩春茂（浙江大学医学院附属第二医院）

张家平（陆军军医大学西南医院）　　　　　　程　飚（中国人民解放军南部战区总医院）

张翠萍（解放军总医院）　　　　　　　　　　阙华发（上海中医药大学附属龙华医院）

陆树良（上海交通大学医学院附属瑞金医院）

人民卫生出版社

·北　京·

图书在版编目（CIP）数据

组织再生与创面修复学 / 付小兵，黄跃生，陆树良
主编 . — 北京：人民卫生出版社，2023.6
ISBN 978-7-117-34873-7

Ⅰ.①组… Ⅱ.①付… ②黄… ③陆… Ⅲ.①创伤外
科学—修复术 Ⅳ.①R64

中国国家版本馆CIP数据核字（2023）第101114号

| 人卫智网 | www.ipmph.com | 医学教育、学术、考试、健康，购书智慧智能综合服务平台 |
| 人卫官网 | www.pmph.com | 人卫官方资讯发布平台 |

组织再生与创面修复学
Zuzhi Zaisheng yu Chuangmian Xiufuxue

主　　编：付小兵　黄跃生　陆树良
出版发行：人民卫生出版社（中继线 010-59780011）
地　　址：北京市朝阳区潘家园南里 19 号
邮　　编：100021
E - mail：pmph @ pmph.com
购书热线：010-59787592　010-59787584　010-65264830
印　　刷：天津画中画印刷有限公司
经　　销：新华书店
开　　本：787×1092　1/16　印张：12.5　插页：2
字　　数：320 千字
版　　次：2023 年 6 月第 1 版
印　　次：2023 年 7 月第 1 次印刷
标准书号：ISBN 978-7-117-34873-7
定　　价：68.00 元
打击盗版举报电话：010-59787491　E-mail：WQ @ pmph.com
质量问题联系电话：010-59787234　E-mail：zhiliang @ pmph.com
数字融合服务电话：4001118166　E-mail：zengzhi @ pmph.com

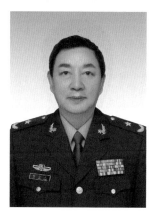

付小兵

中国工程院院士,创伤和组织修复与再生医学专家,国家杰出青年科学基金获得者,中国医学科学院首批学部委员,中国中医科学院首批学部委员,法国国家医学科学院外籍院士,美国国家工程院外籍院士。全军创伤修复与组织再生重点实验室主任。担任世界伤口愈合学会联盟(WUWHS)执行委员,亚洲创伤愈合学会(AWHA)主席,国务院学位委员会学科评议组成员,中国工程院医药卫生学部副主任,国家技术发明奖和国家科学技术进步奖评委,国家重点基础研究发展计划(973计划)等多项科研项目的首席科学家。获"何梁何利基金科学与技术进步奖"等多项荣誉。

牵头制定了有关战创伤、再生医学与转化医学的相关国家科技规划,牵头撰写了"进一步重视加强我国干细胞基础研究与转化应用"的重大建议,撰写了有关重视我国创伤防控和在我国重要战略发展区域构建能够应对重大灾难事故和重大安全事件的一体化紧急医学救援体系的重大建议。作为发起人,提出在中国医院建立针对体表难愈合创面的专科——创面修复科,获得国家卫生健康委员会批准。主编出版学术专著31部、参编30余部。发表学术论文600多篇,其中SCI收录260多篇。以第一完成人获国家科学技术进步奖一等奖1项、二等奖3项,省部级一等奖3项。

主编简介

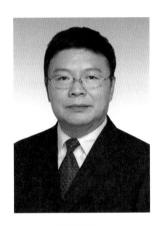

黄跃生

教授,博士生导师。先后担任中华医学会理事,中华医学会烧伤外科学分会主任委员,中国生物材料学会烧创伤创面修复材料分会主任委员,中国老年医学学会烧创伤分会会长,国家卫生健康委员会能力建设和继续教育创面修复科专家委员会副主任委员,中国医师协会创面修复专业委员会副主任委员,《中华烧伤杂志》总编辑,Burns 杂志高级编委,全军烧伤外科专业委员会主任委员,中国医师协会烧伤科医师分会顾问,国家自然科学基金学科评审组成员,国家科学技术进步奖评审专家。

先后主持国家杰出青年科学基金、国家自然科学基金重点项目、国家 973 计划、教育部创新团队发展计划项目、国家卫生部重大行业专项、国家重点研发计划课题和军队指令性(专项)等重大重点课题研究,发表论文 350 余篇(其中 SCI 收录 110 篇),获国家发明专利 7 项。牵头撰写和发表全国创面修复科医生和护士标准、创面修复科病房配置标准及 24 项全国创面修复临床专家共识,主编、参编专著 35 部,在创面修复基础和转化方面取得系列成果,创面方向性电场敷料获创新医疗器械注册证。获国家科学技术进步奖二等奖 4 项(第一完成人 2 项)、省部级科技成果一等奖 3 项,享受国务院政府特殊津贴和军队专业技术一类津贴。

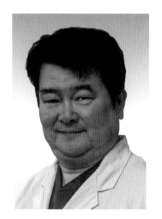

陆树良

教授,博士生导师,上海交通大学医学院附属瑞金医院创面修复中心主任,上海市烧伤研究所所长,上海市创面修复研究中心主任。兼任国家卫生健康委员会能力建设和继续教育创面修复科专家委员会执行副主任委员,国际再生医学与创面修复技术协会执行主席,亚洲创面修复协会副主席,中国医师协会创伤外科医师分会首届会长,中华医学会创伤学分会第四届、第五届副主任委员,中国医疗保健国际交流促进会创面修复与再生分会主任委员。

长期从事创面修复的临床实践和理论探索,率先提出"伤后24小时内削痂防治深Ⅱ度创面进行性加深"的手术方案;提出糖尿病皮肤"隐性损害"的概念,发现了糖尿病合并创面难愈的"微环境污染"机制;提出了瘢痕形成机制的"真皮模板缺损"学说。近年来积极推动中国创面修复专科的建设。2011年创建了独立建制的创面修复专科,2017年创建了集"医、护、技"于一体的创面修复专科。2018年牵头制定了《中国慢性难愈性创面诊疗思路和原则》;创建了内镜支持下窦道创面治疗技术。先后获国家科学技术进步奖一等奖1项、二等奖1项,省部级科学技术进步奖一等奖1项、二等奖2项,"上海市领军人才"称号,中国烧伤医学终身成就奖,国之名医卓越建树奖。

前　言

随着老龄化社会的到来,以糖尿病足、压力性损伤(褥疮、压疮等)、放射性溃疡等为代表的体表难愈合创面的治疗需求不断增加。这些体表难愈合创面具有种类繁多、发病机制复杂、治疗难度大等特征,且大多数患者行动不便或生活不能自理,很难到医院就诊。与此同时,由于大多数医院没有创面修复专科,而分散在不同专业的医生也没有受过系统培训,致使能到医院就诊的患者也很难得到及时、有效的专科治疗。患者在承受病痛折磨的同时,其家人还要承受着巨大的精神负担及经济压力。在习近平总书记关于健康中国思想的指导下,经众多专家的努力与国家卫生健康委员会多方调研,于2019年12月2日发布了《国家卫生健康委办公厅关于加强体表慢性难愈合创面(溃疡)诊疗管理工作的通知》,以国家意志打造创面修复治疗体系,以提高创面治疗的效果,减轻广大创面患者的疾苦和负担。

新学科的发展离不开对学科专业人才的培养,目前有关慢性难愈合创面的基础理论和临床诊疗等内容在我国乃至全球的医学本科教育体系中未能详尽介绍或介绍得不系统;创面修复学科建设在我国尚处于初级探索阶段,还未形成系统、成熟的人才培养体系,急需在教育部推动建立起一套比较完善的培训、考核和认证制度,设计创面修复相关专业课程体系,推动建立医学教育体系,以实现创面修复科专业技术人员规范化能力建设的全覆盖。因此,我们联合国内相关知名专家团队,组织编写了这部《组织再生与创面修复学》教材,由山东中医药大学苏永涛教授牵头在医学本科教育阶段进行试点。这部教材的编写将打破现在国内外教育体系无组织再生与创面修复培训教材的先河,成为本领域的一项探索,也将为构建中国特色创面修复学科体系,高质量、高水平地建设创面修复学科打好基础。

本教材在撰写过程中得到了董炜、李娅萍、陆晔辰、谈吉如、王睿、徐玮、张亦轩(以姓氏汉语拼音为序)等医生的大力协助,特此致谢!

付小兵

2022.9.10

目 录

第一章　组织再生与创面修复概述 ………………………………………………………… 1

第一节　组织再生与创面修复的发展简史 ……………………………………………… 1

第二节　组织再生与创面修复的基本概念 ……………………………………………… 3

一、一般概念 ……………………………………………………………………………… 4

二、创面愈合的过程与结局 ……………………………………………………………… 5

三、创面愈合的分子机制 ………………………………………………………………… 6

四、临床表现和影响因素 ………………………………………………………………… 7

五、慢性创面的分类 ……………………………………………………………………… 7

六、创面的治疗 …………………………………………………………………………… 9

第三节　组织再生与创面修复的流行病学 …………………………………………… 11

一、国外体表慢性难愈合创面的流行病学特点 ……………………………………… 12

二、中国人群体表慢性难愈合创面的流行病学特点 ………………………………… 13

第四节　创面修复学科创建历程与展望 ……………………………………………… 15

一、中国特色创面修复学科体系建设历程 …………………………………………… 15

二、中国创面修复专科的发展与完善 ………………………………………………… 19

第二章　创面愈合的基本规律 ………………………………………………………… 23

第一节　创面修复相关组织学结构和功能 …………………………………………… 23

第二节　创面愈合的基本临床规律 …………………………………………………… 24

一、创面愈合的局部规律 ……………………………………………………………… 25

二、不同类型皮肤创面愈合的规律 …………………………………………………… 30

第三节　创面修复的基本病理生理过程 ……………………………………………… 34

一、炎症反应阶段 ……………………………………………………………………… 34

二、细胞增殖阶段 ……………………………………………………………………… 35

三、组织成熟和重建阶段 ……………………………………………………………… 37

第四节　把握创面修复的规律和特征 ………………………………………………… 38

第三章　创面分类与基本治疗原则 ·· 41

　第一节　概述 ·· 41

　第二节　急性创伤性创面分类及基本治疗原则 ·· 43

　第三节　急性感染性创面分类及基本治疗原则 ·· 43

　　一、普通感染性创面特点及基本处理原则 ·· 44

　　二、特殊感染性创面特点及基本处理原则 ·· 44

　第四节　慢性难愈合创面分类及基本治疗原则 ·· 46

　　一、糖尿病足 ··· 47

　　二、压力性创面 ·· 48

　　三、静脉性溃疡 ·· 48

　　四、放射性溃疡 ·· 49

　　五、动脉性溃疡 ·· 49

　　六、医源性创面 ·· 49

　　七、免疫性创面 ·· 50

　　八、其他难以分类的创面 ·· 50

　第五节　总结和展望 ·· 51

第四章　影响创面愈合的因素 ··· 54

　第一节　全身因素 ·· 54

　　一、年龄 ·· 54

　　二、应激、情绪与心理 ··· 55

　　三、营养 ·· 56

　　四、基础疾病对创面愈合的影响 ·· 57

　　五、其他 ·· 59

　第二节　局部因素 ·· 60

　　一、局部组织损伤情况 ··· 60

　　二、异物 ·· 61

　　三、定植与感染 ·· 61

　　四、特殊感染 ··· 62

　　五、其他 ·· 63

　第三节　其他因素 ·· 63

　　一、环境因素 ··· 64

　　二、医源性因素 ·· 65

第五章　慢性创面的发生机制 ··· 67

　第一节　慢性创面发生的共性机制 ·· 67

一、局部组织缺氧 ·· 67

二、再灌注损伤 ·· 69

三、感染与细菌生物膜 ·· 69

四、炎症失调 ·· 70

五、其他机制 ·· 72

第二节　糖尿病足溃疡的主要发生机制 ··· 73

一、血管病变与微循环障碍 ·· 73

二、周围神经病变 ·· 73

三、感染 ·· 76

四、过度炎症 ·· 77

第三节　静脉性溃疡的主要发生机制 ··· 78

一、深静脉或浅静脉功能不全 ·· 78

二、交通静脉功能不全 ·· 79

三、小腿肌泵功能不全 ·· 79

第四节　放射性溃疡的主要发生机制 ··· 79

一、照射部位皮肤和血管病变 ·· 79

二、创面修复机制受抑 ·· 80

第五节　压力性溃疡的主要发生机制 ··· 81

一、组织灌注不良 ·· 81

二、再灌注损伤 ·· 81

第六节　其他慢性创面的发生机制 ··· 82

一、外伤性溃疡 ·· 82

二、动脉缺血性溃疡 ··· 82

三、感染性溃疡 ·· 82

四、癌性溃疡 ·· 83

第六章　几种主要慢性创面的特征与治疗原则 ··· 85

第一节　慢性创面的一般特征与治疗方法 ··· 85

一、一般特征 ·· 85

二、治疗方法 ·· 86

第二节　糖尿病足溃疡的临床特征与治疗原则 ··· 90

一、临床特征 ·· 90

二、治疗原则 ·· 92

第三节　静脉性溃疡的临床特征与治疗原则 ··· 98

一、临床特征 ·· 98

二、治疗原则 ·· 100

第四节　放射性溃疡的临床特征与治疗原则 ································· 102

一、临床特征 ························· 102

二、治疗原则 ························· 103

第五节　压力性溃疡的临床特征与治疗原则 ································· 104

一、临床特征 ························· 105

二、治疗原则 ························· 106

第七章　传统医学在创面治疗中的作用 ································· 108

第一节　传统医学治疗创面历史 ································· 108

一、起源和形成 ························· 108

二、发展历程 ························· 109

三、成熟阶段 ························· 110

第二节　治疗原则 ································· 111

一、分期论治 ························· 111

二、内外合治，最重外治 ························· 112

三、外病内治，重视整体 ························· 112

四、祛腐生肌 ························· 113

五、祛瘀生新 ························· 113

六、煨脓湿润 ························· 113

七、审因治疗 ························· 114

第三节　治疗方法 ································· 115

一、内治法 ························· 115

二、外治法 ························· 116

第四节　典型药物 ································· 121

一、膏药 ························· 121

二、油膏 ························· 122

三、箍围药 ························· 122

四、掺药 ························· 123

五、酊剂 ························· 124

六、洗剂 ························· 124

七、溶液 ························· 125

八、油剂 ························· 125

九、草药 ························· 125

第八章　中西医结合在创面治疗中的应用 ································· 127

第一节　中西医结合治疗创面历史 ································· 127

一、中西医结合治疗概述 ··· 127

二、中西医结合发展史 ·· 127

三、中西医结合治疗创面历史 ··· 128

第二节　中西医结合治疗原则 ·· 128

一、治未病 ·· 129

二、治病求本 ·· 129

三、知常达变 ·· 129

四、因势利导 ·· 129

五、以平为期 ·· 129

六、整体调治 ·· 130

七、三因制宜 ·· 130

八、病治异同 ·· 130

九、对抗性治疗 ··· 130

十、支持性治疗 ··· 131

第三节　中西医结合治疗创面的优势和方法 ······························ 131

一、中西医结合治疗创面的优势 ··· 131

二、中西医结合治疗创面的方法 ··· 132

第四节　中西医结合对不同创面的诊断治疗 ······························ 134

一、内分泌与代谢疾病（糖尿病足） ·· 134

二、皮肤病 ·· 136

三、骨伤疾病（骨坏死） ··· 140

四、周围血管疾病（下肢静脉炎） ··· 141

五、感染性创面 ··· 142

第九章　创面治疗新技术 ··· 145

第一节　概述 ··· 145

第二节　功能性敷料 ··· 146

一、功能性敷料的历史和发展概述 ·· 146

二、功能性敷料的分类 ·· 147

三、功能性敷料的应用 ·· 148

第三节　细胞 / 生长因子与创面愈合 ·· 149

一、概述 ··· 149

二、细胞 / 生长因子加速愈合的机制 ······································ 149

三、细胞 / 生长因子在创面治疗的应用 ··································· 150

四、细胞 / 生长因子应用在创面治疗中遵循的原则 ················ 152

五、总结与展望 ··· 153

第四节　干细胞与细胞生物治疗 ···································· 153
　一、干细胞与细胞生物治疗的历史与发展概述 ···················· 153
　二、临床使用的细胞治疗 ···································· 154
　三、干细胞与细胞治疗的展望 ································ 156
第五节　负压创面治疗及创面牵张治疗 ························ 156
　一、负压创面治疗 ·· 156
　二、创面牵张治疗 ·· 159
第六节　光、电及磁创面治疗技术 ···························· 160
　一、光 / 激光在创面治疗中的应用 ···························· 160
　二、电磁场在创面治疗中的应用 ······························ 161
第七节　其他 ·· 163
　一、蛆虫疗法 ·· 163
　二、横向骨搬移术 ·· 164
　三、抗生素骨水泥的应用 ···································· 164
　四、脊髓电刺激 ·· 165

第十章　创面治疗的管理与防治新模式 ······················ 169
第一节　创面修复科病史撰写要点 ···························· 169
　一、住院病历 ·· 169
　二、门诊病历 ·· 173
第二节　慢性创面的预防 ···································· 173
　一、慢性创面的流行病学特点 ································ 174
　二、慢性创面的防治意义 ···································· 174
　三、慢性创面的预防重点 ···································· 175
第三节　基层医疗机构开展慢性创面治疗工作的特点 ············ 182
　一、慢性创面预防的宣教者 ·································· 182
　二、慢性创面基本治疗的承担者 ······························ 182
　三、筛查疑难创面和转送上级医院的执行者 ···················· 183
　四、互联网技术对基层医疗机构开展创面治疗的支撑 ·············· 183
　五、关于慢性创面居家治疗的思考 ···························· 183

第一章
组织再生与创面修复概述

组织修复与再生始终是外科中的重要问题之一。在当今外科亚专业不断的细分中,皮肤软组织修复作为外科中的重要领域,需求越来越迫切、难度越来越大,技术手段越来越丰富、专业性越来越强,正逐渐独立并完善成为一门新兴学科。

其实早在公元前 1550 年,古埃及的埃伯斯莎草纸已记载了许多自然疗法在创面愈合中的使用。随之,出现了包括蜂蜜、乳香、枣酒、松节油和阿拉伯胶等许多加速愈合的制剂以及有缝合伤口(创面)的记录。总之,创伤修复是人类与自然界长期斗争的产物和经验总结。伴随人类文明的发展和科技的进步,一方面,机械伤和交通伤逐渐增加;另一方面,由于一些人类对资源占有的贪婪而发动战争,各种武器出现,致使多发伤、复合伤出现,伤情变得复杂;加之社会发展到今天,人口老龄化严重,因各类疾病(糖尿病、血管病变、截瘫、恶性肿瘤等)造成的慢性皮肤损伤,这些都使得创面愈合难度增加。因此,创面修复无论是基础研究还是临床应用研究都亟待加强与提高。创面修复策略正在由病理性修复向生理性再生不断迈进。"完美"地修复缺损组织是所有该领域研究人员的奋斗目标。

当皮肤正常的解剖结构和功能被破坏时,创面愈合受致伤因素、损伤大小、机体愈合能力等影响,在复杂的修复反应中表现出极大差异。作为外科医生,我们需要认识正常创面愈合和组织修复的基本机制;熟悉组织修复涉及的各种新治疗技术;了解组织再生与创面修复未来发展的方向。本章将概述组织再生与创面修复的发展简史、基本概念、流行病学特点以及创面修复学科创建历程与展望等内容。

第一节　组织再生与创面修复的发展简史

35 000 年前,尼安德特人(Neanderthal)的洞穴壁画上描述,穴居的尼安德特人用植物提取物治疗烧伤。公元前 2000 年,在苏美尔人最古老的铭文中记载了一个用蜂蜜治疗伤口的处方:将蜂蜜与粉状河泥加水和普通松油等混合后,可覆于创面和创伤周围。公元前 1553—前 1550 年,莎草纸内记载了 48 个外科诊疗病例,与创面愈合相关的包括制动、切开(脓肿)感染、灸烙止血和亚麻线,甚至羊肠线缝合伤口等处理。公元前 600 年,中国人和日本人使用茶叶汁和药酒(酊剂)治疗烧伤,如今使用的单宁酸喷雾剂其实与之类似,因为茶叶富含单宁。公元前 30 年—公元 38 年是罗马帝国极盛时期,已经有受过高等教育的罗马贵族 Celsus 为罗马帝国的士兵再造面、唇、鼻、耳等部位的手术修复资料。古代印度有割鼻之风，当时印度社会就发明了额部正中皮瓣造鼻术。公元前 6 世纪《妙闻集》里对手术缝合和缝合用线进行了详细描述。公元前 5 世纪—前 4 世纪，古希腊著名医生、"医学之父"希波克拉底对严重伤口愈合中的止血、包扎以及清洁器械的重要性进行了阐述，当时提出的创伤处理原则是：让伤口保持原损伤状态，尽量减少外界刺激，通过仔细的对接可使断离的组织和骨愈合。这是关于外科缝合和骨折修复理论的雏形。13 世纪，Theodoric 对创面愈合，尤其是延迟愈合有了较为深刻的认识，他对军队外科创面愈合的现代概念形成做出了巨大贡献。1337—1453 年，英法之间的百年战争涌现出不少新武器，带来了大批严重创伤或烧伤伤员，加速了创伤修复外科的发展。16 世纪，Tagliacozzi 介绍了使用管形皮瓣修复鼻子。美国国内战争时期，Jones 建议对面部受损的伤口进行一期修复，并主张尽可能保留皮肤，对不整齐的伤口边缘应进行必要的修整。19 世纪 40 年代之前，外科学发展很缓慢。但是，随着麻醉、无菌术、配血输血等一系列具有历史里程碑意义的问题的解决，外科学得到飞跃性的发展。英国的工业革命使机器迅猛发展，棉织品在创面愈合中得到广泛应用。进入 20 世纪，两次世界大战的爆发，免疫学对同种异体组织和器官移植的影响，显微外科使外科治疗手段的进步，细胞生物学、分子生物学的出现更是让创伤修复外科迅猛发展，并不断细分和完善。

20 世纪上半叶，外科学形成了许多亚专业。例如，按人体部位可分为腹部外科、胸心外科；按人体系统可分为骨科、泌尿外科、神经外科、血管外科；按患者年龄可分为小儿外科、老年外科；按手术方式可分为整复外科、显微外科、移植外科；按疾病性质分为肿瘤外科、急症外科等。从技术发展方面来看，20 世纪 50 年代发展了低温麻醉和体外循环；20 世纪 60 年代发展了显微外科；1962 年，伦敦大学的 Winter 在猪的愈合实验中证实，湿性环境创面愈合速度比干性愈合快 1 倍，湿性创面愈合理论自此不断丰富；20 世纪 70 年代，发展了内镜微创外科和影像医学（B 超、CT、MRI、DSA、SPECT）。1983 年，英国医生 Wickham 首先提出微创外科（minimally invasive surgery）的概念，到 1987 年，法国医生 Mouret 完成了世界上第一例电视腹腔镜胆囊切除术以后，微创外科的概念逐渐被广泛接受。1993 年，以美国麻省理工学院的化学工程师 Robert Langer 和麻省总医院的临床医生 Joseph Vancanti 共同发表在 Science 杂志上的关于组织工程的综述文章为标志，组织工程作为一门新兴学科被学术界广泛认可。Science 杂志上这篇被奉为经典的文章里，这两位组织工程领域的"先行者"总结了 20 多年来组织工程领域内的相关科学研究成果，如此定义这个充满无限可能性的学科："这是一个多学科交叉的领域，运用工程和生命科学的原理开发生物代替物，以恢复、维持和改善组织功能。"创伤修复正在由 20 世纪初期的基本以切除和缝合为主，转变到现今的精准切除、精确修复和无止境替代（resection-repair-replacement，3R）。有学者在 3R 基础上提出 4R（regeneration），甚至 5R（rehabilitation）。

中国有关创伤修复外科发展的历史可以追溯到原始石器时代，当时古人类就有了一定医治损伤的知识。春秋战国时期，中医外科学已逐步形成。马王堆汉墓帛书《脉法》中已有采用砭石治痈脓方法的记载。汉代是祖国医学的隆盛时期，史上著名的外伤科医生华佗，既能用方药、针灸治病，更擅长外科手术。同时他在创伤愈合、消除化脓感染和治疗脏腑疾病时使用外科手术获得较好效果。他曾用"麻沸散"对患者在麻醉后施行手术，是世界医学史上应用全身麻醉进行手术治疗的最早记载。晋代陈延之所撰《小品方》中记载了最早使用"火针"用于外科疾病治疗。成书于公元 499 年的《刘涓子鬼遗方》为我国现存较早的外科学专著，主要内容有痈疽的鉴别诊断，它总结了许多治疗金疮、痈疽、皮肤病的经验，有外治法处方 140 个。葛洪习用羊踯躅（即闹羊花）、乌头等作为麻醉药物，是外科麻醉药物研发的早期阶段。隋代巢元方的《诸病源候论》探求"诸病之源，九候之要"，罗列了 1 700 多种病证，提出伤口必须在受伤后立即缝合的观点，甚至详细介绍了"8"字缝合法和连续缝合法，并指出如果缝合不当会引起感染，一旦发生感染就应拆除缝合，而对于伤口污染较重者，则主张免去缝合，以利引流，这些方法较以前的相关治疗理论更加完善。唐代孙思邈用大麻作为麻醉药物，并对麻醉深度、用量及中毒解救都进行了研究。王焘所著的《外台秘要》，主张用毡做湿热敷，以减轻损伤肢体的疼痛。同时他主张采用竹筒拔吸治疗，这是当时对竹筒拔吸法引流最详尽的表述。宋代外科学发展比较快，《圣济总录》提出"五善七恶"，其中一百四十五卷详细地记载了烙法排脓引流的方法，对治疗脓应该切开引流的思想较前期更为积极。宋代陈自明的《外科精要》记载有托里排脓的多个方药，至今仍在临床应用。明代大医院十三科，其中就有接骨科。这一时期也是中医外科学发展的重要阶段，清创缝合术有了进一步完善。精于手术治疗的明代大家陈实功在《外科正宗》明确提出："此已坏者不能复活，只救将来未坏者，可也。"这进一步完善了清创术保留正常组织、切除坏死组织的概念。明代申斗垣在他所著的《外科启玄》中，对清除坏死组织及其问题严重性的认识以及处理措施都有新的补充。清代的创伤科又有了新的发展，吴谦集历代伤科之大成，著《医宗金鉴·正骨心法要旨》。该书系统地总结了清代以前的骨伤科经验，对人体各部位的骨度、手法、夹缚器具及内外治法方药记述最详，既有理论，又重实践，图文并茂，是一部较完整的正骨书籍。

中华人民共和国成立后，对组织修复和再生以及创面治疗具有较大影响的事件、技术发明和治疗方法创新大致包括以下几方面：一是中西医结合，整形外科、口腔颌面外科、显微外科、修复与重建外科、创伤外科与烧伤外科，特别是创面修复专科等专业科室的建立；二是各种技术方法的发明创造与应用，包括显微外科、各种皮瓣发明以及应用、组织移植技术提高等；三是现代高新技术，如基因工程技术、蛋白质工程技术、生物医学工程技术、干细胞和组织工程的基础研究与应用；四是其他发明创造，如先进敷料（保湿敷料或革命性敷料）原理的发现与产品研发和应用、负压技术与组织修复和再生、各种物理技术完善与提高（包括声、光、电、磁、氧等），以及信息网络（远程医疗）、数字医学技术等，为提高创伤修复和组织再生水平都起到了非常重要的作用。

损伤组织的修复与再生是生物学和医学领域的一个重大问题，涉及遗传、发育、干细胞、组织工程、生物材料等诸多基础学科和创（烧）伤、整形、骨科等临床学科，其成果将为数以亿计伤病患者的治疗和康复，以及生活质量的改善提供直接服务，是目前国际上研究的热点和难点。随着组织修复与再生医学在传统治疗技术方法的不断完善，各类新兴治疗手段不断涌现并成熟，体现在分子、细胞、组织和器官不同层次生物高科技医疗修复工程用于挽救患者的生命、减少伤残、提高生活质量，这将会造福无数需要帮助的患者，从而改变整个人类的健康水平和发展史。

第二节　组织再生与创面修复的基本概念

学术概念的定义与描述是一个比较困难和复杂的过程。第一，因为中外不同的文化，对某一事物的理解不同，在表达上存在差异，因此，中文与外文在翻译上就存在很大的不同。第二，是同一国度的不同专家、不同学科之间对某一事物的理解和应用也不同。第三,在概念的表述上,有的专家提倡精炼,而有的学者强调详细。因此,我们认为如果要定义一个学术概念,一般将它的主要特征进行描述,形成一个相对共同的认识就达到了目标。所以说对某些领域目前并没有一个完全完整的概念。以下是在创(烧)伤修复、组织再生和创面治疗领域经常涉及的一些基本概念,同时还涉及部分由于免疫紊乱和皮肤疾病导致的创面等概念,而这部分创面的概念在国家卫生健康委员会新设立的创面修复科诊疗范围中有所涉及。

一、一般概念

1. **皮肤屏障(skin barrier)** 狭义的概念主要指物理性屏障,即由皮脂膜、角质层角蛋白、脂质以"三明治"结构、"砖墙"结构等共同构成,防止有害物质入侵,使人体在变化不定的外环境中保持内环境的相对恒定。皮肤屏障的稳态是一个复杂的网络调控过程,包含皮肤细胞的生长、分化、免疫反应及炎症等多种病理生理过程,环境因素导致的皮肤屏障异常绝大多数继发于皮肤炎症、表皮增殖与分化失衡的后果。

2. **损伤(injury)与创伤(trauma)** "injury"来自拉丁语"iniuria",最早指错误的、不公正的、侮辱、非法、暴力的攻击和伤害,现在一般指由外力作用和/或非外力因素造成组织解剖结构和功能的破坏。外力作用包括投射物(枪弹与爆炸物产生的碎片等)打击、燃烧等;非外力因素包括的疾病如糖尿病导致的糖尿病足和下肢血管疾病导致的溃疡等。"trauma"源自希腊语,原意指某种伤害,现一般指由于外力作用导致组织解剖结构和功能的破坏,以及可能发生的全身反应。主要包括动能打击、高温、寒冷、电流、放射线、酸、碱、毒气、毒虫、蚊咬等因素造成的挤压伤、切割伤、火器伤、烧伤等。

3. **创面(wound)** 其基本意思是损伤组织的表面,其英文与"伤口"是一个单词,但内涵却有比较大的差别。伤口一般指组织解剖结构遭受外力(物理、化学等)后破裂的地方,如手术切口等,通常较浅表。创面含义更广泛,它包含"伤口"的内容。如手术切口可以叫作伤口,但糖尿病足叫伤口显然就不合适了。它可以表现为器官(如皮肤)或组织的简单或严重受损(既可以是机械的、化学的损伤,也可以是疾病的病变)。因此,建议进行创面治疗的临床科室称为"创面修复科",门诊统一称之为"创面修复(治疗)门诊",而不宜再叫作"伤口门诊"和"伤口换药"。

4. **伤口分类(wound classification)** 根据创伤和外科手术中有无污染的可能性,将伤口进行分类。①清洁创面(clean-wound):指未受感染的外科伤口,手术过程中不涉及呼吸道、消化道及泌尿生殖道,手术后伤口密封或只于需要时放置闭合性引流。②清洁-污染创面(clean-contaminated wound):指在受控制且没有污染的情况下,手术过程涉及呼吸道、消化道及泌尿生殖道的创面,例如肠道、阑尾、阴道及咽部手术等。③污染伤口(contaminated wound):指受到细菌污染的创面,包括开放性、新形成的意外伤口或手术时因违反无菌操作,或手术过程中有大量消化系统内容物溅出,或手术时患者为急性炎症期但无脓性分泌物等。感染伤口(dirty or infected wound)可为外源性或内源性。外源性感染是伤口感染致病菌的主要入侵途径,创伤时可由致伤器械、投射物等带入,以及随后经衣物、泥土和环境中其他污染源带入;内源性感染是由分布在人体自身的皮肤汗腺/毛囊、口咽部、呼吸道、胃肠道和泌尿生殖道的常驻菌群导致的感染。

5. **创面愈合(wound healing)** 指外伤或其他疾病过程导致组织损伤后,局部组织通过再生、修复与重建等方式进行修补的一系列病理生理过程。创面愈合概念主要强调机体自身参与组织修复的能动过程,本质上是机体对各种有害因素作用所致的组织细胞损伤的一种固有的防御性和适应性反应。一期愈合(primary healing):是最简单的伤口愈合类型,也因组织的直接结合所致。这类愈合主要发生于组织缺损少、创缘整齐、无感染,经过缝合或黏合的手术切口。二期愈合(secondary healing):又称间接愈合,指切口边缘分离、创面未能严密对合的开放性伤口所经历的愈合过程。由于创面缺损较大且常伴有感染,因而愈合过程通常先由肉芽组织填充创面,继而再由新生的表皮将创面覆盖来完成修复过程。痂下愈合(healing under the scab):是一种特殊条件下的创面愈合方式。主要指伤口表面由渗出液、血液及坏死脱落的物质干燥后形成一层黑褐色硬痂,在痂下进行二期愈合过程。

6. **创伤修复(wound repair)**　指外伤或其他疾病过程导致组织损伤后,局部组织通过再生、修复和重建等方式主动修复创面或通过人工干预影响创面修复作用的一系列病理生理过程,如通过手术技术转移皮瓣来修复创面等。创面修复概念既包括生物体自身的愈合过程,也包括人为因素对创伤愈合的影响。

7. **愈合分级(healing grade)**　一般分为三级,即甲级愈合(grade A healing,愈合优良)、乙级愈合(grade B healing,愈合有缺陷,切口出现炎症反应但未化脓)、丙级愈合(grade C healing,切口化脓经开放引流换药后愈合)。

8. **再生(regeneration)与代偿(compensation)再生**　一般指生物体的整体或部分受外力作用发生创伤而部分丢失,在剩余部分的基础上又生长出与丢失部分在形态与功能上相同的结构的这一修复过程。再生可以分成生理性再生(一次性生理性再生、周期性生理性再生、持续性生理性再生)与病理性再生(完全性病理性再生与不完全性病理性再生)。代偿是指某组织和器官的结构遭受破坏、代谢和功能发生障碍时,由该组织和器官正常部分或别的组织和器官来代替、补偿的过程。

二、创面愈合的过程与结局

1. **炎症浸润(inflammatory infiltration)**　指组织损伤后由炎症细胞和炎症介质引起的一系列炎症反应过程,为清除坏死组织和异物所必需,同时也启动和调控创面修复过程。它是创面愈合的启动阶段,由多种炎症介质介导。炎症反应表现为血管通透性增加,血液中中性粒细胞、单核巨噬细胞、淋巴细胞等炎症细胞在趋化因子作用下游走至创面。

2. **肉芽组织(granulation tissue)**　指由毛细血管、成纤维细胞以及细胞外基质等构成的幼稚结缔组织。新鲜的肉芽组织肉眼观察呈鲜红色、颗粒状、富于血管,质地柔软,触之容易出血。肉芽组织也被称为“暂时的、原始的组织或器官”,它是严重创伤或溃疡创面组织修复的主要成分。

3. **血管新生(angiogenesis)与血管形成(vasculogenesis)**　血管新生指从已存在的血管上生长出新的毛细血管的过程。该过程十分复杂,依赖血管内皮细胞、成纤维细胞、巨噬细胞和细胞外基质的相互作用,并受促血管新生分子和抗血管新生分子协同调控。生理条件下,促血管新生分子和抗血管新生分子保持动态平衡,一旦平衡被打破,机体就会发生多种疾病。血管形成则是血管内皮前体细胞(endothelial progenitor cell)在原位增殖、分化,在重症缺血等部位形成新生血管的过程,这一过程与胎儿期血管形成机制极其相似。

4. **伤口收缩(wound contraction)**　指受创后伤口边缘的皮肤和皮下组织向伤口的中心移动,使伤口不断缩小的过程。伤口收缩大致开始于伤后2~3天,一般持续14天左右。伤口收缩是由于伤口边缘增生的肌成纤维细胞不断牵拉而引起,与胶原纤维的合成无关,因为伤口收缩的时间正好是肌成纤维细胞增生的时间,这种收缩的意义在于不断缩小创面。

5. **再上皮化(re-epithelialization)** 指上皮细胞以自身的增殖与分化不断形成新的上皮,从伤口边缘不断向伤口移行,直至覆盖创面的过程。比较深的伤口在上皮覆盖移行前,有胶原蛋白形成及肉芽组织形成。当伤口被上皮覆盖后可防止液体再丢失及细菌入侵,新生而完整的上皮有良好的保护功能。

6. **组织重塑(tissue remodeling)** 又称组织改建,是组织修复后期一种组织结构和功能重新改造的过程,为适应新的功能需要,组织的形态结构发生相应变化。一般开始于伤后21天。在这一过程中,成纤维细胞数减少,而胶原蛋白继续黏着,相关结构发生改变形成瘢痕。

7. **修复"失控"(uncontrolled repair)** 是一个有待进一步明确的学术概念。从理论上讲,生物体生长、发育以及修复是有序的生物学过程,组织受损后局部创面均应达到解剖与功能的完全修复,但这一目标往往难以达到。目前把由于某种原因导致创面迁延不愈(难以愈合)或修复过度形成增生性瘢痕或瘢痕疙瘩的修复结局称之为修复"失控"。

8. **瘢痕组织(scar tissue)** 指创伤修复后期主要由胶原和成纤维细胞所构成的结缔组织,它是肉芽组织逐渐纤维化过程后形成的一种组织结构。在这一过程中,网状纤维及胶原纤维越来越多,网状纤维胶原化,胶原纤维变粗。与此同时成纤维细胞越来越少,少量剩余者转变为纤维细胞。间质中液体逐渐被吸收,中性粒细胞、巨噬细胞、淋巴细胞和浆细胞先后消失。毛细血管闭合、退化、消失,留下很少的小动脉及小静脉。这样,肉芽组织转变成主要由胶原纤维组成的血管稀少的瘢痕组织,肉眼呈白色,质地坚韧。按形状可分为增生性瘢痕、萎缩性瘢痕和瘢痕疙瘩等。

9. **挛缩(contracture)** 一般指因损伤或炎症病变导致瘢痕组织增生而产生的组织收缩的现象。挛缩一般开始于伤后第5天。在肉芽发生与上皮形成的结合中,可以彻底封闭伤口。如果组织损失太大,收缩(挛缩)可帮助关闭缺损。修复后发生挛缩的伤口需要外科手术处理,以减轻挛缩、缺损。

10. **溃疡(ulcer)** 又称慢性创面(chronic wound),是由多种原因引起的深达真皮和皮下组织的皮肤缺损性病变,是临床常见的皮肤损害。一般指在某些因素影响下创面愈合的生理过程发生障碍而留下的未愈合的创面,有时也称非典型创面(atypical wound)。创面出现下列情况时,应该评估为非典型创面:①创面出现在一个不经常分布的部位;②有着非典型的外观;③常规治疗没有效果。总之,病程超过1个月且没有显著愈合趋势或经常复发的创面称为慢性皮肤溃疡(chronic skin ulcer,CSU)。国际上慢性创面的定义为:无法通过正常、有序而及时地修复达到损伤组织解剖结构和功能上完整状态的创面。临床上,慢性创面也指各种原因形成的创面经1个月或3个月(时间并非完全绝对)以上治疗未能愈合,也无愈合倾向者。它涵盖创面大小、病因、个体健康状况等多种因素。许多疾病均可并发慢性皮肤溃疡,如糖尿病、周围血管病、各类微生物感染、创伤、压力性损伤、放疗、恶性肿瘤等。

三、创面愈合的分子机制

1. **细胞因子(cytokine)** 一般指由免疫细胞(如单核巨噬细胞、T细胞、B细胞、自然杀伤细胞等)和某些非免疫细胞(内皮细胞、表皮细胞、成纤维细胞等)经刺激而合成、分泌的一大类具有广泛生物学活性的小分子蛋白质。人体内含量极微,在皮克级(pg)水平即可发挥作用,主要以自分泌和旁分泌的方式作用于局部,即作用于分泌细胞自身或邻近的组织细胞。

2. 生长因子（growth factor）　指广泛存在于生物体内的、对生物的生长、发育具有调节作用的多肽或蛋白质，如与创伤修复和组织再生密切相关的表皮生长因子（epidermal growth factor，EGF）、成纤维细胞生长因子（fibroblast growth factor，FGF）及血小板源性生长因子（platelet-derived growth factor，PDGF）等。

3. 创面微环境（wound microenvironment）　指在创面愈合过程中起作用的细胞、调节这些细胞活动的细胞/生长因子及创面表面的环境状态等动态作用下形成的微环境，可分为内部微环境和外部微环境。内部微环境为创面表面以下的邻近环境，由各种细胞、生物因子形成的细胞外基质组成；外部创面微环境为伤口表面以上的状态，如温度、酸碱值、细菌等，两者存在相互、持续、动态的影响，在创面愈合过程中起重要作用。

4. 定植（colonization）　各种微生物（细菌）从不同环境沾染到人体，并能在一定部位定居和不断生长、繁殖后代，这种现象通常称为"细菌定植"。定植的微生物必须依靠人体不断供给营养物质才能生长和繁殖，才能对人体产生影响，如导致感染等。

四、临床表现和影响因素

1. 创面渗液（wound exudation）　指血浆从受损或过度扩张的血管壁渗出后形成的浆液性液体，主要包含水、电解质、营养素、蛋白质、炎症递质、蛋白质消化酶、生长因子代谢产物以及不同类型的细胞等成分。传统理念认为创面产生的渗液都是无用和有害的。2007年，世界伤口愈合学会联盟（The World Union of Wound Healing Societies，WUWHS）发表共识，指出渗液对创面愈合的作用不可或缺，它能够促进炎症因子消散，帮助细胞在创面移行，促进细胞增殖和提供细胞新陈代谢所需的营养，有助于创面愈合。不恰当的渗液管理容易导致患者疼痛，创面周围皮肤浸渍，创面恶臭以及敷料渗漏，严重影响患者的生活质量。

2. 浸渍（impregnation）　指皮肤长期暴露于含过多水分如尿液、粪便、汗液、伤口渗出液等液体中所引起的一系列皮肤侵蚀或炎症反应。这一概念由 Gray 等于2006年首次提出。Minematsu 等认为，皮肤长期暴露于过多的液体中，是导致皮肤发生损伤（如压疮）和潮湿相关性皮肤损伤的危险因素。浸渍的主要特点是皮肤皱缩、苍白。

3. 生物膜（biofilm）　生物膜是微生物生长过程中附着于物体表面而形成的由微生物及其分泌的聚合物所组成的有三维结构的群体。1978年，美国的 Costerton J. M. 基于对呼吸机导管污染的细菌群体所引发相关性肺炎的研究，提出了"biofilm"（细菌生物膜或微生物生物膜，也称为生物膜）这一概念，得到国际学术界的认可。大多数微生物如细菌、真菌、支原体等都可形成生物膜。微生物形成生物膜后，其生物学特性发生改变，如营养代谢、生长率等，其中主要表现为耐药性增强。慢性创面的细菌定植存在相当大的异质性，当致病细菌共生后就会成为主要的微生物群落，包括4个阶段：①黏附；②繁殖；③成熟；④脱落。

五、慢性创面的分类

1. 窦道（sinus）与瘘管（fistula）　由组织坏死后形成的只开口于皮肤黏膜表面的深在性盲管称为窦道。连接两个内脏器官或从内脏器官通向体表的通道样缺损称为瘘管。窦道为病理性盲道，常有1个窦口，与体表相通，内部可有多个分支，口小、管道狭长且弯曲，病因常与炎症刺激和异物有关。窦道的形成主要与感染有关，多种原因所致的伤口感染未得到及时、有效的治疗，其周围纤维结缔组织在慢性炎症、脓肿或异物的刺激下逐渐增生、肥厚，形成窦道。如果窦道清除不彻底或异物、坏死组织残留，会使窦道迁延不愈或反复发作。

2. 放射性溃疡（radiation ulcer，RU） 一般指由于放射线的作用导致组织细胞特别是血管损伤，引起局部组织缺血缺氧，影响成纤维细胞增殖合成，组织坏死呈进行性和不可逆性发展，最后形成的创面称为放射性溃疡。其特征是局部再生修复能力差，难以自行愈合。放射性皮肤溃疡为常见的皮肤放射损伤，主要见于恶性或良性疾病的放射治疗、职业性或意外事故受照射以及战时核辐射。

3. 下肢静脉性溃疡（venous ulcer of lower extremity，VULE） 指在下肢静脉逆流性或回流障碍等作用下导致的创面，是下肢静脉性疾病严重的并发症之一。欧美国家的发病率接近 1%，中国的发病率为 0.4%~1.3%。主要因长期下肢静脉高压所致，有病程长、易复发、易致残的特点，已成为临床外科治疗中较为棘手的问题。

4. 糖尿病足（diabetic foot，DF） 1956 年，Oakley 首先提出糖尿病足的概念；1972 年，Catterall 将糖尿病足定义为"因神经病变失去感觉或因缺血失去活力及合并感染的足"。1995 年，中国第一届糖尿病足专业学术会议对其进行了注释：糖尿病足是由于糖尿病致血管神经病变，引起下肢异常的总称。合并感染引起肢端坏疽称为糖尿病足肢端坏疽，是糖尿病足的一个严重阶段。糖尿病患者因糖尿病所致的下肢远端神经病变和 / 或不同程度的血管病变导致的足部溃疡和 / 或深层组织破坏，伴或不伴感染。糖尿病高危足是指糖尿病患者未出现足溃疡但存在周围神经病变，无论是否存在足畸形或周围动脉病变或足溃疡史或截肢（趾）史。

5. 糖尿病足的下肢动脉病变（lower extremity arterial disease，LEAD） 下肢动脉病变属于糖尿病大血管病变，其主要病理生理改变是动脉粥样硬化。LEAD 的临床表现为下肢容易疲乏、间歇性跛行、静息痛、难治性溃疡以及下肢坏疽。

6. 糖尿病周围神经病变（diabetic peripheral neuropathy，DPN） 指在排除其他原因的情况下，糖尿病患者出现周围神经功能障碍相关的症状和 / 或体征。DPN 好发于下肢，通常不可逆转，是糖尿病神经病变中最常见的临床类型，也是糖尿病最常见和棘手的慢性并发症。疼痛是 DPN 最突出的症状之一，也可引起感觉丧失、足溃疡、坏疽，甚至截肢，其中最严重的并发症为截肢。DPN 的内科治疗，包括控制血糖、对症治疗、营养神经等，通常效果甚微。而外科治疗即周围神经减压术，已成为治疗 DPN 的有效手段。

7. 糖尿病足的 Wagner 分级（Wagner classification） 主要用于糖尿病足损伤程度分级，最先由 Meggitt 于 1976 年提出，后来由 Wagner 加以推广，目前是糖尿病足经典的分级方法。0 级：具有发生溃疡的风险，但尚未发生溃疡；1 级：浅表溃疡，但没有感染；2 级：较深溃疡，合并有软组织炎症，但无脓肿或骨感染；3 级：深部溃疡，有脓肿或骨髓炎；4 级：组织局限性坏死；5 级：全足坏死。

8. 坏疽性脓皮病（pyoderma gangrenosum，PG） 该疾病于 1930 年正式被报道，是一种较少见的无菌性炎症性皮肤病，潜行性紫红色边缘的复发性皮肤溃疡是其临床特点。50%~70% 常合并炎症性肠病（IBD）、风湿性疾病、血液系统疾病或恶性肿瘤，其中以 IBD 最常见，约 30%PG 的发生和 IBD 相关。但受到多种内外部因素的限制，当前其诱发因素仍不明确，患者通常表现为不同程度的皮肤溃疡，多发于成年人。该病发病机制不明，目前普遍认为是一种免疫性疾病。各种免疫异常、血管病变和药物等都可能和 PG 发病有关。治疗目的是减轻创面的炎症，促进其愈合、减轻疼痛以及以最小副作用的方式控制相关基础疾病。根据患者皮损特征，其可以分为增殖型皮损、溃疡型皮损、大疱型皮损、脓疱型皮损等类型，在皮损进展过程中不具备显著的病理特征，大多表现为真皮、中央表皮坏死或者溃疡。

9. 坏死性筋膜炎（necrotizing fasciitis，NF） 坏死性筋膜炎是一种罕见和潜在的进行性感染性疾病,表现为感染沿深、浅筋膜播散,在累及的血管内形成血栓,引起相应皮肤、皮下组织及筋膜组织坏死,多伴有毒血症。Fournier 坏疽(Fournier gangrene):是发生于外生殖器和/或会阴的一种进展性、坏死性软组织感染,1883 年由法国皮肤病学家 Fournier 首次对该病进行了较详细的描述,故命名为 Fournier 坏疽。早期认为该病发生在年轻男性,但后来的文献报道显示发病年龄逐渐增大,以中老年男性多见,但也有少数妇女和儿童患病。Fournier 坏疽的发病率大约为 1/7 500,而此疾病病死率则高达 15%~50%。可由皮下感染或局部创伤感染所致,多数患者有潜在全身性疾病,最常见的是糖尿病、肥胖、酒精中毒、应用类固醇药物、恶性血液病、多发性骨髓瘤等。

10. **医源性创面(iatrogenic wound)** 医源性创面特指在医疗过程中,由于医务人员(包括医生、护士和技师等)进行必需的医疗处置、药物治疗或是需要应用医疗器材(medical device)等引起的皮肤及皮下软组织连续性破坏,甚至造成深层组织(脂肪、肌肉等组织)的缺损、感染、植入物外露等,统称为医源性创面。

11. **手术部位感染(surgical site infection,SSI)** 一般指发生于手术部位的感染。1992 年,美国疾病控制与预防中心(CDC)对外科伤口感染定义重新进行了修订,更名为手术部位感染。其原因是 1988 年 CDC 定义对手术深部伤口感染的解剖部位描述不确切。外科词汇中"伤口"仅表示皮肤到深层软组织的切口,而涉及某些脏器则难以包括,故应修改为手术部位感染。

12. **压力性损伤(pressure injury,PI)** 也曾称为压疮(pressure ulcer)、压力性溃疡和褥疮(decubitus)等,多见于长期卧床或坐轮椅的患者,是临床常见的并发症之一。在中医典籍中,最早记载"席疮乃久病着床之人,挨擦磨破而成"。压疮又被称为"席疮",拉丁文翻译为"褥疮"。后来,从病因、病理、生理的角度分析,正式命名为更准确、更具科学性的"压力性损伤"。2016 年,美国国家压疮咨询委员会(NPUAP)和欧洲压疮咨询委员会(EPUAP)将压疮联合定义为"压力性损伤,主要指发生在皮肤和/或潜在皮下软组织的局限性损伤,通常发生在骨隆突处或皮肤与医疗设备接触处"。这是目前压力性损伤最新的定义,也是临床承认的较全面、科学的定义,被临床和教材广泛应用。医疗器械相关压力性损伤(medical device-related pressure injury,MDRPI)属于一种特殊类型的压力性损伤。

13. **癌性创面(cancerous wound)** 是由于癌细胞浸润导致表皮完整性受损而产生的原发性或转移性恶性皮肤创面。2001 年,英国哥伦比亚肿瘤机构关于恶性皮肤溃烂创面的定义为:侵及皮肤的开放性和/或有渗出的癌性创面可以是原发癌、局部或远处肿瘤转移到皮肤后导致的结果。表现为腔洞、皮肤表面开放性伤口、皮肤结节或从皮肤表面生长扩散出的结节。瘢痕癌(carcinoma of scar):泛指发生于烧伤组织的恶性改变。1828 年,法国的 Marjolin 最早描述了继发于烧伤瘢痕的恶性溃疡及其特点,随后 Marjolin 溃疡就被用来描述发生于皮肤瘢痕的恶变,尤其是烧伤后瘢痕的恶变。深Ⅱ度、Ⅲ度烧伤或创伤后延期愈合的瘢痕组织可发生恶性转变而成为瘢痕癌,其他原因如种痘、蛇咬伤、骨髓炎、压疮、静脉阻塞等也可引发该肿瘤。目前瘢痕癌发生的病因并不十分清楚,多因创面反复发生破溃,合并感染,以致形成慢性溃疡迁延不愈。

六、创面的治疗

1. **创面床准备(wound bed preparation,WBP)** 2003 年,Douglass 提出了"创面床准备(WBP)"的概念,后将其定义为通过纠正可能延迟创面愈合的全身和局部因素,从而促进创面愈合的系统治疗方法。"创面床准备"方案包括对全身情况进行评估及对创面进行评估分期,根据不同的时期选择不同的处理方法。着重于去除创面的细菌性、坏死性、细胞性负荷,应用敷料、生长因子、酶类等,主动创造一个相对适宜的创面微环境,加速创面愈合或为进一步的手术治疗做好准备的系列过程。"创面床准备"是一个全新的概念体系,考虑了一般慢性创面病理性愈合的整体过程,也兼顾了创面愈合各时期所需的条件,强调创面床的外观和达到愈合所需的状态。

2. 换药(敷料交换)(dressing change) 换药一般指外科手术后围手术期针对创面(伤口)的一系列处理过程,是创面管理的重要环节。换药的目的在于检查伤口,清洁、消毒,更新敷料,促进伤口愈合。同时,换药可减少患者痛苦,缓解其心理压力,有利于术后康复,有助于医患沟通,是建立和谐医患关系的重要环节。

3. 敷料(dressing) 指应用于创面覆盖的各种材料。一般传统敷料又称惰性敷料,如纱布、棉垫、绷带等,这类敷料成本低廉、制作工艺简单,是迄今为止临床应用最广的敷料。传统敷料主要起隔离创面、止血以及防止创面再污染的作用,有较多缺点及局限性,如无法保持创面湿润、肉芽组织易长入纱布的网眼中、敷料渗透时易导致外源性感染等。随着科学技术的发展,新敷料(又称为现代敷料)、功能性敷料或革命性敷料随之出现。它有别于传统敷料,一方面能用于创面覆盖,另一方面又能主动参与和促进创面愈合。

4. 清创术(debridement) "debridement"一词最早出现在 1842 年,法语"débridement",来自 débrider,由 des- de- + bride 组成,"bride"来自古德语"bridle"(约束,控制),意为去除粘连。一般指通过手术或非手术方法去除坏死组织的过程,包括手术清创、生物清创和其他方法清创等。创面冲洗(wound irrigation):一般指通过采用液体清洁和处理创面的一系列过程。冲洗可以去除伤口内的碎屑、异物、凝血块,同时减少伤口内的细菌量。

5. 引流(drainage) 一般指借助重力将气道内的黏膜分泌物、坏死腐败组织排出体外。广义的引流是将人体组织间或体腔中积聚的脓、血、渗液导引至体外,防止术后感染与影响伤口愈合的过程。

6. 负压创面疗法(negative pressure wound therapy, NPWT) 负压创面疗法或称负压创面治疗技术,又称为"真空辅助创面闭合术"。1993 年,Fleischmann 发现将创面密闭并保持负压状态有助于减少创面细菌负荷,加快愈合速度。他将这种通过"创面封闭 - 负压抽吸"方式促进创面愈合的物理治疗方法称为负压创面疗法。其原理包括稳定创面环境,减少创面水肿,提高组织灌注量,刺激创面表皮生长。

7. 创面灌注(wound instillation) 灌注疗法又称闭式冲洗 - 吸引疗法。主要用于化脓性骨髓炎、化脓性关节炎病灶清除术后局部辅助性治疗,以解决深层引流的问题。采用大口径引流管可将积血、积液、坏死组织碎屑、细菌及其代谢产物引出;如配合负压抽吸可较单纯引流条虹吸作用强,使引流更快捷通畅;注入有效抗生素溶液持续冲洗,长时间保持创面洁净或相对无菌,为深层组织腔隙的闭合提供了条件。

8. 压力治疗(compression therapy) 通过对肢体施加压力从而达到降低静脉压力或者减小下肢体积目的的治疗。既有利于静脉血液的回流,还能促进下肢静脉性溃疡的愈合和降低创面复发的风险,已成为静脉性溃疡标准化治疗的重要组成部分。在外科手术治疗之前,通过压力治疗可对溃疡局部进行控制,术后坚持压力治疗能明显降低溃疡的复发率。压力治疗包括应用渐进式弹力绷带,单层、双层、四层绷带和医用弹力袜间歇压力充气装置等。

9. 皮肤替代物(skin substitutes) 泛指采用天然或人工方法获得的用于覆盖皮肤创面的

材料。其中天然生物敷料（natural biological dressing）指通过对天然材料加工、提取成型而来的敷料，主要包含动物皮类生物敷料（自体皮、同种异体皮和异种皮）和非动物皮类（生物敷料、藻酸盐类敷料、胶原类敷料、壳聚糖类敷料）。生物敷料（biological dressing）具有良好的生物相容性、可降解性、保湿性，与创面组织粘连程度轻，可降低新生组织损伤，主要从维持愈合微环境、减轻疼痛、辅助酶学清创等功能来促进创面愈合。

10. **皮肤移植**（skin transplantation）**与皮瓣**（flap） 一般指利用自体或异体皮肤来修复机体缺损的治疗方法。主要包括自体皮肤移植（autotransplantation of skin）、异体皮肤移植（allotransplantation of skin）和异种皮肤移植（heterotransplantation of skin）三大类。皮片是指一块单纯皮肤，或不含皮下脂肪组织的皮肤。皮瓣指由具有血液供应的皮肤及其附着的皮下组织所构成的组织移植物，常用来修复神经、肌腱、骨外露、洞穿性缺损等创面。肌皮瓣（myocutaneous flap）则是利用身体某块肌肉（或一部分肌肉）连同其浅层的皮下组织和皮肤一并切取，以进入该肌肉的血管为蒂进行转移的复合组织瓣。用于较大创面、感染重、血供较差的皮肤软组织缺损的修复，甚至肌肉功能的重建。

11. **皮肤扩张术**（skin stretching technique） 广义的皮肤扩张术包括皮肤扩张术（skin expansion）与皮肤牵张/伸展术（skin stretching）两大类。皮肤扩张术的起源可追溯到1976年，Barrer等发明了一种"固位桥装置"，将这种装置骑跨在皮肤缺损的两侧边缘，当拧紧其手柄上螺丝，缺损区的两侧皮肤组织就会逐渐向中央靠拢，直至伤口关闭。随着皮肤牵张装置的设计不断改进和发展，先后出现了以克氏针牵拉、粘贴式附着等原理的皮肤牵张设备。皮肤扩张术即皮肤软组织扩张术（skin and soft tissue expansion, SSTE），是将皮肤软组织扩张器（skin and soft tissue expander）植入正常皮肤软组织下，通过注射壶向扩张囊内注射液体，用于增加扩张器容量，使其对表面皮肤软组织产生压力，通过扩张机制对局部的作用，使组织和表皮细胞分裂增殖及细胞间隙拉大，从而增加皮肤面积；或通过皮肤外部的机械牵引，使皮肤软组织扩展延伸，利用新增加的皮肤软组织进行组织修复和器官再造的一种方法。

12. **再生医学**（regenerative medicine） 是指利用生物学及工程学的理论与方法，促进机体自我修复与再生，或构建新的组织与器官，以修复、再生和替代受损的组织和器官的医学技术。包括组织工程（tissue engineering）、干细胞（stem cell）和基因治疗（gene therapy）等。组织工程的核心是建立由细胞和生物材料构成的三维空间复合体，最初是用来描述体外构建组织或器官的有关理论、技术和方法。其内涵在不断扩大，凡是能引导组织再生的各种方法和技术均已被列入组织工程范畴。包括3个方面：种子细胞（干细胞）、可降解的生物支架材料和活性因子。干细胞技术是指利用机体存在的能自我更新和产生出一种乃至多种具有特殊功能的未分化和非特异性的细胞，以完成组织的修复与再生。根据其发育阶段可分为胚胎干细胞和成体干细胞，根据其分化潜能又可分为全能干细胞、多能干细胞和专能干细胞。基因治疗是指应用基因技术将特定的外源基因导入细胞内并获得表达，从而获得或增强其特定的功能而达到治疗目的的方法。

第三节 组织再生与创面修复的流行病学

通常创面的流行病学调查主要是针对慢性创面而言的。体表慢性难愈合创面（又称溃疡),也叫慢性伤口或慢性创面,可以由很多原因形成。世界伤口愈合学会联盟(WUWHS)对于慢性创面的定义为:无法通过正常有序而及时的修复过程达到解剖和功能上完整状态,常常是二期愈合的伤口。临床上多指各种原因形成的创面经1个月以上治疗未能愈合,也无愈合倾向。它的愈合有赖于创面大小、病因、个体健康状况等多种因素,多发生于糖尿病、静脉曲张、创伤、血管硬化、截瘫长期卧床等严重慢性和急性损伤的患者,具有发病机制复杂、病程长、涉及学科多、治疗难度大以及治疗费用高等特点。全球用于创面护理的费用每年高达130亿~150亿美元。随着人口老龄化进程加快,这个数字进一步增加。在美国,慢性伤口影响的总人数约650万,医疗系统每年在治疗伤口及相关并发症上的花费超过250亿美元。一项来自英国的统计显示,国民保健服务每年(2005年)用于治疗慢性创面患者的费用为346亿美元,约占同期医疗保健估计支出总额的3%。慢性创面的出现是一个重大的健康问题。因此,了解慢性创面患者中不同类型发病率和并发症情况可以帮助早期筛查、预防和治疗,使目标患者亚群从中受益。此外,了解慢性创面的严重程度将有助于指导分配稀缺医疗资源和资金的决策。

一、国外体表慢性难愈合创面的流行病学特点

西方发达国家中,1%~2%的人口遭受慢性难愈合创面的折磨。常见的慢性创伤类型有静脉性足溃疡、缺血性溃疡、糖尿病足溃疡和压力性损伤。从社会经济角度看,西方国家治疗慢性创面的总费用占卫生预算的2.4%。由于老年人口的增加以及糖尿病和肥胖症的流行,预计这一估计数字有上升趋势,因为创面愈合与年龄呈负相关,又与代谢性疾病密切相关。慢性创面可能出现的并发症:感染,如蜂窝织炎、感染性静脉湿疹、坏疽、出血和下肢截肢,慢性创面所导致的残疾将进一步恶化创面,患者面临严重疼痛、败血症,甚至死亡的风险,且可能成为恶性循环。同时,由于研究人群、病情阶段、护理环境、伤口风险管理和护理质量影响慢性创面的流行病学和发生率的计算,且不同地区经济发展、医疗水平等差异巨大,数据的范围较为离散,流行病学的差异明显。以压力性损伤为例,加拿大的一项研究报告显示,在长期护理机构住院患者,压力性损伤患病率为53.2%。而西班牙的一项研究估计,在类似护理环境的住院患者,压力性损伤发生率为7.6%。中美洲每1 000人中有0.168例,到北非和中东每1 000人中有2.324例。文献资料显示慢性创面仍缺乏全面、客观的流行病学数据,在全球皮肤损伤的研究中留下了巨大空白。

文献回顾显示,压力性损伤在医院环境中发生率差异较大,为1.1%~29%;在社区环境中,差异为6%~29%;疗养院环境下,估计差异为7.6%~53.2%;在重症监护室(ICU)中估计差异为13.1%~28.7%。不同研究对压疮不同阶段流行率的估计也有很大差异。糖尿病足溃疡的发病率,在医院环境中,估计值从1.2%到20.4%;在社区环境中,估计值从0.02%到10%。在社区环境中,糖尿病足溃疡6个月的病死率约1.8%,到12个月可达41%。静脉性溃疡在社区环境中的发病率为0.05%~1%,养老院的患病率为2.5%,医院的患病率为0.05%。一般人群的发病率为每年18/10万人,以全科医生为基础的老年患者人群的发病率为每年1.2/100人。动脉供血不足所致溃疡在社区和初级卫生保健机构的总体患病率为0.01%。一项国外回顾性研究纳入所有发表的创面愈合研究报告显示,按性别分层估计慢性伤口流行率,慢性伤口在女性中更为普遍(53%~68%),但在中国一项以医院为基础的研究中则显示,男性的慢性创面患病比例较高(64%)。在年龄方面,大多数研究报告的平均/中位数年龄相当相似(70~80岁),但埃及一项关于糖尿病足溃疡流行率的研究报告的平均年龄为50岁。虽然这篇文章对当前全球慢性创面的发生率和流行病学进行了较为全面的总结,但文章指出,这些研究82%来自发达

国家的出版物,只有3篇来自发展中国家,且这些文章报道的是某些特定环境下慢性创面的流行状况,故并没有纳入荟萃分析。目前尚缺乏低收入国家慢性创面的流行病学数据。个别来自热带地区发展中国家以前的报告表明,慢性创面通常继发于麻风病或肺结核和烧伤等慢性传染病和创伤性疾病,但随着糖尿病发病率的上升,慢性创面的发病率也在增加,各类型的比例发生着变化。

为准确了解全球慢性创面的发生率及相关情况,应当在发展中国家和发达国家同样获得更全面、完整的数据。

二、中国人群体表慢性难愈合创面的流行病学特点

体表慢性难愈合创面的病因学变化是一个与社会经济发展、生活方式改变和个人生活习惯明显相关的渐进过程。从1998年至2018年,按照以前付小兵教授科研团队确定的时间周期,共进行了3次全国性的体表慢性难愈合创面流行病学调查,获得了大量数据(见文末彩图1-1、文末彩图1-2)。虽然选定人群以三甲医院住院患者为基础,与一般人群或社区医院会有一定差距,但这些数据还是为中国开展体表慢性难愈合创面防控提供了科学依据。

(一)中国人体表慢性难愈合创面的一般流行病学特点

1998年付小兵等首次完成了中国人体表慢性难愈合创面流行病学研究,通过对不同地区15家医院的30 000余例外科住院患者调查发现,体表慢性难愈合创面占外科住院患者的1.5%~3%,发生原因主要为创伤感染(67.48%)、压力性溃疡(9.2%)、静脉性溃疡(6.54%)、糖尿病性溃疡(4.91%)。在发生人群方面,由创伤所致的体表慢性难愈合创面以20~50岁的中青年为主,糖尿病、压迫性和静脉性溃疡以60岁以上的老年人为主。该研究不仅对中国的体表慢性难愈合创面的预防和治疗意义重大,而且对其他发展中国家同类研究也有很好的指导作用。

经过10年的发展,中国无论在经济还是社会结构,以及人口构成都出现了一系列巨大变化。随着人们生活水平的提高、生活模式的改变和人均寿命的延长,疾病谱发生了相应改变,由此影响到与人口老龄化高度相关的体表慢性难愈合创面的发病。2008年,在第二次中国人体表慢性难愈合创面调查中选择全国范围不同地域的17家三级甲等医院,完成了一项横断性、回顾性的流行病学研究。研究发现,体表慢性难愈合创面患者占总住院患者的1.7‰,糖尿病足、压力性溃疡等老年相关疾病并发症成为体表慢性难愈合创面的最主要致病原因,其中糖尿病足由1998年的不足5%上升为35%,而创伤、烧伤加上感染导致的创面则由1998年的67.48%下降为28%左右;慢性创面患者的平均年龄从1998年的36岁上升到2008年的58岁,整整增加了22岁,高龄患者占据了明显较大的比例,最高发病年龄段位于40~60岁和60~80岁。中国体表慢性难愈合创面的发病特点正逐步与西方发达国家的状况相似。超过1/3的体表慢性难愈合创面患者是因糖尿病造成的,特别是在40~59岁和60~80岁两个年龄段,分别占29.4%和49.0%。

2019年初开展了第三次中国人群体表慢性难愈合创面流行病学研究,时间跨度为2018年1月1日至2018年12月31日,收集17家三甲医院的资料,累计调查3 300例体表慢性难愈合创面患者。收集的信息包括:性别、年龄、职业等基本人口学资料,患者的家族史、既往史、婚育史、生活方式、饮食习惯、烟酒史等,患慢性创面的类型、大小、渗液情况、治疗方式、预后、住院时间和住院费用、就诊科室、出入院时间等临床信息。结果表明,3 300例慢性难愈合创面患者中,60岁及以上为1 510人(45.76%),50~<60岁的654人(19.8%),40~<50岁的

432 人（13.1%），平均年龄为 57 岁，患者老龄化总体趋势维持不变（见文末彩图 1-1）。

男性为 2 179 例（占 66.03%），女性为 1 121 例（占 33.97%），男性患者人数比女性患者明显多。但 1998 年、2008 年与 2018 年之间无显著变化（见文末彩图 1-2）。

男性和女性患者均以糖尿病性溃疡为主，其中男性 549 例（16.64%）、女性 286 例（8.67%）；其次为感染性创面，男性 490 例（14.85%）、女性 274 例（8.3%）；压迫性创面分别为男性 477 例（14.45%）、女性 232 例（7.03%）。总性别构成以及在不同原因所致慢性难愈合创面男女比例分布上，差异有统计学意义 [χ^2=33.792，P=0.00（＜0.05）]。

下肢溃疡占慢性创面住院患者首位（56.1%），其次是躯干后（18.6%）。3 300 例患者中慢性难愈合创面多发于下肢（含大转子、髂前上棘、坐骨结节、足跟），共 2 046 例（62.5%），其中压力性创面主要发生在躯干后骶尾部，共 604 例（18.3%），而糖尿病性及下肢动静脉性疾病所致的慢性难愈合创面主要位于足部，共 1 074 例（32.5%）。

调查显示，慢性溃疡的发病原因：体力劳动者以创伤为主，脑力劳动者以手术、瘢痕所致溃疡最常见；住院的家庭妇女以压迫为主，离退休人员则以压迫、感染、糖尿病和下肢动脉性疾病所致溃疡多见；不同教育程度的患者中，中学以下的患者以感染和糖尿病、创伤诱因为主，受教育程度较高的患者则多见于糖尿病、感染、压迫等诱因；低收入人群患者以感染和手术为主，高收入人群患者以糖尿病、压迫和感染为主。

创面患者合并症分布：病史最多见的是伴有糖尿病、下肢动脉性溃疡。糖尿病性溃疡患者其亲属患有糖尿病、高血压、冠心病、脑血管病、周围血管病的数量较多。数据统计显示，感染、压迫、糖尿病、下肢静脉性疾病及下肢动脉性疾病所致的体表慢性难愈合创面住院患者合并多种慢性病（以高血压、冠心病、高脂血症、脑血管病、糖尿病为主）的概率较高；慢性病在各类患者中都有一定的占比，但糖尿病的比例显著高于其他慢性病，高血压次之。

从生活习惯分析可以看出，不同难愈合创面患者中，各年龄段的患者都明显缺乏运动。东部地区慢性溃疡的发病原因与西部地区有一定差别，南方地区与北方地区的病因也有所不同。北京、上海与广州等发达地区慢性溃疡的发病原因依次是糖尿病（32.5%）、感染（25.5%）、手术（23.2%）；其他省份地区主要是压迫（25.7%）、感染（21.4%）和糖尿病（20.1%）。

（二）体表慢性难愈合创面病原微生物学特征

造成体表慢性难愈合创面延期愈合甚至不愈合的诸多因素中，一个重要因素就是创面的微生物负荷。由于此类患者创面存在时间较长，合并高龄、免疫功能下降或抑制等原因，往往存在使病原微生物易于定植的微环境，造成创面常常存在数量巨大且种类繁多的病原微生物。还因为此类创面有大量的渗出、坏死组织、焦痂，并有较大面积的暴露，有的还有深部感染间隙和窦道，这就形成适合多种微生物（包括需氧菌、厌氧菌、真菌）生长的创面微环境。既往研究发现，金黄色葡萄球菌（不含耐甲氧西林金黄色葡萄球菌）是最常见致病菌，其次为铜绿假单胞菌、大肠埃希菌、凝固酶阴性葡萄球菌、革兰氏阳性杆菌、革兰氏阴性球菌少见，白念珠菌为最常见真菌。对创面病原微生物的抗感染治疗，重要的是提高创面细菌培养率，从而给予针对性强的抗生素或其他方式治疗，可以避免抗生素的联用，以降低抗生素滥用造成的耐药性。体表慢性难愈合创面感染病原微生物具有种类繁多、特征复杂的特点，目前在创面治疗中对病原微生物的检测还存在不足。抗感染治疗过程中应加强并重视对创面的细菌培养的科学论断，为临床中合理选择抗生素及避免抗生素的联用及滥用，降低抗生素滥用造成的耐药性，以及抗生素过度使用而导致的医药费用的额外增加，提供了科学的理论依据。

引起创面感染的主要病原微生物,主要来自皮肤日常定植的细菌,如金黄色葡萄球菌,虽然创面的深度、位置和病因不同,但引起感染的病原微生物种类却是近似的,加强创面及周边皮肤的清洁(如加压冲洗等)对减轻创面感染是行之有效的。另外,日常生活中经常清洁皮肤,加强皮肤防护,对于减少体表慢性难愈合创面的发生具有非常重要的意义。

(三)体表慢性难愈合创面卫生经济学特点

医疗花费在一个国家的卫生经济领域是一个重要的影响因素,在一定程度上对于慢性难愈合创面患者的治疗和预后起着决定性作用。通过对比研究发现,体表慢性难愈合创面造成了沉重的卫生经济负担。医疗费用存在分布不均衡性、不合理性,需要及时进行合理、适合的调整。治疗费用中占比较大的为护理费、敷料费和治疗费,其中:护理费最多的为瘢痕溃疡;敷料费最多的为糖尿病足;治疗费最多的为烧伤创面;药品费和手术费最多的为感染性创面。

通过上述研究可以发现,随着中国社会和经济的快速发展、人口老龄化程度的加重、生活模式的改变及与之伴随的疾病谱的改变,体表慢性难愈合创面的原因发生着改变。而此类创面治疗困难、花费巨大、严重占用医疗资源,已经成为社会和家庭的重要负担。老年人群中慢性创面的发病率呈现上升趋势,这些特征变化已趋向于发达国家的状况。由于高龄及糖尿病基础疾病等的存在,使得对于这些创面的处理显得尤为困难。相对于其他的发达国家,中国巨大的老龄人口意味着其对于医疗服务和社会经济都是一个更为严峻的挑战。国家需要制订慢性创面的早期预防、早期发现和早期治疗的整体计划来应对,并进一步改进和完善全民医疗保障系统,通过防治老年相关性疾病,有效降低体表慢性难愈合创面的发生率。在治疗过程中,有必要加强新技术的应用来促进愈合率的提高,这需要医疗政策的调整来支持。

第四节 创面修复学科创建历程与展望

构建中国特色创面修复学科体系并不是一开始就有一个完整的规划和行动指南,而是经历了一个渐进与不断发展的过程,自20世纪90年代初至今,从了解中国创面流行病学变化新特征以明确主攻方向,到基础理论研究突破并部分阐明创面难愈合发生机制,从学习了解国际动态,到建立中国特色的示范性创面治疗专科进行探索实践,从开展创面治疗从业人员学术培训,到创面治疗创新技术研发与成果快速转化应用,从通过高端智库向国家高层领导建议把创面修复学科建设上升为国家战略,到卫生行政主管部门批准成立一个新的专科,凝聚了广大从业人员的辛勤劳动和汗水。实现了中国创面治疗学科在国际上从诞生到崛起的历史跨越。这是人民群众对高质量创面治疗新向往的具体体现,是中国社会经济发展和疾病谱改变对新的医学学科建立提出的更高要求。2019年12月3日,发布了《国家卫生健康委办公厅关于加强体表慢性难愈合创面(溃疡)诊疗管理工作的通知》(国卫办医函〔2019〕865号),同时还发布了有关《医疗机构创面修复科基本标准(试行)》和《创面修复科临床医师、护士基本技能要求》两个指导性文件,标志着我国官方认可的创面修复科体系建设正式开始。

一、中国特色创面修复学科体系建设历程

(一)早期的相关基础研究及临床实践活动

尽管创伤修复、组织再生与创面治疗是一个非常古老的话题,但真正从细胞、分子以及基

因水平进行系统研究则始于 20 世纪 90 年代初。特别是 1986 年诺贝尔生理学或医学奖颁发给研究生长因子的两位科学家,促进了人们从细胞和分子,乃至基因水平研究创伤修复和组织再生。以付小兵教授为首的国内一批专家从 20 世纪 80 年代开始从生长因子领域探索战创伤修复的理论与实践,并于 1991 年出版了国际上第一部《生长因子与创伤修复》专著。同一时期,国家自然科学基金委员会生命科学部资助了第一个创面相关的重大项目《烧伤早期损害发生机制与创面愈合机理研究》,由黎鳌和史济湘教授承担,内容涉及烧伤创面愈合机制研究。随之,国内暨南大学林健教授等采用基因工程技术重组牛碱性成纤维细胞生长因子(bFGF)的研究获得成功,开发出第一代的 bFGF,为从基础与临床研究和应用生长因子提供了材料。这些早期具有标志性的事件,为中国现代创面修复学科体系建设从学术与技术上打下了坚实基础。但此时尚未完整地提出有关中国特色创面修复学科体系的认识和理论,真正上升到学科的高度还是在 20 世纪 90 年代末和 21 世纪初。

1996 年,付小兵教授予丹麦哥本哈根大学外科教授 Finn 在欧洲组织修复学会(European Tissue Repair Society,ETRS)的学术年会交谈中提道,现在欧洲由于人口老龄化和各种慢性疾病的增加,慢性难愈合创面发生率高,治疗难度大,有必要建立一个专门机构来治疗创面。1998 年,Finn 在哥本哈根大学医院建立了一个小型的试验性科室。虽然 20 世纪 90 年代中国人群体表慢性难愈合创面治疗的迫切性还不是很突出,但付小兵教授注意到建立创面治疗专科的意义,于是开始流行病学的调查,并逐步把中国创面修复专科建设提到议事日程。2000 年前后,根据当时的创面流行病学变化数据,在有关专业学术会议的交流中明确提出建立专业化的创面治疗专科(中心)的设想,同时提出烧伤科应该把慢性难愈合创面治疗作为一个重要领域,但当时遭遇了很多阻力。为逐步解决问题,从 20 世纪末和 21 世纪初开始,主要围绕以下几方面为中国特色的创面治疗中心和学科体系建设开展相关工作。

1. **系统开展中国人体表慢性难愈合创面流行病学变化新特征研究** 通过病因学变化了解中国人体表慢性难愈合创面流行病学新特征,以此来指导中国创面治疗学科体系的建设。从 1998 年开始,制订每 10 年开展一次中国创面流行病学变化特征研究的计划,以数据来告诉政府、学术界建立创面治疗中心的必要性和紧迫性。流行病学研究从最初自发和单纯学术性的研究,后来发展到政府资助的政策性课题。伴随人口老龄化,以疾病导致创面增加的病因学和高发人群转变的新特征与西方发达国家高度相似,提示在中国迫切需要进行专科化治疗。

2. **进行创面治疗专科建设的学术准备与宣传** 基于创面流行病学变化新特征,从学术会议报告和专业期刊开始系统介绍建立专业化的创面治疗中心的重要性和必要性。从 2004 年开始,付小兵、王正国、黄跃生、蒋建新、陆树良、韩春茂、吴军、刘毅等专家先后在《中华烧伤杂志》《中华创伤杂志》及《感染、炎症、修复》等杂志,以专家评述和开设专栏等形式,强调学术界开展体表慢性难愈合创面发生机制研究与防治研究的重要性,呼吁在有条件的医院建立专业化的创面治疗科室等。

3. **从管理学角度开展在综合性医院建立专业化的创面治疗专科可行性研究** 为进一步从管理学角度了解创面治疗专科(中心)建设模式、建设规模、管理机构、人员配置以及医护人员培训与评估等,2011 年付小兵教授指导的博士后进行了系统研究,完成《建立创面治疗中心的管理学探讨》的博士后报告。结果表明,随着社会发展、科学技术进步以及人类疾病谱的改变,新疾病出现的增加,患者具有很大的创面治疗需求,建立新的治疗专科对其开展专业化的治疗是完全必要的。特别强调,创面治疗不单纯是一个技术问题,而是包括管理、技术、人才培养等在内的一个完整的学科体系问题,我们称之为"创面治疗学",英文表达为

"Woundtherapeutices" 或 "Woundcarelogy"。

4. **开展创面治疗专科建设的初步实践**　早期的创面修复专科建设形式多样,并没有统一的模式,有的利用治疗糖尿病的学科优势开展糖尿病足专科治疗,有的在烧伤科内开设了专门治疗慢性难愈合创面的门诊。之后,国内部分医院的烧伤科、整形外科和骨科等逐步开始建立专业化的创面治疗专科(门诊、科室或中心),使得专业化的创面治疗在中国开展了初步实践。2011年,上海交通大学医学院附属第九人民医院建立了一个独立的专门治疗复杂难愈合创面的专科,并开展了创面治疗专科与社区医疗卫生机构双向联动,这个专科从床位到人员编制规模虽然比较小,但具有一定的示范意义。

5. **开展创面治疗专科人才规范化培训**　2008年,世界糖尿病基金会(World Diabetes Foundation, WDF)根据付小兵等发表的中国人体表慢性难愈合创面发生新特征的相关数据,决定提供54万美元,在中国开展以糖尿病足为代表的体表慢性难愈合创面防控的宣传教育和培训活动,并委托付小兵作为项目负责人,从而开启了在中国系统进行创面治疗知识普及与培训活动。该项目从2008年开始,经过准备、完善,2010年正式运行,至2015年11月结束,共完成培训60期,培训范围遍及全国20个省、自治区、直辖市,在42家医院建立了示范性的创面治疗专科(中心)并授牌,总计培训各类创面治疗人才9 229人,播撒了中国创面治疗人才建设的星星之火。

6. **广泛开展与国际同行的学术交流**　20世纪90年代初期,我国创面治疗的国际交流以个人为主,主要参加欧洲组织修复学会(ETRS)和美国创伤愈合学会(Wound Healing Society, WHS)的活动。21世纪初期,我国逐步开始有规模、有组织地加强与世界伤口愈合学会联盟(The World Union of Wound Healing Societies, WUWHS)和欧洲伤口管理协会(European Wound Management Association, EWMA)官方的学术交流。除了定期参加WUWHS和EWMA的学术年会外,还特别重视中华医学会创伤学分会组织修复与再生专业委员会(Chinese Tissue Repair Society, CTRS)与WUWHS和EWMA高层官方的联系。CTRS负责人与WUWHS和EWMA负责人定期举行联合会议,讨论合作事宜,包括共同制定创面治疗指南、开展多中心临床试验、进行创面治疗中心建设认证以及邀请互访等,从而实现了国际交流从个人到团体、从单纯学术到全方位的合作与交流,显著扩大了中国组织修复与再生,特别是创面治疗在国际的影响。

（二）阶段性成果与贡献

1. **体表慢性难愈合创面危害与防控的重要性获得了政府和学术界的高度重视**　2013年底,根据中国第二次全国创面流行病学调查结果,中国工程院送审文件(中工发〔2013〕140号)向国家卫生计生委报送《中国人群体表慢性难愈合创面发生规律和早期防控研究》咨询报告,建议国家相关部门根据院士研究结果高度重视创面疾病谱的变化和可能产生的巨大危害。2014年1月,国家卫生计生委组织创伤、烧伤、骨科、内分泌与糖尿病和护理等方面的权威专家在上海召开听证会,就建立创面治疗专科的必要性和可行性等进行研讨。2015年,中国医师协会创伤外科医师分会成立后,把创面治疗专科建设和创面治疗医师培养作为重要任务来抓,获得中国医师协会原则同意并由中国医师协会颁发培训证书。中国特色创面治疗学科体系建设从最初以学术探讨和学术培训为主,逐步发展成为受行业学术团体认可和半官方行为。

2. **加速部分学科转型与发展,建立一批专业化治疗创面的专科**　科学技术的进步和国家防病治病能力的加强,使得一些以前严重危害人民生命健康的疾病被消灭或基本被消灭,而治疗这些疾病的专科,如麻风、天花和白喉等便不复存在。而另外一些专科,由于疾病谱的变化,使其传统的治疗范围受到挑战。以烧伤为例,传统的烧伤科以收治烧烫伤患者为主,虽然在实际工作中也涉及收治一些其他创面患者,但并没有把它作为学科发展的重要方向。随着国家对烧伤防控的高度重视和采取强有力的措施,作为灾害医学代表的烧伤总体发生率和大面积严重烧伤患者数量明显减少,这样使烧伤学科的生存面临挑战。专家们提出了"战时治烧伤,平时治创面"的烧伤医学转型发展之路。初步调查结果表明,开展专业化的创面治疗以来,中国新建立的创面治疗专科(中心、病房、小组),除小部分是新建的独立专科以外,大部分来源于烧伤、整形、骨科、血管外科,甚至内分泌科等,还有来自烧伤和整形外科扩展功能建立的创面治疗中心(专科)。因此,可以认为开展专业化的创面治疗在一定程度上为烧伤科、骨科、血管外科等的转型发展提供了机遇。

2010 年开始,一批专业化的创面治疗专科(中心、病房、门诊)得到了建立或加强。据统计,截至 2019 年年底,在全国 30 余个省、自治区、直辖市一共建立了专业化的创面治疗机构 500 余家。这些专业化的创面治疗机构具有以下特征:一是专科的形式和规模不同,根据各医疗机构具体情况,有的是医院新建的独立的创面治疗机构,有的是在以前治疗创(烧)伤的专科内开设的创面治疗专科病房等;二是初步具备对各种复杂难治性创面的治疗能力;三是逐步形成医护共管,即在医生的指导下,护士积极参与的创面治疗新模式;四是逐步形成以多学科、多专业交叉融合共同治疗创面的新格局。

3. **培养一批专业化治疗创面人才** 自 2010 年开展专业化的创面治疗培训以来,我国已经初步形成一整套比较完善的培训体系。首先是建立了专业化的培训教师队伍,包括基础研究专家、临床治疗专家、创面护理专家以及创面治疗产品研发与生产专家等;其次是编写出版了专业化的教材,早期以世界糖尿病基金会培训项目为依托的《糖尿病足及其相关慢性难愈合创面的处理》(第 1~2 版)培训教材、《中国创面诊疗指南(2015 版)》和《再生医学基础与临床》为代表的专著等;三是针对不同层次培训需求,建立了专科医生(创面治疗医生)和专科护士(创面治疗师)培训体系。

4. **国际影响日益扩大** 20 世纪 90 年代,中国的创伤修复与创面治疗在国际上基本上没有什么声音,除了少数专家以个人身份参加 ETRS 和 WHS 的国际学术交流活动以外,整体上在国际该领域缺乏话语权。20 世纪 90 年代参加 ETRS 和 WHS 学术交流的专家主要是付小兵、陈璧、沈祖尧、贾赤宇等,之后,王正国、夏照帆、陆树良、韩春茂、谢挺、吴军、吕国忠、李忠瑜和史春梦等专家相继参加过 WUWHS 和 EWMA 等重要国际学术团体的学术交流。同时,一批 20 世纪 90 年代在英国牛津大学丘吉尔医院(Churchill Hospital)皮肤科创面愈合研究所进行访问学习的留学生也积极参与相关交流。牛津大学丘吉尔医院的 T. Ryan 教授和 G. W. Cherry 博士对中国创面修复学科人才培养做出了巨大贡献。

随着国内对组织修复与再生基础研究的深入和关注理论成果向临床治疗转化的应用,开始加强与 EWMA(偏重临床)的联系和学术交流。从 2010 年开始,每年均以中国组织修复学会(CTRS)官方名义派团参加 EWMA 的年会和 WUWHS 每 4 年一次的大会,人员从每次 20 多人逐步上升至 60~80 人。每次学术会议均安排有中国专家进行大会报告、主持学术会议或安排中国专场等。与此同时,CTRS 也先后邀请了英国、法国、丹麦、印度、日本、韩国、新加坡以及马来西亚等国家的著名专家来中国访问,并参加 CTRS 组织的学术活动。特别是 2018 年在杭州召开的 CTRS 第 11 届年会上,邀请 3 位来自拉丁美洲的创面治疗师来中国参观访问和见学 2 周,在国内外产生了较大影响。2013 年,国际著名创面治疗专家,

The International Journal of Lower Extremity Wounds(《国际下肢损伤杂志》)主编 Mani 教授专门撰写评述,以"向东方看"为题,对中国在创面治疗领域取得的巨大成绩进行高度评价。

5. 初步形成具有中国特色的创面治疗学科体系 创面治疗不是一个单纯的治疗技术问题,而是一个涉及理论创新、产品研发、技术应用、管理模式、学科建设、人才培养以及预防康复在内的复杂的学科体系。近年来,中国除在国际著名医学杂志首先报道"表皮细胞去分化"的原创性发现和提出"糖尿病创面难愈的污染学说"以及"放射性创面难愈合是以细胞损害为主的多因素综合作用的结果"等创新认识以外,还加强了将创面治疗创新药物与产品研发和快速转化应用于临床,这些药物、产品和技术包括生长因子、功能性敷料、负压技术改进、光学技术和产品开发以及传统医学再创新等。在学科建设方面,针对创面治疗具有"小病房、大门诊;部分治疗可在门诊、社区以及家庭开展"的特征,推行了"深度治疗在医院专科,康复治疗在社区家庭"的创面治疗双向联动模式,建立了创面治疗专科联盟和产学研联盟,在上海和浙江等地初步建立了一些具有示范意义的创面治疗中心。近年来,以中华医学会创伤学分会组织修复与再生专业委员会、中华医学会组织修复与再生分会和中国医师协会创伤外科医师分会等学术团体为依托,从创面治疗中心建设规划、不同层级创面治疗专科建设标准、创面治疗专业人才培养、创面治疗培训体系与认证等方面进行了系统探索,逐步形成具有中国特色的创面治疗学科体系。其特征是:通过有计划、有目标和科学的流行病学变化特征研究来指导整个创面治疗学科建设;基于中国是一个最大的发展中国家这一国情,在治疗需求大而整体发展水平和医疗投入有限的情况下,以最小投入获得最大的治疗效益;根据流行病学变化特征和区域发展差异,采取建设不同形式的创面治疗中心的模式以满足创面治疗需求;以学术为牵引,推进"产学研用"一体化建设,最大限度地把创面治疗适宜技术快速转换应用于患者;提倡多学科、多专业一体化管理,共同参与创面治疗,特别强调建立在创面专科医师指导下,有创面治疗专科护士(创面治疗师)积极参与的创面治疗体系等。

(三)国家批准建立创面修复科

经过前期艰苦、细致地工作,反复酝酿修改,2019 年 9—11 月,国家卫生健康委员会医政医管局就建立创面修复科的合规与法律方面的问题在卫生健康委内部征求意见,通过了相关审查。同年,12 月 3 日下发了《国家卫生健康委办公厅关于加强体表慢性难愈合创面(溃疡)诊疗管理工作的通知》(以下简称《通知》),至此,创建具有中国特色的创面修复科的整个程序和过程就已经完成。

为了进一步推进创面修复科学科建设,随后成立了国家卫生健康委能力建设和继续教育创面修复科专家委员会,付小兵院士当选为主任委员,标志着全国各地进一步推进创面修复科建设开始了一个新的高潮。

二、中国创面修复专科的发展与完善

(一)进一步提高认识,规范开展创面诊疗相关工作

加强对体表慢性难愈合创面防控的认识,建立独立的创面修复科室,提升防治创面的专科能力,提高诊疗水平,对于满足人民群众日益增长的治疗需求具有重大意义,也是体现由于疾病谱改变导致医院学科转型发展的必由之路。因此,《通知》特别指出,有条件的医疗卫生机构应当建立创面修复科。即使尚未具备条件的医疗卫生机构,也应当加强与创面修复相关的临床科室的能力建设等,为创面修复提供高水平的支持。因此,各级医院应当按照国家卫生健

康委《通知》精神,高度重视并切实做好建立创面修复科和提升创面修复相关科室的能力。另外,高水平的创面治疗对于因伤致贫和因伤返贫患者恢复劳动能力、减少伤残具有重要意义,是落实习近平总书记提出的确保高质量打赢脱贫攻坚战,让广大群众实现脱贫致富的美好愿望在医疗领域的具体体现。

(二)规范化建设创面修复科,为患者提供高水平的诊疗服务

标准和规范是行动的指南与遵循的原则。国家卫生健康委发布的《医疗机构创面修复科基本标准(试行)》包括对三级医院和二级医院两个层级医疗机构创面修复科的建设标准,具体有收治范围、科室设置与床位数量、人员要求以及设备设施与支撑条件等4个方面。从收治范围来讲,三级和二级医院是一致的,包括糖尿病足、压力性损伤(压疮、褥疮)、血管性(动脉、静脉)溃疡、癌性溃疡以及放射性溃疡等几十种体表慢性难愈合创面。创面修复科主要诊疗范围的确定,既考虑了体表慢性难愈合创面病因疾病化的特征,聚焦在"慢性",使其专科特色更加明显,同时也与传统的急性损伤如烧伤和创伤有所区别,与传统科室的收治范围也不矛盾,诊疗范围各有侧重。《通知》中创面修复科的编制床位设定比较适中,但医师和护士的编制是根据床位数,同时考虑到建设研究型学科的需要,以最高限度来考虑的。床位和医师与护士的设定只是基本数量,每家医院可根据当地患者诊疗的具体情况进行调整,在调整中建设,在建设中调整,以符合当地创面患者诊疗的具体需求。由于创面形成原因的"疾病化"属性,采取多学科医师共同组成创面修复科医师队伍,或者采用紧密型的多学科会诊诊疗模式是发展趋势。由于创面修复科的属性为外科三级学科,创面修复科医师以外科医师为基础,建立紧密型的多学科会诊诊疗模式以解决创面患者基础疾病的防控值得推荐。

(三)培养高水平人才,形成高水平专家队伍

创面修复科专科医师和护士须取得合法的执业医师和护士资质。以往认为只要是外科医师都可以治疗体表慢性难愈合创面,现在看来这种认识有很大局限性。实际上,创面修复是一个复杂的、专业性非常强的学科,外科医师仅仅是具备了从事创面修复的基础,而要成为创面修复科的专科医师,还必须进行创面修复的专科培训,掌握创面修复科的专科技能。国家卫生健康委发布的《创面修复科临床医师、护士基本技能要求》,包括三级医院和二级医院两个层级医院从事创面修复的医师和护士基本技能要求。明确了创面修复科医师和护士需要了解和掌握的16条(医师)和18条(护士)的基本技能,既包含了共性技能,也有特殊要求。创面修复科的建立,强调了创面的专科治疗属性,使得从事创面治疗的医师和护士更具有专业性和归属感。实践已经证明,在创面治疗中遵循"医师指导下的,护士积极参与的创面治疗"模式,对正确处理医护关系具有重要意义。

(四)丰富专科内涵,把预防、治疗、康复和宣传教育形成一个系统工程

体表慢性难愈合创面的诊疗是一个系统工程,不仅仅是创面治疗本身,而是涉及宣传教育、预防、康复以及个人生活习惯与方式改变等多方面。第一,一定要树立创面是可以预防的观念。创面的发生是一个渐进的过程,在创面发生早期如果采取有效措施,完全可以避免或降低其发生率或复发率。第二,慢性难愈合创面患者后期的康复治疗是一个需要关注的重要问题。第三,开展三级综合医院创面修复专科和基层卫生服务中心的双向联动,对于体表慢性难愈合创面防治十分有益。建议形成个人和家庭、社区卫生服务中心、二级医院和三级医院相互联动的体表慢性难愈合创面防控体系。只有形成一个系统、高效的防控体系,才能真正产生有效的防控作用,实现健康中国的战略目标。

（五）创面修复专科的目标是真正的再生与修复

创伤特别是创面治疗尽管取得了重要的阶段性成果,但它离国家需求和人民群众的期望还有较大的距离。创伤和组织修复与再生新的目标就是要实现多种损伤组织在损伤部位的同步修复与再生,即使损伤组织恢复到损伤以前的解剖结构和功能状态(就像低等动物蝾螈等能生长出与损伤前完全一样的肢体),是一种完美的修复,修复目标是没有溃疡,没有瘢痕,使创面修复达到修复速度与质量的统一、功能重建与心理康复的统一、心灵美与外在美的统一。

通过国内外专家的共同努力,我国对组织修复与再生医学的认识已经上升至国家战略高度,现在已经不是建设和不建设的问题,而是如何把这个学科建设好的问题。

中国特色创面修复学科体系建设是一个不断发展与完善的过程,从早期朦胧地认识到后期不断地充实,从借鉴国际先进经验到进行自主创新,从不同地方的发展模式到国家的统一标准,总体来讲,都是立足于中国实际,以解决中国老百姓面临的巨大需求和国家发展来开展的。其中有些理论或认识已经在实践中获得应用,并确证对推进中国特色创面治疗学科体系建设起到了较大作用,而有一些看法或观点经过实践,正在不断优化和改进。总之,作为一个学科体系,应该是根据社会发展、科技进步以及人民需求的不断提高而不断发展和完善。

（付小兵　程飚　苏永涛）

思 考 题

1. 在创面修复中,祖国传统医学有哪些可借鉴的? 如何与西医结合进行方案制订,未来可能会有哪些进展?

2. 创面修复障碍与过度修复之间的差异与联系? 如何从分子调控机制角度控制创面修复间的平衡?

3. 中国老龄化社会对未来难愈合创面可能会有哪些影响? 治疗的难点在哪里?

4. 通过系统地培养和学习,一个综合全面的创面修复科医生应该具备哪些方面的临床知识和技能?

参考文献

[1] 付小兵 . 中华战创伤学 [M]. 郑州:郑州大学出版社,2016.

[2] 付小兵 . 付小兵再生医学 [M]. 武汉:湖北科学技术出版社,2019.

[3] 付小兵,陆树良,蒋建新,等 . 创面治疗中心的建设势在必行 [J]. 中华创伤杂志,2009,25(9):769-770.

[4] 付小兵,王正国,陆树良 . 加强创面修复专科建设以促进专业化治疗 [J]. 中华烧伤杂志,2012,28(5):321-322.

[5] 付小兵 . 不忘初心 牢记使命 努力把中国创面修复科建设好发展好 [J]. 中华烧伤杂志,2020,36(1):1-4.

[6] 付小兵 . 中国现代创伤修复学科建设的创新与发展 [J]. 中华创伤杂志,2019,35(9):780-784.

[7] 付小兵. 构建一个创面治疗学科体系：中国特色创面治疗中心建设 20 年的回顾与展望 [J]. 中华烧伤杂志, 2018, 34(12):859-863.

[8] 付小兵. 如何在中国建立规范化的体表慢性难愈合创面防控培训与教育体系：我们的初步实践与体会 [J]. 感染、炎症、修复, 2019, 20(1):23-26.

[9] MARTINENGO L，OLSSON M，BAIPAI R，et al. Prevalence of chronic wounds in the general population: systematic review and meta-analysis of observational studies - Science Direct[J]. Ann Epidemiol, 2019(29):8-15.

第二章
创面愈合的基本规律

本章主要从皮肤创面修复相关组织学结构和功能、皮肤创面愈合的基本临床规律、创面修复的基本病理生理过程、创面修复的规律和特征促进创面愈合等四方面,较全面地介绍了皮肤创面愈合的基本规律,为理解创面治疗策略与方法打下基础。

第一节　创面修复相关组织学结构和功能

皮肤是人体最大的器官,被覆于身体表面,具有保护、感觉、调节体温、分泌、排泄、吸收、代谢、内分泌、免疫调节等生理功能,它是保证生命体与外界环境有效分隔必不可少的机械物理与化学及生物学屏障,是维持机体完整性与各种正常生物学功能最基本要素之一。皮肤由表皮、真皮、皮下组织及皮肤附属器组成,含有丰富的血管、淋巴管和神经,其附属器包括皮脂腺、汗腺、毛发等。它可抵御外界环境中机械与物理性、化学性和致病微生物等有害因素的损伤,并防止机体内水分、营养物质、电解质、能量等的丢失,以维护机体内环境的稳定与健康。各种外在因素与内在原因均可造成皮肤组织完整性与屏障功能受损,并引发一系列病理生理性改变,这是皮肤创面的本质。皮肤创面在临床最为常见,皮肤创面一旦形成,或引发局部甚至全身一系列病理、生理性改变与反应,触发并启动皮肤创面愈合过程。研究证实,皮肤中的各种组分在创面修复中均起着重要作用。

表皮在皮肤及体表的最外层,由复层扁平上皮构成,由外及里可分为角质层、透明层、颗粒层、棘层和基底层。角质层由多层细胞核与细胞器消失的角化上皮细胞构成,细胞膜较厚,无活力,不透水,具有防止组织液外流、抗摩擦和防感染等功能。透明层由 2~3 层薄薄的无核扁平细胞组成,胞质中含有嗜酸性透明角质,整层显得透明,故名透明层。颗粒层由 2~3 层梭形细胞组成,普通染色呈强嗜碱性,胞核较小,染色较淡,因胞质中有大小不等的透明角质颗粒,故名颗粒层。棘层由 4~10 层多边形细胞组成,胞核呈圆形,细胞较大,有许多棘状突起,故名棘层。基底层弯弯曲曲地位于表皮最下方,与深层的真皮组织相连。基底层主要由一层细胞较小、排列整齐的矮柱状上皮细胞组成,细胞之间有略呈圆形并具有树枝状突起的黑色素细胞,胞质中含有黑色素颗粒,黑色素颗粒能够吸收紫外线,使深层组织免受紫外线辐射的损害。黑色素颗粒的多少与皮肤或创面愈合后的颜色深浅有关,创面愈合后黑色素颗粒增多则表现为色素沉着,相反,如果愈合后黑色素颗粒减少则表现为色素缺失。更重要的是,基底层中分散着表皮干细胞（epidermal stem cell，ESC），占皮肤细胞总数的 4%~10%，被认为是皮肤新陈代谢的主要功能细胞。表皮干细胞通过自我复制与增殖、分化、向外层迁移，逐渐形成棘层、颗粒层、透明层、角质层的细胞，故基底层又称为生发层。

真皮层位于表皮层下，由致密结缔组织构成，由浅入深依次为乳头层和网状层，两层之间无明显界限。真皮厚度 0.07~0.12mm，不同部位厚度不一致，手掌和脚掌的真皮层较厚，约 1.4mm，而眼睑等处较薄，约 0.05mm。乳头层与表皮的生发层相连，其中有丰富的毛细血管、淋巴管、神经末梢和触觉小体等感受器。网状层与皮下组织相连，其内有丰富的胶原纤维、弹力纤维和网状纤维，它们互相交织成网，使皮肤具有较大的弹性和韧性。网状层内还有丰富的血管、淋巴管和神经末梢等。真皮层中有较多的成纤维细胞，皮肤受损后成纤维细胞被活化为肌成纤维细胞（myofibroblast），它通过细胞骨架改变或重排、增殖、转分化、分泌胶原与细胞因子等参与创面修复过程，包括创面缩小、肉芽组织形成、胶原分泌、瘢痕形成等，因而是皮肤创面修复最重要的修复细胞之一。当然皮肤及皮下组织中的血管内皮细胞、神经细胞等也参与了皮肤创面的修复，包括通过发芽等形成新生血管、新生神经末梢等。

皮肤组织中还分布着多种皮肤附属器，包括毛发、皮脂腺、汗腺等，它们对维持正常皮肤功能并在皮肤创面修复中具有重要作用。尤其是存在于毛囊隆突部（bulge）、皮脂腺与汗腺导管中的表皮干细胞被认为是皮肤创面上皮化最主要的物质基础，并证实，毛囊隆突部的表皮干细胞通过自我复制、迁移、增殖、分化等主要参加新生上皮形成与创面修复，而生发层表皮干细胞主要参与皮肤的新陈代谢。表皮干细胞也被认为是皮肤创面上皮化、修复的主要功能细胞，浅度皮肤创面通过残存于基底层的表皮干细胞及创面周边健在皮肤的表皮干细胞增殖、迁移、分化等而形成新生上皮，达到修复创面的目的；而深度创面往往破坏了生发层及其表皮干细胞，一些小的深度创面可通过创面周边的表皮干细胞、来自真皮或外周循环的间充质干细胞（mesenchymal stem cell，MSC）迁移、增殖、分化等而修复创面，但一些大的深度创面往往需要通过自体皮肤移植才能修复。皮肤附属器在维持皮肤功能中起着重要作用，深度皮肤创面愈合后由于皮肤附属器的缺失，极大地影响患者创面愈合后的生活质量，如何促进皮肤附属器的修复与再生正成为国内外创面修复研究的热点。付小兵教授团队在这方面做了大量深入的研究，取得了令人瞩目的成就，有望通过转化医学研究应用于临床皮肤创面患者的治疗，这必将显著改善创面患者愈合后的生命质量。

第二节　创面愈合的基本临床规律

引起皮肤创面形成的原因大抵可分为外在因素与内在原因。据付小兵教授等调查发现，随着社会的发展与进步，因内在原因引起的皮肤创面越来越多，在创面形成原因中所占比例越来越大。引起皮肤创面形成的外在因素包括创伤、烧伤、战伤、手术、感染、压力性损伤、放射性损伤等，造成皮肤创面形成的内在原因包括血管性、神经性、自身免疫性等。根据引起创面的原因与特性不同，可将皮肤创面分为擦伤创面（abrasion wound）、切割伤创面（cut or incised wound）、撕脱伤创面（avulsion wound）、烧伤创面（burn wound，包括热力、化学与电烧伤等）、挤压伤创面（crushing wound）、咬伤创面（bite wound）、枪弹伤创面（gunshot wound）、爆炸伤创面（blast wound）、手术创面（surgical wound）、供皮区创面（donor site wound）、放射伤创面(radiation wound)、感染性创面、静脉障碍性创面、动脉障碍性创面、压力性创面、糖尿病创面、痛风创面、类风湿创面等。根据创面存在的时间长短不同,皮肤创面可分为急性创面(acute wound)与慢性创面(chronic wound)。根据创面的自行愈合能力不同,创面可分为普通创面与难愈性创面(refractory wound),根据皮肤损伤的层次,皮肤创面可分为浅度创面与深度创面。根据创面能否自行愈合,皮肤创面可分为可自行愈合创面与不能自行愈合创面。一些浅度或较小面积的深度创面均可自行愈合,而一些较大面积的深度创面往往不能自行愈合,一般须手术帮助才能完全愈合。外在因素往往造成急性创面,急性创面由于各种原因没有得到及时修复与愈合而成为慢性创面。由于内在原因引起皮肤创面愈合缓慢、重视程度不够、短时间内难以愈合、伴随基础疾病的影响等,往往在临床就医时就已是明确的慢性创面。根据不同因素或原因造成的损伤程度不同,所形成的创面大小、深浅不一,损伤可能较小,如呈线性的切割伤等,这种情况往往称为伤口;而损伤面积相对较大、较宽,如烧伤、撕脱伤、擦伤等,就常常称为创面,但二者并没有本质的区别或严格的区分界限。不同的创面可能具有不尽相同的愈合时间、愈合效果与临床规律,但几乎均具有基本相似的愈合过程。

一、创面愈合的局部规律

创面愈合是一个极其复杂的病理生理过程,有多种细胞成分与生物活性介质参与其中。皮肤创面一旦形成,就启动了局部甚至全身相关的一系列病理生理性改变,虽然不同类型、不同程度的创面有一定的不同的临床过程与临床表现,但它们具有一些基本的共同规律。一些面积较小、深度较浅、无特殊并发症或基础疾病者,往往仅在局部表现出相应的临床症状与体征。相反,一些面积较大、深度较深,或合并感染等并发症,或患者本身就存在一些对全身影响较大的基础疾病时,可能除了皮肤创面局部反应外,还有或轻或重的全身性临床症状与表现。

皮肤创面愈合的局部临床规律

皮肤创面一旦出现就启动了创面愈合进程,其愈合过程主要局限于创面或创面周围的局部范围,有其特殊的局部临床规律。人们常将皮肤创面愈合过程分为止血/凝血期、炎症期、增殖修复期、成熟稳定塑形期等几个时期,但几乎在创面愈合的每个时间段都可能存在止血/凝血、炎症反应、增殖修复、成熟塑形等病理生理过程,它们相互交织重叠,在临床上难以完全根据伤后时间轴将创面愈合进行分期、分阶段。所以我们认为,将皮肤创面愈合分为止血/凝血、炎症反应、增殖修复、成熟稳定塑形等四个过程比分为四个时期更符合临床实际,也更为准确。皮肤创面愈合中,这四个病理生理过程均有其相对独特的临床表现与症状,具体分述如下。

1. 创面止血/凝血过程(haemostasis/coagulation process)的临床表现 皮肤受损后创面一旦形成,就立即启动了创面局部的止血/凝血过程。皮肤受损后尤其是切割伤后引起皮肤神经末梢断裂暴露、应激反应、缺氧等,从而导致创口周围的小血管、毛细血管、平滑肌、皮肤胶原等立即出现反应性收缩,致血管断端收缩甚至封闭,以达到缩小创面、减少出血的目的。另外,创面形成后导致趋化募集的血小板、中性粒细胞、巨噬细胞等在创面局部活化,并产生或释放5-羟色胺、前列腺素、血栓素 A_2 等引起创面局部血管强烈收缩。同时,皮肤受损后使血管壁胶原纤维暴露与皮肤胶原纤维破损以及破裂的皮肤细胞释放出一些细胞因子,如IL-1等趋化、活化血小板,通过激活局部内源性与外源性凝血系统而启动凝血过程。皮肤受损创面形成后,即通过血管收缩、凝血、创面收缩等最终达到止血的目的。

一般将以上过程命名为凝血期,而实际上可能称为"止血过程"更为准确。因为凝血仅是止血过程中必不可少的一个环节,而皮肤受伤后止血过程中不仅仅包括凝血,还包括前面所述创口收缩、血管活性物质释放、血管收缩等。所以,创面愈合中的这个病理生理过程应命名为止血或止血/凝血过程,而不应仅称为凝血期。在临床上,这个过程中的主要表现为疼痛、出血、创口收缩、创面周围因血管收缩而苍白、血凝块形成等。当损伤十分严重时,创面或伤口在伤后即刻可能突出表现为出血。临床上针对这个过程的治疗手段主要是止血,包括局部压迫、创面填塞、包扎、创面血管结扎、肢体止血带的应用等,同时还应包括止痛、补充有效循环血量等对症治疗。

2. **创面炎症反应过程(inflammatory reaction process)的临床表现** 创面一旦形成,就启动了创面的炎症反应过程,它是创面愈合中必要条件与必不可少的始动环节和阶段。创面愈合早期的炎症反应往往表现为无菌性炎症,这是由于损伤后所致坏死与变性组织、血管破裂、血凝块、缺氧、暴露胶原、皮肤组织中,如表皮细胞等破坏后释放 IL-1 等,诱使血液及周围组织中的炎症细胞或免疫细胞,如血小板、中性粒细胞、巨噬细胞等募集与活化,进而引发更多的炎症细胞尤其是中性粒细胞、巨噬细胞、淋巴细胞等在创面局部聚集与活化。这些聚集在创面局部并活化的炎症细胞或免疫细胞的原始目的是减轻或中止损害、去除创面坏死变性的组织与异物,并通过产生大量的炎症介质,以募集更多的炎症细胞参与其中;同时,它们还通过分泌多种炎症介质使血管扩张,致使更多的营养与氧分、细胞参与到创面修复中,以促进创面愈合。

临床上,创面炎症反应过程主要表现为"红、肿、渗出、热、痛、功能障碍"等。"红"主要是由于创面局部充血所致,受伤早期主要表现为动脉性充血,局部氧合血红蛋白增多,故呈鲜红色。随着病程的推移,出现血流逐渐变缓、淤血和停滞等使局部组织还原血红蛋白增多,而呈暗红色。一方面,"肿"主要是由于创面局部血管扩张、血管内皮细胞皱缩等,使血管内皮细胞间隙增大,致血管内容物渗出到创面及创面组织细胞间隙而出现肿胀。当血浆蛋白等大分子渗出到细胞间隙后,创面肿胀进一步加重。另一方面,创面局部细胞由于炎症介质等的作用,或因缺氧、感染、营养与功能障碍等造成细胞内水肿而引起创面局部进一步肿胀。随着病程的发展,组织和细胞的增生也可引起局部肿胀。当血管或其他部位的液体、蛋白、细胞等成分集聚于组织间隙时,表现为组织肿胀,而当这些成分聚集于创面表面时就形成"渗出液",当渗出液中蛋白含量少或浓度低时,为较清亮的液体;当渗出液中蛋白浓度较高时,渗出液混浊呈血浆样,并易凝结成果冻或凝胶状覆盖于创面;当渗出液中主要包含因吞噬坏死变性组织、异物等后而坏死的中性粒细胞、巨噬细胞等,并混杂酶解或部分酶解的坏死变性组织时,则表现为脓液。"热"是指由于创面局部炎症介质的作用,导致动脉性充血、循环血量增加、细胞代谢增强,从而表现为创面周围局部温度高于正常皮肤。同时当损伤较重时,机体局部甚至全身产生较多的白介素 -1(IL-1)、肿瘤坏死因子(TNF)及前列腺素 E(PGE)等,作为炎症介质或致热原直接引起局部甚至全身体温增高。"痛"是创面炎症的重要表现之一,引起疼痛的原因包括皮肤破损后神经末梢的断裂暴露,创面局部组织肿胀引起高张力牵拉;另外,炎症介质诸如前列腺素、缓激肽刺激等也是引起疼痛的主要因素。由于创面疼痛存在,活动时张力等因素会进一步加重疼痛,从而影响受伤部位甚至相关区域的功能,造成相应的功能障碍。

皮肤创面存在或多或少的变性坏死组织,如何快速清除这些变性坏死组织是创面愈合的必要步骤。这些变性坏死组织可作为抗原类似物引发机体的免疫排斥与炎症反应,进一步导致大量免疫细胞和炎症细胞如中性粒细胞、巨噬细胞、淋巴细胞等聚集于创面,它们通过吞噬、分泌蛋白酶等而清除创面中的变性坏死组织。中性粒细胞、巨噬细胞等吞噬变性坏死组织后死亡,这些死亡细胞、经蛋白酶水解消化分离的变性坏死组织以及一些并未与创基完全分离的变性坏死组织使创面表现为脓性、潮湿、杂乱的状态,在临床上称为"溶痂"。如果无微生物感染,这些成为无菌性炎症的主要临床表现。创面上的变性坏死组织及其分解产物是各种微生物良好的培养基,如它们得不到及时有效地清除,极易引起创面感染的发生发展。由于微生物本身及其产物的作用,使更多的中性粒细胞、巨噬细胞、淋巴细胞等免疫细胞与炎症细胞趋化到创面局部并活化,以消灭、控制创面微生物,从而加重创面局部炎症反应,临床上表现为"红、肿、热、痛"等症状加重或在以上症状消失后重新出现。如果创面异物得不到及时清除,会募集更多的中性粒细胞、巨噬细胞、淋巴细胞等免疫细胞与炎症细胞到异物周围,从而使皮肤创面炎症反应加重,持续时间更长。

3. 创面增殖修复过程(proliferation and healing process)的临床表现 虽然人们经常把创面增殖修复过程认为是创面愈合中的第二或第三阶段,而实际上在皮肤受伤、创面形成后,即刻就启动了创面的细胞增殖及修复过程。在皮肤损伤后的炎症反应过程中,各种免疫细胞特别是活化的巨噬细胞等产生大量炎症因子,这些炎症因子包括氧自由基、细胞因子、生长因子等。产生的这些生物活性介质作用于各种皮肤创面修复的功能细胞,如成纤维细胞、表皮细胞、血管内皮细胞、干细胞等,使它们发生活化、迁移、增殖、分化等,从而形成了创面增殖修复过程。创面增殖修复过程在临床上至少包括创面收缩(wound contraction)、肉芽组织增生(granulation tissue hyperplasia)与形成(granulation formation)、创面再上皮化(re-epithelization)等3个方面。

(1)创面收缩:创面收缩是创面封闭、修复的重要方面,它通过缩短创缘间的距离,更有利于创面闭合与修复。创面收缩从创面形成开始一直持续到创面完全愈合封闭,甚至一直持续至创面塑形成熟等整个过程。皮肤受损创面形成后,刺激活化创面及创面边缘的成纤维细胞转分化为肌成纤维细胞,后者具有更强大的收缩能力,使创面发生收缩。切割伤、线性伤伤口的创面收缩在早期表现更明显,而较大面积创面一般在创面增殖修复后期及创面塑形早期表现更明显。后期的创面收缩除了肌成纤维细胞发挥作用外,创面修复中产生的各种胶原也可发生收缩,在它们共同作用下,临床上表现为皮肤创面皮损面积的缩小。

(2)肉芽组织增生与形成:肉芽组织增生与形成是创面愈合的必要过程,存在于每一种创面修复中,但在一些线性伤口、细小面积或浅度创面愈合中,肉芽组织增生量较少,使我们在临床并未能见到明显的肉芽组织增生现象与过程,而在大面积深度创面修复中,肉芽组织增生是其愈合中最突出的临床表现之一。创面肉芽组织主要由细胞(成纤维细胞、肌成纤维细胞、炎症细胞等)、新生血管、细胞外基质等组成。来自创面局部或全身的各种生物活性介质包括氧自由基、细胞因子、生长因子等作用于成纤维细胞、血管内皮细胞等创面修复功能细胞,使这些细胞活化、增殖、分化等而完成肉芽组织增生。同时,由于炎症反应的存在,使肉芽组织中存在大量的中性粒细胞、巨噬细胞、淋巴细胞等炎症细胞浸润。成纤维细胞/肌成纤维细胞快速迁移、生长与增殖、转分化、分泌大量以胶原为主的细胞外基质(extracellular matrix, ECM),构成了皮肤创面肉芽组织的最主要组分。创面肉芽组织中的细胞外基质主要是由成纤维细胞、肌成纤维细胞等合成、分泌的多种胶原纤维及其他非胶原纤维成分组成的一种复杂三维网状结构。它一方面填充皮肤创面的缺损,为机体提供足够的支撑;另一方面为肉芽组织中各种细胞维持生存与合适的功能,提供合适的物理、化学、生物微环境。皮肤创面肉芽组织中最主要的细胞外基质是胶原纤维,胶原纤维可主要分为Ⅰ型、Ⅲ型和Ⅴ型。正常皮肤组织中的胶原纤维以Ⅲ型胶原为主,在创面修复过程中合成了更多Ⅰ型胶原,构成了肉芽组织及瘢痕组织中最主要的细胞外基质。因为肉芽组织在创面的增生、形成,临床上表现为创口填充、创基变浅。创面中的肉芽组织呈鲜红、鲜嫩的芽状颗粒,柔软湿润,触之易出血但无痛觉。随着时间的推延,肉芽组织逐渐老化而变得较灰暗。肉芽组织底部是由胶原等结缔组织构成的纤维板,对整个肉芽组织具有支撑作用。肉芽组织形成早期,纤维板较脆、软而疏松,后期则纤维板致密、坚韧而较硬,后期的纤维板血供不如肉芽组织丰富,对移植皮肤成活有一定影响。

血管新生是皮肤创面修复的最重要环节之一,局部血管新生障碍或不足是糖尿病等所致慢性皮肤创面长期不愈的主要原因。创面血管新生是一个复杂而又受到精确调控的病理生理过程,皮肤受损创面形成后,血凝块封堵微血管或毛细血管,血流受阻造成对断端血管内皮细胞的机械刺激;创面应激、炎症、低氧等使血小板、中性粒细胞、巨噬细胞等活化并产生多种生物活性介质等是启动创面血管新生最主要的因素。创面肉芽组织增生中的血管新生包括血管基底膜降解、血管内皮细胞迁移与出芽生长、管腔形成、稳定成熟等步骤,新生的肉芽组织通过芽生、融合等相互交织成网,以确保丰富的血供有利于肉芽组织增生。

(3)创面再上皮化:创面完全再上皮化是皮肤创面修复完成的最重要标志,创面再上皮化是一个缓慢、逐渐发展的过程。创面再上皮化之初在临床上表现为粉红色、薄嫩、略带光泽。全层或更深的皮肤创面再上皮化细胞主要来源自创口边缘,表皮细胞等由创面周围向创面中心逐步生长、扩展、融合成片。创面再上皮化一般只能在健康肉芽组织上完成,而在坏死变性组织、异物等表面不能再上皮化,这要求我们在临床上尽早以各种方法有效清创去除创面坏死变性组织、异物等,这是实现皮肤创面再上皮化的必要步骤与手段。

一般认为,当全层甚至更深层皮肤缺损、坏死直径达一定范围(有认为 3cm,也有认为20cm)以上时,创面很难通过创缘自行再上皮化而愈合。但随着一些新技术、器材的应用,如生长因子、功能性敷料、创面负压治疗技术、富血小板血浆(platelet rich plasma,PRP)等在创面治疗中的应用,一些以前因面积较大而无法自行再上皮化的皮肤创面,通过应用这些方法与技术的非手术治疗,也可通过完全再上皮化而自行愈合。以前的研究认为,创面再上皮化主要来源于皮肤表皮细胞,而近年的研究发现,皮肤创面的再上皮化更主要依赖于各种干细胞,如来源于创缘正常皮肤及残存于表皮基底层、真皮、皮肤附件等部位的表皮干细胞(ESC),以及从血液循环趋化而来的间充质干细胞(MSC)等在创面增殖、分化而实现。研究发现,创面残存皮肤附件的表皮干细胞是参与皮肤创面再上皮化的最主要功能细胞,而不是以前认为的来源于表皮基底层的表皮干细胞。表皮基底层表皮干细胞被发现主要参与皮肤的新陈代谢,并不主要参与皮肤创面再上皮化。参与皮肤创面再上皮化的另一类功能细胞是间充质干细胞,包括残留于创面周围、真皮以及血液循环中的间充质干细胞,它们可能是大面积深度皮肤创面再上皮化最主要的功能细胞。表皮干细胞、间充质干细胞在多种生长因子、细胞因子等的作用下,通过趋化、迁移、增殖、分化等而逐渐实现创面的再上皮化。创面形成后,由于巨噬细胞、血小板等在创面聚集、活化,而产生不同种类的生长因子,如成纤维细胞生长因子(FGF)、血小板源性生长因子(PDGF)、胰岛素样生长因子(IGF)、转化生长因子(TGF)、表皮生长因子(EGF)等。这些生长因子除能促进创面再上皮化外,还能促进肉芽组织增生等,从而在创面修复中起着重要作用。在临床皮肤创面治疗中,常常通过使用外源性生长因子来促进皮肤创面再上皮化与愈合。

我们在临床上经常见到,在大面积全层皮肤甚至皮下组织完全缺损或坏死创面的肉芽组织中央,有时会出现星星点点的再上皮化,特别是当肉芽创面上应用异体皮、异种皮等覆盖后,由于异体皮、异种皮等的应用为细胞生长繁殖提供了更佳的微环境,而在覆盖的异体皮、异种皮边缘出现零星再上皮化并逐渐扩展,这被认为主要是因来源于血液循环中的间充质干细胞在局部增殖、分化而实现。

4. 创面成熟稳定塑形过程的临床表现

(1)表皮与真皮的变化:创面完全再上皮化后形成了新的与外界隔离的物理与生物屏障,但愈合过程并未完成,而是进入了漫长的创面愈合成熟稳定与塑形过程,这个过程也是创面中瘢痕组织增生、稳定、萎缩与消退的过程。不同个体的成熟稳定过程持续时间可能差别较大,有的6个月就完成稳定塑形,而有的2~3年也未能完全完成稳定塑形。临床观察发现,创面愈合中炎症反应及增殖修复过程越长、创面越不易愈合,其再上皮化后的成熟稳定与塑形过程越复杂、持续时间越长。还有研究认为,真皮损伤厚度决定着皮肤创面愈合后的成熟稳定与塑形过程,当真皮损伤厚度越深、越重,创面再上皮化后的成熟塑形期越复杂、时间越长。临床上,保留真皮的皮肤冻伤创面愈合后很少发现产生增生性瘢痕,而通过含真皮量较少的刃厚皮片移植修复真皮缺损创面后仍易产生明显瘢痕,而在脱细胞真皮基质支架上移植刃厚皮片或培养的角质形成细胞后几乎无瘢痕形成,并可生长成接近正常皮肤的组织结构。为此陆树良教授等提出了在皮肤创面瘢痕形成过程中的真皮模板缺失学说,进一步说明了真皮在皮肤创面修复尤其是修复质量中的重要作用。

再上皮化后的皮肤创面组织病理切片观察发现,早期表皮层较厚,但缺少皮嵴。随着成熟过程时间的推移,新生表皮层角质化逐渐加快、表皮层迅速变薄。再上皮化新生表皮的快速角质化在临床上表现为脱屑明显,尤其当再上皮化创面含水量不足时更容易发生脱屑,从而使表皮层迅速变薄,并在成熟稳定后发现表皮层厚度较正常皮肤薄。同时,病理切片还观察到,刚愈合后的表皮层与其下的类真皮层间紧密连接少、疏松,使再上皮化的表皮层易与其下的真皮层发生分离,在临床上表现为刚再上皮化创面有水疱形成,尤其在下肢等由于用力等机械作用下更易反复出现水疱,许多患者表现为多个直径约2cm大小的水疱,也有患者表现为大片表皮分离、脱落。这种水疱形成仅是因为表皮层与基底的机械分离,一般可通过合理换药而再次上皮化封闭创面。

(2)毛细血管网的变化:表皮层下的类真皮层较厚,堆积大量以排列紊乱的胶原为主的细胞外基质,并发现大量新生毛细血管网。毛细血管网密度可达正常皮肤组织的2~10倍,随着成熟过程的推进,机体对毛细血管床进行修剪,使多余的新生毛细血管凋亡、退化、减少,甚至封闭,并使留存的毛细血管趋于成熟,最终使毛细血管网密度逐渐下降至正常皮肤组织水平。研究发现,这个过程可能与色素上皮衍生因子、血小板反应素等抗血管生长因子的作用有关。创面再上皮化早期,由于毛细血管网密集,血流丰富,在临床上表现为发红、充血、较多细小血管显露、局部组织温度高于正常皮肤等。随着病程的推移,由于毛细血管数目减少,使创面局部颜色减退,由愈合初期的红色逐渐变成暗红色、褐红色、褐色等,甚至接近于正常肤色。

(3)皮肤受损后皮肤颜色的变化:皮肤颜色主要与皮肤血流、化学物质沉积及皮肤组织结构有关,黑色素被认为是决定皮肤颜色的主要因素,包括中国人在内的有色人种在皮肤损伤后易发生色素改变。皮肤受损后皮肤颜色的改变被认为与皮肤损伤后局部血液循环不良、局部炎症刺激、理化因素导致局部代谢功能紊乱等有关,皮肤损伤修复后皮肤颜色改变可分为皮肤色素增多与皮肤色素缺失。皮肤受损愈合后的色素增多,临床上主要表现为愈合创面变黑,这主要与损伤刺激黑色素细胞产生过多的黑色素有关,也与愈合组织对紫外线阻挡效率低,使紫外线进一步刺激黑色素细胞产生过多的黑色素,而在临床上表现为愈合皮肤变黑,也有部分患者因皮肤损伤致黑色素细胞受损或丧失,导致类似白癜风样的皮肤色素脱失。临床上常通过避免新愈合部位紫外线照射、减少刺激等以利于防止皮肤受损后皮肤颜色的改变。受伤愈合皮肤组织颜色改变后,可通过磨削、种植正常皮肤表皮细胞(如 ReCell 技术)等进行治疗、恢复。

(4)细胞外基质的变化:以胶原纤维为主的细胞外基质是皮肤组织中最主要的非细胞成分,皮肤创面修复中新合成的大量胶原纤维通过填充皮肤组织缺损,已成为新构建机械屏障的重要组分。研究表明,正常皮肤组织真皮中 I 型胶原纤维占 20%~30%,III 型胶原纤维占 70%~80%,III 型胶原纤维决定胶原纤维的直径,并通过交联影响其排列,且对 I 型胶原纤维的排列具有模板作用,调整或诱导 I 型胶原纤维完成正常的网状排列。研究发现,再上皮化 1 个月内的瘢痕组织中 I 型与 III 型胶原纤维各占约 50%,3 个月时 I 型胶原纤维增加至约 70%,且排列紊乱,而 III 型胶原纤维比例降低至约 30%。1 年时的瘢痕组织中几乎均为 I 型胶原纤维,纤维粗大、排列进一步紊乱,聚集呈块状、竹节状、丛束状,约占总量的 95%,而 III 型胶原纤维仅占约 5%。这说明在皮肤创面修复、瘢痕形成过程中,I 型胶原纤维所占比例逐渐增加,III 型胶原纤维比例逐渐降低。随着创面成熟稳定塑形过程的推进,胶原产生逐渐减少,而胶原降解逐渐增加,使愈合组织中胶原总量减少,同时使胶原纤维排列发生改变,块状、丛束状胶原经降解减少、变软。这在临床上表现为瘢痕组织变薄、变软、变韧,并逐渐趋近于正常皮肤组织,从而达到自我塑形的结果。

(5)瘢痕挛缩:一方面,随着皮肤创面愈合稳定成熟过程的推进,瘢痕组织中成纤维细胞,尤其是肌成纤维细胞由于缺氧、营养成分减少等发生收缩。同时,瘢痕组织中胶原纤维经过酶解等短缩。另一方面,在成熟过程中由于瘢痕组织分解大于合成速度,使瘢痕组织总量逐渐减少。正是由于这几方面因素的共同作用,尤其是第一种因素的作用,造成瘢痕组织逐渐收缩、挛缩,在临床表现为瘢痕缩小,周边正常组织移位、皱缩,关节变形活动受限等。对皮肤创面愈合后瘢痕挛缩的防治包括早期对抗性康复训练、支具使用、抗瘢痕治疗,严重者需手术治疗。

(6)瘢痕疙瘩(keloid):正常情况下,皮肤创面成熟稳定过程中,成纤维细胞、肌成纤维细胞活力下降、数量减少,合成胶原等细胞外基质能力逐渐减弱甚至停止,但部分患者由于胶原合成代谢功能失去正常的约束控制,致瘢痕组织不断生长,并向创面周围的正常组织浸润,使瘢痕边界超过皮肤创面范围,形成临床上的瘢痕疙瘩。瘢痕疙瘩成因十分复杂,且至今尚不完全清楚,认为其发生与种族、遗传背景、部位、损伤时期等有关。瘢痕疙瘩的治疗十分困难,常需多种抗瘢痕治疗模式有序联合进行,如瘢痕内药物注射、切除、有效减张覆盖、放射治疗等。

(7)皮肤末梢神经受损的临床症状:皮肤组织中含有丰富的神经末梢,随着皮肤创面的形成而断裂、受损。断裂、受损后的皮肤神经末梢断端在生长或再生过程中,易受到缺氧、温度、炎症、化学等刺激,而发生神经性病变等。这些作用在临床上表现出不同症状,在创面成熟稳定期,由于神经末梢的损害,经常表现为瘢痕组织的疼痛、刺痛、瘙痒、感觉异常等不适,这也成为部分患者来院复诊的主诉。但是,由于相关研究很少,迄今我们并不清楚皮肤创面中受损末梢神经的生长/再生与修复机制,以及其与临床症状的确切关系,以致在创面愈合稳定过程中瘢痕组织的疼痛、刺痛、瘙痒等不适的治疗十分困难。另有研究发现,神经因素在创面修复中发挥着重要作用,发生神经损伤如截瘫等之后创面修复明显延迟。

二、不同类型皮肤创面愈合的规律

(一)浅度皮肤创面的愈合规律

浅度皮肤创面指损伤仅累及皮肤的浅层,即皮肤表皮或仅深至部分真皮受损,临床上包括常见的皮肤擦伤、较浅的切割伤、浅Ⅱ度或较浅的深Ⅱ度烧伤等为浅度皮肤创面。临床上浅度皮肤创面的愈合可能会见到皮肤创面修复的四个典型的过程或时期，即止血/凝血期、炎症期、增殖期、成熟稳定期，但整个过程持续时间较短，一般在伤后1周左右就完全愈合。由于浅度皮肤创面仅伤及部分表皮或部分真皮，破损、断裂血管较细微，较短时间内就完成止血/凝血过程。同样，由于损伤较轻微，所以炎症反应持续时间较短、程度较轻；而由于皮损量较小，不需要过多或过长时间的增殖修复过程；受损皮肤的再上皮化可通过残存于基底层、真皮、皮肤附件、创缘以及来自血液循环中的各种干细胞的迁移、增殖、分化等而实现。由于炎症反应轻、增殖修复需要量少、再上皮化速度快，浅度皮肤创面的愈合往往不需要经过漫长的稳定成熟期。浅度皮肤创面损伤较轻，愈合后一般不留瘢痕或瘢痕较轻，对伤处外观与功能影响较小。

（二）深度皮肤创面的愈合规律

深度皮肤创面伤及皮肤全层或绝大部分真皮层，创面坏死、变性组织较多，愈合时间长，而一些损伤深度深、面积大的皮肤创面往往难以自行愈合，需手术植皮或皮瓣移植等完成修复。临床上，深度皮肤创面的自行愈合通常可完整地见到止血/凝血期、炎症期、增殖修复期、成熟塑形期四个创面愈合过程。深度皮肤创面如切割伤、撕脱伤、咬伤、枪弹伤、爆炸伤等由于损伤深度深、损伤重，第一步的止血/凝血过程显得特别重要，临床上如不能通过按压、堵塞等有效止血，还需及时通过手术等方式止血。在临床上，对于可直接缝合的深度皮肤创面如切割伤、手术切口等，往往早期需通过分层缝合以达到止血、减少创口缺损体积、直接闭合创面等的目的，最终促进创面快速愈合。

深度皮肤创面由于创面损伤重，创面常有较多的坏死变性组织，与血凝块、渗液等一起干涸成痂，在无感染情况下，较小的深度皮肤创面可通过痂下愈合而修复。同样，由于深度皮肤创面损伤较重，往往炎症反应程度重且持续时间较长，而在临床上表现为受伤部位及周围较为严重且持续时间较长的"红、肿、渗出、热、痛、功能障碍"等症状。因深度皮肤创面中坏死变性组织较多，容易导致多种微生物在创面局部定植、生长、繁殖等而诱发感染，使创面炎症反应过程延长，或在创面局部炎症反应消退或减轻后，再次出现炎症反应或局部炎症反应加重。在炎症细胞及其产生多种蛋白酶的作用下，变性坏死组织发生溶解、液化，并与其下的正常组织分离。这些降解完全与不完全的变性坏死组织与坏死或正常炎症细胞、渗液等混杂一起，形成类似脓液样物质附着于创面，这就是临床上常见到的创面溶痂。创面溶痂在深Ⅱ度烧伤创面表现最为明显、最典型。当变性坏死组织整块或整片与创面下正常组织分离、脱落时称为脱痂。潮湿环境下更容易发生皮肤创面溶痂或脱痂，无论是自行溶痂还是脱痂后，创面仍有一些坏死变性组织附着，需要我们在治疗中通过清创等手段去除附着的变性坏死组织，以有利于创面的修复与愈合。及时有效清除创面变性、坏死组织是深度皮肤创面治疗的重要原则，也是创面愈合的必要步骤。

由于深度皮肤创面缺损组织量大，致所需填充的肉芽组织量多，使创面愈合中增殖修复过程持续时间较长。正是由于创面修复中产生了大量的肉芽组织，使创面再上皮化后的成熟、稳定、塑形过程复杂且持续时间长，临床上各种相关症状也相应较重，并使深度皮肤创面的成熟稳定塑形期后瘢痕较重，对受伤部位外观与功能影响较大。所以，对这部分患者治疗的首要任务是促使创面尽快封闭与再上皮化，再上皮化后应加强有效的康复治疗、抗瘢痕治疗等，严重者往往需要手术整复。

（三）供皮区创面的愈合规律

在皮肤外科、整形、创面手术修复等治疗中往往需要进行皮肤移植，在获取移植皮肤或皮瓣时会形成相应大小的供皮区创面。供皮区创面是医学专业人士在手术室等特殊环境与条件下人为造成的,它可做到完全标准化与无菌化,从而使供皮区创面成为皮肤创面修复与愈合研究的最佳模型。由于临床上不同皮肤创面治疗、修复的目的不同,使所需皮肤移植的种类与大小等不尽相同,最终造成供皮区各有不同。有面积较小的全层皮肤缺损创面,如全厚皮取皮区创面、皮瓣供瓣区创面等,也有较大面积而又相对较浅的皮肤创面,如刃厚皮、中厚皮供皮区创面等。临床上,不同深度供皮区创面的愈合过程完全符合前面所述相应的浅度或深度皮肤创面愈合的临床规律。由于供皮区创面往往可做到完全无菌状态,使创面愈合过程更快速、更容易掌控。

(四)感染性创面的愈合规律

一方面,皮肤屏障受损、创面形成后,尤其是机体免疫功能不能及时有效清除定植或侵入皮肤组织的病原微生物(包括一些条件性致病微生物)时,均可引起创面感染。另一方面,正常皮肤组织被一些病原微生物侵入感染后,由于其微生物本身的破坏性及机体的免疫炎症反应,往往导致皮肤创面的形成。理论上,各种微生物均可引起皮肤创面感染或导致感染性皮肤创面的形成(见文末彩图2-1),严重情况下,病原微生物本身或其产物可从创面侵入机体,引起全身性感染发生,而出现相对应的临床表现。引起皮肤创面感染或感染性皮肤创面形成的病原微生物包括细菌、真菌、病毒、寄生虫、螺旋体、支原体等。细菌是引起皮肤创面感染或感染性皮肤创面最多见的病原微生物,临床上除一些常见细菌如葡萄球菌、链球菌、肠道细菌等外,一些特殊细菌特别是产气荚膜杆菌、破伤风杆菌、分枝杆菌属细菌如结核分枝杆菌与非典型分枝杆菌、放线菌等,也可引起皮肤创面感染或造成感染性皮肤创面。引起皮肤创面感染或感染性皮肤创面形成的常见真菌包括白念珠菌、球孢子菌、组织胞浆菌等;病毒有带状疱疹病毒、麻疹病毒、风疹病毒等;寄生虫包括吸虫、钩虫、螨虫、阿米巴原虫、利什曼原虫等;支原体、螺旋体如梅毒螺旋体等也可造成感染性皮肤创面或皮肤创面感染。病原微生物感染后严重影响皮肤创面愈合过程,如未能得到有效治疗,则易发生皮肤创面的迁延不愈。各种病原体感染皮肤创面后均有其特殊的临床表现,这在相关书籍均有详细介绍。微生物及其产物、微生物引起的免疫与炎症反应严重影响创面愈合过程,使创面愈合延迟甚至不愈,临床上在局部主要表现为感染性炎症反应,如严重的"红、肿、热、痛、脓性渗出与功能障碍",严重者则出现明显的全身性感染征象。不同微生物感染的脓液有自己相对较特异的特性,如金黄色葡萄球菌感染后脓液较黏稠并带黄色,而铜绿假单胞菌感染则脓液相对较稀薄而带绿色,真菌感染创面呈奶酪或豆腐渣样等。并且不同微生物感染后还可有不同气味,如铜绿假单胞菌感染后有一种甜腥味、大肠埃希菌或屎肠球菌感染后有粪臭味等。感染性创面或由于微生物感染引起创面首要治疗原则是做好创面微生物的调查与鉴定,在局部有效彻底清洁清创前提下,局部使用有针对性的抗菌药物,创面局部感染严重或出现全身感染症状者应辅助全身抗生素治疗。在有效控制全身与创面局部感染前提下,促进创面自行愈合或在创面床准备完成后,尽快行手术封闭创面。

(五)异物存留皮肤创面愈合的临床规律

皮肤创面损伤后常有异物存留,异物往往存留于创面深处,存留的异物尤其是不溶性异物严重影响创面修复与愈合过程,使创面愈合过程延长甚至不愈。机体免疫细胞在识别异物后,一些小异物可通过中性粒细胞、巨噬细胞等吞噬,而以脓液形式排出体外。当异物较大时,免疫细胞与炎症细胞、成纤维细胞在异物周围聚积,并与合成分泌的大量胶原一起缠绕,包裹异物。创面存留异物时,在临床上常表现为创面长时不愈、炎症反应延长、出现硬结并可有相应的影像学表现。异物存留皮肤创面的首要处理原则是尽早彻底清除所有创面存留异物。

（六）小儿皮肤创面愈合的临床规律

小儿天性好奇好动,保护意识差,且皮肤薄嫩,抗损伤耐受性较低,以致容易因外伤造成皮肤破损、创面形成。据统计,临床上 1/3 以上的烧伤患者为小儿。由于小儿患者免疫功能欠完善,破损的皮肤创面发生感染的概率相对较高。但是,小儿尤其是新生儿、婴幼儿的皮肤细胞活力强,干细胞数量与比例高,创面愈合能力强,从而有利于创面修复。临床上常常见到一些在成人根本无法自行愈合的深度皮肤创面,在婴幼儿通过非手术治疗而自愈。由于创面愈合中局部物理、化学、生物等微环境的特殊性,多数新生儿、月龄小的婴儿创面愈合后瘢痕相对较轻。另外,由于小儿体温调节中枢不完善,皮肤是辅助机体体温调节的重要器官,一旦小儿由于烧伤等致较大面积皮肤创面形成时,极容易出现高热,也有部分患儿由于保温不好出现低体温等临床症状,所以临床上要密切监测,控制患儿体温。

（七）老年皮肤创面愈合的临床规律

随着年龄的增长,人体皮肤结构与机能均发生退化,真皮与皮下组织减少、变薄,失去缓冲能力,弹性与韧性变差等,致老年人抗损伤能力减弱,同样因素下更易形成皮肤创面或创面更严重。老年人由于行动不便,灵活性差,经常不能快速脱离致伤源(如热力)等而致损伤重、创面较深。老年患者皮肤组织中的创面修复功能细胞如成纤维细胞、表皮细胞、血管内皮细胞等数量减少,表皮基底层、真皮、皮肤附件以及来自全身其他部位的干细胞均明显减少,且这些细胞活力随着年龄增长显著下降;老年患者免疫系统功能减退,皮肤创面形成后,炎症反应相对减弱,而炎症反应是创面修复的必要过程,炎症反应减弱降低了创面自行愈合的能力;老年患者血液循环远不如青壮年,创面营养物质较少,合成能力较低等。以上这些因素导致老年患者皮肤创面不易自行愈合,使一些在青壮年能够自行愈合的创面在老年患者却不能自行愈合,同时,由于老年患者机体免疫功能降低,抗感染能力下降,使皮肤创面更易发生感染,进一步影响创面愈合能力。也正是由于以上因素的存在,老年患者皮肤创面愈合后瘢痕相对较轻。

由于老龄患者往往伴随的基础疾病较多,除这些疾病本身对机体的影响外,这些基础疾病尤其是糖尿病、周围血管性病变、自身免疫性疾病等都不同程度地影响着创面愈合,使创面愈合延迟。

（八）糖尿病皮肤创面愈合的临床规律

由于糖尿病患者体内糖代谢紊乱与失调,使机体内血液及组织液中葡萄糖浓度高于正常水平。在高血糖条件下,蛋白质的氨基与糖的醛基在非酶催化作用下生成晚期糖基化终末产物(advanced glycation end product, AGE),高血糖与糖基化终末产物是糖尿病各种并发症发生发展的物质基础。高血糖与糖基化终末产物使机体细胞功能与结构发生异常,有学者将其在皮肤创面出现前的皮肤组织损伤称为隐性损害现象,这使糖尿病患者更易并发皮肤损伤,致皮肤创面形成。由于高血糖与糖基化终末产物使皮肤组织细胞功能下降,皮肤抗损伤能力差,容易受损,且受损后修复能力下降。高血糖与糖基化产物除引起皮肤组织细胞的隐性损害外,还造成血管与皮肤周围神经的损伤:一方面,使皮肤局部的血液循环与神经感觉发生障碍,这可能直接造成皮肤创面形成;另一方面,使皮肤受损后难以自行修复与愈合。同时,高血糖与糖基化产物还使机体免疫细胞、炎症细胞功能受损,使皮肤损伤后的炎症反应、免疫能力下降,而不利于皮肤创面的修复与愈合。

糖尿病患者的皮肤创面形成过程一般较长,早期出现病损后重视程度不够、治疗拖延等,使临床上常见的糖尿病皮肤创面损伤的组织层次较深、范围较广。同时,由于创面局部高血糖及机体免疫功能下降而极易诱使感染的发生。所以,临床上常见的糖尿病患者皮肤创面为污秽、臭味重、感染明显、创面周围炎症严重等,还可能并发全身性感染等。糖尿病患者皮肤创面的治疗首先应控制血糖,治疗糖尿病所引起血管、神经等并发症,同时通过创面彻底清创、抗感染、手术覆盖等治疗进行修复,严重者还需进行截肢、截趾等治疗。

第三节　创面修复的基本病理生理过程

创面愈合过程的特点是具有高度的有序性、完整性和网络性。其过程包括 3 个阶段,即炎症反应、细胞增殖、组织成熟和重建,有学者指出,在炎症反应前还包含止血 / 凝血阶段。整个愈合的阶段相互重叠,逐渐过渡,虽然并无严格的时间转换节点,但前一阶段的启动通常可介导并促进后一阶段生物学事件的发生,而后一阶段也可能对前一阶段发挥正性或负性的调控作用。创面愈合是一个完整、连续、动态的过程。对愈合进程进行分期,有助于我们对创面愈合的病理生理特点的归纳、总结和全面认识,据此可进行有针对性的干预措施,以达到调控愈合过程的目的。但无论在哪个阶段,都离不开细胞、细胞因子和细胞外基质这 3 种成分的积极参与和相互的协调,它们通过相互作用构成了复杂的网络调控关系。

理想的创面修复是组织缺损的完全再生,即再生后细胞性质、组织结构和成分与原有组织完全一致,恢复了原有的结构和功能。当皮肤组织损伤仅累及表皮和真皮浅层时,正常的修复可完全恢复皮肤的结构和功能,且无瘢痕形成。然而,一旦损伤范围较大且累及真皮深层时,原有性质的细胞无法完全进行修复再生,此时需由其他性质的细胞(通常是成纤维细胞)增生来代替。其形态和功能虽不能完全复原,但仍能填充创面、闭合缺损,有利于内环境稳定。通常情况下,由于损伤常累及多种组织,因此上述两种修复过程常同时存在。

下面我们基于创面修复的 3 个阶段来讲述创面修复的基本过程,这个过程以健康人的切割伤愈合为主线,同时结合烧伤、糖尿病下肢慢性溃疡等创面的愈合规律来共同阐述创面愈合的进程(见文末彩图 2-2)。

一、炎症反应阶段

炎症细胞和炎症介质引起的炎症反应既为清除坏死组织和异物所必需,同时又启动和调控创面修复,此阶段一般可持续 3~5 天。下面我们介绍参与炎症反应阶段的两种主要炎症细胞(见文末彩图 2-3)。

(一)中性粒细胞

炎症反应几乎与凝血同时发生,可分为以中性粒细胞募集为特点的早期阶段和以单核细胞浸润、向巨噬细胞转化为特点的晚期阶段。中性粒细胞是最早进入受损部位的细胞,但持续时间较短暂,伤后 48 小时内创面组织中以中性粒细胞为主。要完成这一步骤,首先,中性粒细胞从血管游出。中性粒细胞被炎症介质、活化的补体片段、血小板活性代谢产物、细菌降解产物等多种成分活化(包括 IL-1、TNF-α、IFN-β、C5a、血小板第 4 因子、血小板活化因子、白三烯 B_4、脂肪酶等)。随后,中性粒细胞表面 β_2 整合素家族成员 CD11/CD18、L 选择素等黏附分子表达上调,通过与同时被上述炎症介质活化的血管内皮细胞表面的细胞间黏附分子、E/P 选择素等黏附分子结合,在血管内皮细胞表面滚动、聚集、黏附,进而完成跨膜迁移,继而在 IL-8、巨噬细胞炎症蛋白 -2 等因子的趋化作用下迁移至损伤区域。

通常在伤后的 2~3 天,坏死组织与正常组织间可形成一条由中性粒细胞聚集而构成的区带——炎症带,炎症带可促使坏死组织分离脱落,为抵御外界微生物感染、组织修复创造条件。创面局部的中性粒细胞的主要作用为吞噬和降解创面细菌与创面坏死组织,为再上皮化和肉芽组织的形成准备适宜的创面床。除了吞噬杀菌,其在清除损伤变性细胞和坏死组织中也发挥着重要作用。此外,中性粒细胞还可合成、分泌包括纤溶酶原激活剂、IL-1、IL-6、IL-8、TNF-α、前列腺素、白三烯在内的炎症介质,趋化其他中性粒细胞和巨噬细胞到达创面部位,放大炎症反应。同时中性粒细胞通过对巨噬细胞表型转化的调控,分泌集落刺激因子、PDGF 和 TGF-β 等生长因子来影响组织修复的过程。

中性粒细胞仅在愈合早期阶段作为最早进入创面的炎症细胞,吞噬、溶解入侵的病原微生物,同时消除创面变性、坏死的组织,为组织修复和创面愈合奠定基础。中性粒细胞分泌的多种炎症介质,参与对后续炎症细胞和炎症反应的调控。值得一提的是,中性粒细胞的适度活化和功能发挥,是创面如期愈合的基础。但作为机体的一种非特异性免疫细胞,中性粒细胞"敌我不分"式的防卫机制,也不可避免地对正常组织造成损害,一旦中性粒细胞活化失控,则可介导组织损伤,如可引起烧伤后组织的进行性损害,使创面进一步加深,影响修复的方式。

(二)巨噬细胞

巨噬细胞在炎症阶段存在双重身份,即依据创面环境,通过其表型的变化而起到早期促炎、后期抑炎的作用。炎症早期,巨噬细胞与中性粒细胞一起分泌炎症因子,趋化和募集其他炎症细胞到达创面局部,发挥除菌和清除坏死组织的功能。当上述使命完成后,中性粒细胞在创面局部逐渐坏死或凋亡,凋亡的中性粒细胞可被转型的巨噬细胞所吞噬,此时的巨噬细胞发挥了抑制炎症的作用,这些巨噬细胞吞噬坏死组织、中性粒细胞碎片和细菌产物,起到清除"废墟"的作用,巨噬细胞可在创面中持续存在直至愈合完成。

巨噬细胞是创面愈合过程中重要的炎症细胞,它们来源于骨髓单核细胞,以单核细胞的形式存在于循环血液中,可被多种生长因子、细菌产物、促炎性细胞因子和趋化因子趋化,在其表面的整合素 $\alpha_4\beta_1$ 在血管内皮细胞黏附分子 -1 介导下穿过血管壁迁移至创面,并在此过程中逐渐完成其从单核细胞到巨噬细胞不同亚型的表型转化,发挥不同的生物学作用。

巨噬细胞主要的生物学功能为吞噬杀菌和调控炎症,参与组织修复。在无中性粒细胞或中性粒细胞功能缺陷的创面愈合过程中,中性粒细胞消除外来致病微生物和创面坏死组织的作用可被巨噬细胞所替代。巨噬细胞的吞噬作用包括吸附、内吞和消化破坏 3 个步骤。巨噬细胞对中性粒细胞的吞噬作用是机体限制过度炎症反应的主要手段,如 IFN-γ、IL-1β、TNF-α、粒细胞 - 巨噬细胞集落刺激因子(granulocyte-macrophage colony stimulating factor,GM-CSF)等可促进巨噬细胞对中性粒细胞的吞噬,利于炎症消退。巨噬细胞还可通过分泌细胞因子、生长因子和蛋白酶,来调控创面愈合中修复细胞的迁移增殖和分化,以及组织重塑。巨噬细胞还可分泌胶原酶、基质金属蛋白酶、弹性蛋白酶醇、纤维溶酶原激活物等,降解细胞外纤维蛋白及基质中的胶原成分,参与组织重塑,影响创面转归。

二、细胞增殖阶段

角质形成细胞、血管内皮细胞和成纤维细胞是皮肤创面愈合过程中的 3 种主要的修复细胞。这 3 种细胞通过迁移、增殖和分化完成创面的再上皮化、新生血管化和新基质的沉着,重建皮肤屏障功能。伤后 24~48 小时创面的修复细胞即已开始增殖,该阶段包括肉芽组织的生长、血管增生、胶原合成、创面收缩及再上皮化的过程。这个过程在伤后 1~4 天出现,持续 2~4 周。

（一）角质形成细胞

人类表皮有多层细胞,统称为表皮角质形成细胞。静息状态下,细胞侧面通过整合素 $\alpha_2\beta_1$ 和 $\alpha_3\beta_1$ 互相连接,最底层的基底细胞通过整合素 $\alpha_6\beta_1$ 与基底膜形成半桥粒相接,并且与基底层粘连蛋白、缰蛋白连接。较大的缺损伤,如烧伤后数小时,创面再上皮化进程即启动。表皮角质形成细胞是通过增殖、迁移和分化形成新的表皮来完成再上皮化过程的。创缘和残存皮肤附件中的角质形成细胞,在损伤刺激和局部炎症介质、生长因子作用下,发生表型的改变,细胞内张力丝回缩、细胞变平、整合素 $\alpha_6\beta_4$ 等表达下调或消失,桥粒、半桥粒等细胞间连接结构消失,细胞内形成外周肌动蛋白丝,使细胞具备迁移、运动的能力。

迁移的表皮角质形成细胞表达特定的整合素,可与相应的细胞外基质结合,介导表皮角质形成细胞在新形成的细胞外基质上的黏附和迁移。迁移的表皮角质形成细胞同时可对细胞外基质进行重塑并合成Ⅵ型胶原、Ⅶ型胶原、层粘连蛋白等基底膜基质成分,并且通过基底层细胞的表面整合素 $\alpha_3\beta_1$、$\alpha_6\beta_4$ 的介导,构建基底膜结构,使角质形成细胞与其下的真皮组织间形成紧密的连接。最终迁移的角质形成细胞恢复其正常表型。在整个创面修复中,角质形成细胞还可分泌胶原酶等蛋白水解酶,此类酶可分解凝血块和坏死组织,以便细胞自身可在凝血块和坏死组织下迁移,参与创面修复过程中的组织重塑。

（二）成纤维细胞

成纤维细胞作为主要的修复细胞之一,可合成多种细胞外基质成分;释放基质金属蛋白酶（matrix metalloproteinase）MMP-1、MMP-2、MMP-3 和纤溶酶原激活物等多种蛋白酶,来降解细胞外基质成分,便于细胞在基质中迁移,参与组织重塑;成纤维细胞可通过肌动蛋白束和细胞外基质间的动态联系参与创面收缩。值得一提的是,成纤维细胞有多种分化潜能,可根据组织环境的需要,分化成不同表型的成纤维细胞,从而发挥特定的生物学功能。在组织修复的过程中,成纤维细胞最终分化为纤维细胞。

创面中成纤维细胞的主要功能是合成胶原纤维,其合成大致经历了细胞内合成、细胞外沉积和再吸收这 3 个动态的过程。创面修复过程中,组织微环境中的多种生长因子可调控成纤维细胞的生物学功能,如碱性成纤维细胞生长因子 b-FGF 可调控成纤维细胞的细胞周期,从而影响其增殖。

（三）血管内皮细胞

血管内皮细胞也称内皮细胞,是形成血管内壁的主要细胞。当组织的血管供应系统被损伤,只有在新生创面内形成新的血管系统,才能满足该部位氧气、营养、代谢物质及生物活性物质传递的需要。血管新生是烧伤创面血管网络化构建的主要方式,即创面周围残存血管通过出芽的方式形成新血管的过程。在多种因素的作用下,如局部理化因素（低氧、乳酸）、生物胺（组胺、5-羟色胺）、炎症介质（IL-1、IL-8、TNF-α）和生长因子[如 VEGF,即血管内皮生长因子（vascular endothelial growth factor）;a/bFGF;PDGF;TGF-α/β],创面周围残存的血管壁通透性增加,内皮细胞开始分泌胶原酶、纤溶酶原激活物等酶类降解血管壁基底膜,部分具有特殊表型的内皮细胞伸出丝状伪足,以出芽方式带领后续的细胞向创面新生基质迁移,迁移时位于前缘的细胞负责"开江引路",因而不增殖,但后续的细胞则通过不断增殖为新生血管提供内皮细胞,形成新的血管腔,新生血管继之以桥联、套叠等方式彼此相连而形成血管网络结构。

血管新生的过程中,那些位于出芽端的、不具增殖能力但具有高度迁移活性的特殊血管内皮细胞被称为尖端细胞,而紧随其后的能通过增殖形成管腔结构的血管内皮细胞被称为柄细胞。尖端细胞表达高水平 VEGFR2,可感受 VEGF 浓度梯度,并向高表达 VEGF 的部位迁移,这种特性赋予尖端细胞调控血管生成速度和方向的能力;尖端细胞产生 I 型膜结合型基质金属蛋白酶,这类酶具有水解内皮基底膜的功能,在基质中为新血管的形成提供有利的空间;尖端细胞还可高表达 Notch 家族受体及其细胞跨膜 Notch 配体 4(delta-like ligand 4, Dll4), Dll4/Notch 信号途径活化后可抑制血管内皮细胞丝状伪足的形成和血管过度分支,起到了调控血管形成的作用。新生血管形成后尚需经过成熟、重塑、形成功能性血管网络的过程。尖端细胞因与其他内皮细胞黏附、连接而失去其特殊的表型特征;血管内皮细胞则从增殖向相对"静止"的表型分化;血管网络形成后,血流通过时对血管壁的剪切应力是血管的稳定信号;血流改善了局部的氧供,同时也稀释了 VEGF 及其他促血管新生的生长因子的局部浓度。血管重塑过程中,新生血管招募的周细胞和平滑肌细胞是构建功能性血管的重要环节。周细胞是血管周围一类扁平、可伸出较多突起并包绕血管的细胞。周细胞和平滑肌细胞通过和血管壁直接接触,形成血管的稳定支架结构,这些细胞所含的肌动蛋白丝、肌球蛋白可调控血管的周径;周细胞和平滑肌细胞还可通过与血管内皮细胞的直接接触或通过分泌生长因子来调控内皮细胞的生物学行为。

深 II、III 度烧伤创面在自然愈合过程中,由成纤维细胞、血管内皮细胞通过其迁移、增殖、分化、分泌等功能,形成新的细胞外基质并构建创面新生血管网络,是创面愈合的关键步骤。创面残存的皮肤附件和创面边缘的表皮角质形成细胞必须在新细胞外基质上才能迁移、增殖。当缺损创面表皮被单层角质形成细胞所覆盖,角质形成细胞迁移即停止。细胞分泌基膜成分并形成新的半桥粒,锚着纤维将基膜连接于下面的结缔组织,同时细胞开始分化,在新的基底细胞中,细胞继续增殖形成复层,随后开始角质化。

本时期的治疗原则为:为修复细胞创造良好的修复环境(潮湿、无菌、微酸的环境),有条件的情况下,适当补充生长因子,以促进修复细胞的增殖。

三、组织成熟和重建阶段

经过前期的细胞增生和基质沉积,虽然肉芽组织已经被上皮覆盖,但愈合过程尚未真正结束,还需要经历组织成熟和重建的过程,该阶段始于伤后 2~3 周,依照创面开放时间长短不同,可经历数个月至数年。主要的生物学行为是增生性瘢痕形成、成熟和萎缩,瘢痕实际上就是肉芽组织纤维化后的结果,包括组织改建,胶原降解、重排,修复细胞的凋亡、消失等。增生性瘢痕的形成机制可概括为胶原代谢不平衡、胶原过度沉积、肌成纤维细胞分化和收缩、细胞外基质成分异常、大量毛细血管增生等。在此阶段,大量新生胶原生成、沉积并与其他细胞外基质相互作用,以尽可能地恢复创面抗张强度。在此期间,一些细胞和蛋白因子发挥着重要作用。

进入组织成熟阶段时,创面细胞数量随着成纤维细胞、血管内皮细胞的逐渐凋亡而减少。创面胶原的沉积已达整个修复过程的最大水平,虽仍有新的胶原合成,但机体维持着低速率的合成–分解之间的动态平衡,使创面胶原总量不再增加。角质形成细胞、成纤维细胞和巨噬细胞可分泌多种基质降解酶,分解多余的细胞外基质。随着胶原的不断更新,组织中 I 型胶原含量显著增加,胶原纤维交联增加,透明质酸和水分逐渐减少,蛋白聚糖分布趋于合理。由于凋亡细胞的增加,肉芽组织中细胞数目也随之减少,丰富的毛细血管网逐渐消退。通过对组织的重塑改善了组织的结构和强度,以尽可能达到恢复组织原有结构和功能的目的。

该阶段的主要生物学行为可概括为：①胶原酶和其他蛋白酶降解多余的胶原纤维；②胶原纤维排列从杂乱无章趋向于与皮肤平面的水平排列方式；③Ⅲ型胶原减少，被Ⅰ型胶原所替代；④真皮组织中过度增生的毛细血管和微血管逐步发生狭窄或闭塞，毛细血管网消退，恢复以小动、静脉为主的格局。

本时期的治疗原则为防止瘢痕增生，可以使用压力治疗或者外用药物进行预防。

第四节　把握创面修复的规律和特征

上述错综复杂的创面修复机制往往会使不从事基础研究的临床工作者感觉到"云里雾里"而无所适从，但了解这一复杂修复机制确实又是我们深入开展创面治疗所必需，这是创面修复科建立学科自身病理生理学的基础，是我们临床医生查房以及病例讨论等所必须使用的"基本语言"。为便于大家理解创面修复机制与创面愈合转归之间的关系，我们从错综复杂的创面修复机制中总结出三大特点，以期更好地把握创面修复的临床实践。

（一）创面修复的序贯性特点

创面修复是一个复杂且有序的生物学过程，包括炎症反应、细胞增殖/结缔组织生成、创面收缩和创面重塑这几个阶段。愈合过程中的各阶段间并不是独立的，而是相互交叉、互为重叠，并涉及多种炎症细胞、修复细胞、炎症介质、生长因子和细胞外基质等成分的共同参与。创面愈合过程在机体调控下呈现出高度的有序性、完整性和网络性。由此可见，创面愈合是一个由机体全身和局部复杂成分精确整合、系统调控的序贯的愈合过程，而这一序贯性常可因各种全身和局部因素受到干扰，导致序贯性的"不顺畅"甚至"停滞"，从而影响创面愈合的过程，形成创面愈合的延迟或不愈。因此，创面治疗的目的是排除各类潜在的影响创面修复过程的全身或局部不利因素，使创面愈合过程有序地进行，以达到创面愈合的目的；因而我们的治疗手段应该是为创面提供一个有利于愈合的环境。创面修复一般分为炎症、增殖、重塑3个阶段，不同阶段内创面的基底具有不同的组织学和细胞功能学特点，为了保证创面愈合的序贯性机能够有序地进行，需要根据不同阶段的特点提供适合不同阶段需求的创面治疗手段，去营造适合本阶段的创面环境，使得序贯性机制有序推进。比如：创面形成的初期阶段，在创面基底健康组织和坏死组织交界处可形成一条以中性粒细胞为主的炎症带，该炎症带形成的主要生物学功能为：①中性粒细胞通过相关酶的释放溶解坏死组织，使坏死组织与正常组织分离，利于坏死组织脱落；②炎症带中聚集的中性粒细胞可抵御外源性微生物的入侵；③中性粒细胞释放一系列相关因子，吸引巨噬细胞到达创面局部，参与炎症反应并通过巨噬细胞亚型M1向M2的转化，启动修复增殖过程。可见，在创面修复的早期阶段即炎症阶段，临床治疗中应该根据这一特点，选择具有脱坏死组织作用的药物或敷料等来帮助创面加快坏死组织的脱落，若有疑似或明确的创面感染，还需给予局部抗感染治疗。当创面坏死组织基本脱尽，感染得到有效控制，创面由炎症阶段向增殖修复阶段转化时，我们的治疗手段就要遵循创面增殖修复阶段的特点，即应用具有促进创面增殖修复的手段，如使用生长因子、具有保护创面作用的相应敷料以及中药类制剂等。如在此阶段再应用脱坏死组织类的药物（或敷料）手段显然意义不大。如此阶段还疑似或明确有创面的感染，则应该加强抗感染手段，但对于采用何种抗感染手段，应有所选择。例如，已有较多的临床实践表明，含银类制剂虽具有明确的抗感染作用,但可抑制细胞增殖。显然在创面增殖修复阶段应选择非含银类制剂作为抗感染手段,以免影响创面的修复。同样,如果在创面坏死组织尚未脱落时采用促增殖的手段,意义也不大。我国传统医学中就有"祛腐生新"的理论,也揭示创面修复过程中先有坏死组织脱落,后续再启动修复增殖的规律。因此,创面治疗不是仅靠一种手段就能"包打天下",而是应该根据不同阶段的创面特点应用不同的手段,保证创面愈合有序地进行,以达到愈合的目的。

(二)创面修复的局域性特点

大量组织学研究已经证实,当创面形成时,上述各种参与创面修复的细胞和细胞外成分均在创面局部出现并发挥生物学功能,而创面较远端的皮肤组织则并未显示与创面修复相关的组织学和细胞功能学特征,这就提示创面修复过程是一个局域性事件。因此加强局部的处理和治疗至关重要,而那些试图通过全身治疗去促进创面修复的方案不应该作为首选。20世纪60年代,烧伤领域的三大里程碑成果之一就是提出了"创面局部血管闭塞学说",也由此诞生了磺胺嘧啶银这一沿用至今的局部抗感染药物。近年来,参与创面修复的医护人员不断增加,但由于对"创面修复是一个局域性事件"尚未引起足够重视,因而对于感染性创面全身应用多种抗生素而忽略创面局部处理的案例并不少见。另外,加强创面局部引流是上百年来的一项外科基本原则,负压引流技术就是基于这一外科基本原则应运而生的。当创面面积达到一定程度,或创面细菌负载量达到一定数量时,就会有全身症状或侵袭性感染发生的可能。此时也一定是在加强局部抗感染和充分引流的基础上再进行全身性的治疗。局部感染控制良好或创面被覆盖,全身症状也会得到相应的改善。此外,慢性创面患者往往伴有基础疾病,全身性的病因学治疗和支持治疗是不可或缺的。因此,就创面治疗而言,创面修复科的医护人员需要加强创面局部处理的理念,真正体会创面局部处理对创面愈合的必要性和重要性。

(三)创面修复的时限性特点

创面修复组织学和细胞功能学的研究提示,一个由机体自主调控的,有高度有序性、完整性和网络性的愈合过程,具有时限性特点。也就是说,机体创面愈合的过程是按自主设定的"时间顺序"有序推进的,这一有序推进的愈合过程常常可因内源性或外源性原因受到干扰,使创面修复效应发生延迟或停顿,但机体自主设定的创面修复"时间顺序"并不会因为创面修复效应发生延迟或停顿而改变其"时间顺序",而仍是按"自主设定"的程序继续推进,导致创面修复机制与创面修复实际效应不一致,甚至可看到创面仍处于未愈合状态,而创面组织学上却显示与创面修复相关的细胞和细胞外成分已经"撤退"或"效应不再"的"机制"与"效应"的分离状态。回想我们前辈老师对于创面愈合有一种经验之谈,对慢性创面愈合戏称为"七七四十九断七",即一个创面如果超过49天还没有愈合,那么这个创面就很难愈合了。这是前辈们的经验和体会,慢性创面的形成未必一定是49天,各专家对慢性创面的时间定义也不尽相同,但是这些经验至少提示我们,创面愈合必须在一定的时间阶段内完成。结合已获得的组织学研究证据,可认为经过一定的时间阶段,即使创面未能愈合,而与创面修复相关的细胞和细胞外成分也会"撤退"或"效应不再",慢性创面由此形成。临床实践中我们体会到,有些创面的肉芽新鲜、质地红润有光泽等,经验告诉我们,此时如给予植皮则成活率相对较高,但由于各种原因未能及时进行植皮,等几天后再打开创面就会发现肉芽不如此前的"新鲜",有时可见一层泛白的渗出物所形成的"膜"。虽然我们可通过机械的方法予以处理,但经验告诉我们,创面的肉芽已开始向"老化"的方向发展。由此,我们形成了一个临床共识:

各类创面的处理虽然不是"急诊",但需要在有效的"时间窗"进行。对创面愈合具有时限性这一特点的理解,有利于我们强化在有效的"时间窗"内排除影响愈合的因素,以促进愈合的理念。

（罗高兴　陆树良）

思 考 题

1. 简述皮肤创面修复相关功能细胞的作用。
2. 简述深度皮肤创面的愈合规律。
3. 从皮肤创面修复规律着手,阐述促进创面修复的策略与措施。
4. 如何把握创面修复的规律和特征,以促进创面愈合?

参考文献

[1] 付小兵,王德文.现代创伤修复学[M].北京:人民军医出版社,1999.

[2] 付小兵.创伤、烧伤与再生医学[M].北京:人民卫生出版社,2014.

[3] MACHNELL S. Progress and opportunities for tissue-engineered skin[J]. Nature, 2007, 445(7130):874-880.

[4] SUN B K, SIPRASHVILI Z, KHAVARI P A, et al. Advances in skin grafting and treatment of cutaneous wounds[J]. Science, 2014, 346(6212):941-945.

[5]SALCIDO R S. The cicatrix: the criticalfunctional stage of wound healing[J]. Advances in Skin & Wound Care, 2018, 31(1): 581–586.

[6] 陆树良,青春,刘英开,等.瘢痕形成机制的研究:真皮"模板缺损"学说[J]. 中华烧伤杂志,2007, 23(1):6-12.

[7] 刘策励,黎鳌,赵雄飞,等.烧伤后增生性瘢痕发生过程中Ⅰ、Ⅲ型胶原变化的规律[J]. 中华整形外科杂志, 2001, 17(4):252-253.

[8] 陆树良,谢挺,牛轶雯,等.糖尿病合并创面难愈的机制研究[J].药品评价,2011, 8(7): 17-21.

[9] WANG T T, WU P, ZHANG W, et al. Regeneration of skin appendages and nerves:current status and further challenges[J]. J Transl Med, 2020, 18(53):1-12.

[10] BARON J M, GLATZ M, PORKSCH E. Optimal support of wound healing:new insights[J]. Dermatology, 2020, 236(6):593-600.

[11] DHINGRA C A, KAUR M, SINGH M, et al. Lock stock and barrel of wound healing[J]. Current Pharmaceutical Design, 2019, 25(38):4090-4107.

[12] FRYKBERG R G, BANKS J. Challenges in the treatment of chronic wounds[J]. Adv Wound Care, 2015, 4(9):560-582.

第三章
创面分类与基本治疗原则

第一节 概　述

皮肤是人体质量最大的器官,也是最容易、最经常受到不同损伤的器官。一旦皮肤及皮下软组织受损,造成皮肤及皮下软组织缺损,即可形成创面,机体便启动自我保护性、修复性机制进行修复。这是一个受到全身功能状况影响,体液、细胞免疫精准调控,局部分子、细胞、组织、器官多种成分和结构精确整合,以及外界环境(气温、氧含量等)因素综合作用、系统性调控的序贯愈合过程。根据不同致伤原因、创面特点等,可将创面分为不同类型。针对不同类型的创面,其具体的治疗原则也不尽相同。最理想的创面修复是组织缺损完全由原来性质的细胞来修复,恢复原有的结构和功能,称之为完美修复。然而,这一修复过程常可因各种因素干扰,导致创面异常愈合。修复机制存在障碍性因素,创面未按照生物学发展规律达到上皮化,就形成慢性难愈合创面;过度生长,就可能形成增生性瘢痕(瘢痕疙瘩)。以上都不是理想的创面修复,这就导致慢性难愈合创面的治疗难度大大增加。我们需要根据创面治疗的基本原则,针对不同类型创面采用相应的治疗原则及方法,才能为达到难愈合创面的成功修复奠定基础。此外,创面防治是个系统性工程,创面的治疗手段需要综合性使用,我们同时还需重视患者的健康教育以及创面愈合后的康复治疗等,旨在提高患者的依从性,巩固原发病治疗效果,同时也为预防曾经被修复创面的复发而增添新的创面。本章将重点介绍创面的不同分类标准及其基本治疗原则。

皮肤作为人体质量最大的器官,具有保护、吸收、感觉、分泌和排泄以及代谢、体温调节、参与免疫等功能。皮肤和皮下软组织损伤及缺损后将会导致创面形成,进而对机体也会产生相应影响。创面可以由多种原因形成,外界因素可以由物理、化学、生物性等诸多因素造成,物理因素包括直接性外力作用于体表,如切割、撕脱、压迫等钝性或锐性外力造成组织断裂、挤压变形等改变,以及高温(烧烫伤)、低温(冻伤)、辐射、光照等不同机制形成的相应损伤。生物性损伤常由不同的外源性致病微生物作用于体表皮肤或自身定植的微生物转变为致病性微生物等原因形成感染性创面。化学性因素常因接触到强酸、强碱等物质带来细胞组织变性坏死形成。当机体出现疾病,如系统性红斑狼疮、糖尿病等时,则可能会累及皮肤,或影响到皮肤正常代谢所需的血管、神经、内分泌、免疫性内环境时,则会出现相应的皮肤病理性损伤,形成不同类型的疾病性皮肤创面。近 30 年来,由付小兵教授牵头完成的 3 次中国体表慢性难愈合创面系列性流行病学研究发现:随着社会的发展、人口老龄化和生活模式的改变,因疾病原因造成的体表慢性难愈合创面呈现增多趋势,所占比重也越来越大。

根据损伤的时间、原因、性质等特点形成的不同分类原则与标准,皮肤创面可分为不同类型。根据创面损伤到愈合的时间分为急性创面与慢性创面,环境、外力等外在不良因素往往造成急性创面,慢性创面多与内在身体功能改变和疾病原因密切相关。需强调一点,急性创面可由于各种原因没有得到及时修复,未能在正常时间段内愈合,也可进展为慢性创面。根据致伤原因创面可细分为烧伤创面(包括热力、化学与电烧伤等)、撕脱伤创面、枪弹伤创面、爆炸伤创面、碾压伤创面、擦伤创面、切割伤创面、咬伤创面、手术创面、供皮区创面、放射伤创面等。由损伤或者疾病原因形成的创面包括:感染性创面、静/动脉障碍性创面、压力性创面、糖尿病性创面、痛风创面、类风湿创面等。根据损伤程度、损伤的层次,又可分为浅度创面与深度创面。根据创面的形态又可分为切割伤(组织断裂)、组织缺损伤及特殊形态的窦道创面等。根据创面愈合能力可分为普通创面与难愈性创面。浅小创面一般均可自行愈合,而深大创面往往需手术才能完全愈合。

皮肤创面一旦形成,就启动了局部甚至全身相关的一系列病理生理性改变。一些较严重的皮肤创面如面积较大、深度较深或合并感染等并发症,或患者本身就有较严重的基础疾病如糖尿病、自身免疫病等时,患者除了皮肤创面局部症状外,还可能出现相应的全身性反应与改变。因此创面愈合具有时相性和网络调节性特点,是一个复杂而有序的生物学过程,是机体通过再生、修复等手段修补各种损伤造成的组织缺失,以恢复机体组织结构和功能完整性的过程。

浅度皮肤创面指损伤仅累及皮肤的浅层即皮肤表皮或仅有部分真皮受损,一般在伤后1周左右就完全愈合。深度皮肤创面伤及皮肤全层或伤及绝大部分真皮层,创面坏死变性组织较多,愈合时间长,而一些损伤深度深、面积大的皮肤创面往往难以自行愈合。一般认为,当全层皮肤甚至更深层组织缺损、坏死直径达一定距离(一般 > 3cm)以上时,创面很难在较短时间内通过创缘再上皮化而自行愈合。因此,在具备外科手术的条件下,可尽早进行手术干预以促进创面愈合。

在复杂的创面愈合过程中,必须要根据创面修复的自身规律,选择合理的创面治疗方式。而所有的治疗方案都应建立在解除或减轻病因学的基础上。任何创面的形成都有其原因,病因不消除,则创面难以愈合,因此在创面治疗,尤其是慢性难愈合创面时,首先应该确定病因,针对病因进行治疗,这是创面治疗的基础。在创面治疗过程中,及时、有效地清除变性、坏死组织是深度创面治疗的重要原则,也是创面愈合的必要步骤。

创面治疗的方法很多,一般包括保守换药法和手术治疗等方式。近些年,随着一些新技术、器材的应用,如生长因子、功能性敷料、创面负压治疗技术、富血小板血浆等,使得它们在创面治疗中起到了重要作用。对于不同类型的创面,甚至同一种创面的不同阶段,其治疗方式也不同。尤其是对于复杂的急性创面和大多数慢性创面而言,单一的创面治疗方式通常很难治愈,必须依靠综合性的治疗策略,即适时地创面清洁、合理地创面清创处理、敏感抗感染药物地合理应用,针对不同类型的创面采取选择性促愈合的治疗方式,能够有效促进创面的愈合进程。

同时,在创面治疗过程中,需要就所选择的治疗手段和治疗策略是否有效做出评估。患者经数次正规治疗后,如果创面情况(如坏死组织、感染和炎症、创面渗液、创缘上皮细胞组织爬行等)仍无显著改善,则需要考虑改变治疗手段和策略。

2000 年,Falanga 提出了创面基底(床)准备原则的概念,即 TIME(tissue, infection, moisture, edge)概念。"TIME"原则是一个为促进创面内源性愈合,提高治疗效果的创面优化管理方案和创面处理指导原则。其中,T 指清除创面坏死组织(tissue);I 指控制炎症、减轻感染(infection/inflammation);M 指保持创面正常的湿度,为肉芽组织生长和创面上皮化创造条件(moisture);E 指去除创缘迁移受损的表皮(edge of wound, non migrating)。这一理念在之后创面基底准备的临床诊疗中被广大创面修复专科医师进行了广泛的实践并达成共识。按照创面处理"TIME"原则,选择有效的清创方法和适宜的创面敷料,可以为创面的愈合创造良好的环境,或为创面的外科修复创造条件,最终闭合创面。

第二节　急性创伤性创面分类及基本治疗原则

急性创伤性创面是指因明确外伤史,如交通事故、工伤事故、体育运动、动物咬伤、摔伤、坠落伤等造成的创面。根据致伤原因可分为烧伤(包括热力、化学与电烧伤等)创面、撕脱伤创面、枪弹伤创面、爆炸伤创面、碾压伤创面、擦伤创面、切割伤创面、咬伤创面、手术创面、供皮区创面等。根据受伤部位分为头部伤、颌面部伤、颈部伤、胸(背)部伤、腹(腰)部伤、骨盆伤、脊柱脊髓伤、四肢伤和多发伤等。按伤后皮肤黏膜完整性分为闭合伤和开放伤,在开放伤中,又可根据伤道类型再分为贯通伤(既有入口又有出口者)和非贯通伤(只有入口没有出口者)等。根据伤情轻重分类一般分为轻度、中度和重度伤。

急性创伤常发生于生活和工作场所。擦伤、表浅的小刺伤和切割伤,可用非手术疗法。其他开放性创面均需手术处理,目的是修复断裂的组织,但必须根据具体的伤情选择方式方法。例如:清洁创面可以直接缝合;开放性创面早期为污染创面,可行清创术后直接缝合或者延期缝合;感染性创面要先引流,然后再做其他处理。较深的创面在手术中必须仔细探查和修复。创面或组织内有异物,应尽量取出以防止影响组织修复;但如果异物数量较多,或者摘取可能造成严重的再次损伤,处理时必须权衡利弊。此外,开放性创面患者应注射破伤风抗毒素治疗,在伤后 12 小时内应用可以起到预防破伤风的作用。污染和感染性创面还应根据伤情和感染程度考虑使用抗生素。

第三节　急性感染性创面分类及基本治疗原则

皮肤是人体抵御微生物侵袭的天然屏障,细菌不能穿过完整的皮肤,也不能在皮肤表面长期生存。皮脂腺分泌的不饱和脂肪酸有杀菌作用,汗腺分泌的乳酸在局部形成了一个 pH 3~5 的不利于细菌生长的酸性环境,皮肤细胞基底层和皮下软组织的免疫细胞及血流中免疫细胞均对入侵的微生物杀灭起重要作用。皮肤表面不是无菌环境,正常皮肤的毛囊和皮脂腺常有细菌存在,且微生物处于生态平衡的格局,当在全身或局部抵抗力降低即机体免疫功能不能及时、有效地清除定植或侵入皮肤组织的病原微生物,和 / 或皮肤正常结构和功能被破坏时,皮肤屏障受损,污染、定植在皮肤或创面的细菌易繁殖、侵袭形成感染性创面,严重影响皮肤创面的愈合过程。如未能得到有效治疗,则易发生皮肤创面的迁延不愈,如果不及时控制,甚至可能还会导致全身性感染。理论上,各种微生物均可引起皮肤创面感染或导致感染性皮肤创面的形成,严重情况下病原微生物本身或其产物可从创面侵入机体,引起全身性感染的发生,并可引起相应的临床表现。感染性创面可分为普通性和特殊性。感染性皮肤创面形成的病原微生物包括细菌、真菌、病毒、支原体、螺旋体、寄生虫等。感染性皮肤创面最多见的病原微生物,临床上除一些常见细菌如葡萄球菌、链球菌、肠道细菌等外,一些特殊细菌特别是产气荚膜杆菌、破伤风杆菌、分枝杆菌属细菌(如结核分枝杆菌、非典型分枝杆菌)、放线菌等也可造成感染性皮肤创面。感染性皮肤创面常见的真菌包括白念珠菌、球孢子菌、组织胞浆菌等;病毒有带状疱疹病毒、麻疹病毒、风疹病毒等;寄生虫包括吸虫、钩虫、螨虫、阿米巴原虫、利什曼原虫等;支原体、螺旋体如梅毒螺旋体等也可造成感染性皮肤创面。

感染性创面或由于微生物感染引起的创面首要治疗原则是做好创面微生物的调查与鉴定,明确感染的类型:细菌、真菌、病毒、钩端螺旋体(如梅毒)感染等,根据患者情况制订有针对性的治疗方案,如在有效清洁、清创前提下,局部使用有针对性的抗菌药物;在创面局部感染严重以及出现全身感染症状时,使用抗生素等。依据创面评估情况,遵循"TIME"原则,去除阻碍创面修复的持续性炎症和坏死组织,为创面修复创造条件。在有效控制全身与创面局部感染的前提下,促进创面自行愈合或尽快行手术封闭创面。

一、普通感染性创面特点及基本处理原则

普通感染性创面局部主要表现为感染性炎症反应,如红、肿、热、痛、脓性渗出与功能障碍,由于受影响的组织中有过多组织液(其中含有血浆蛋白和溶质)积累而发生创面周围和软组织水肿,当创面位于四肢(如腿、手臂、手或脚)时,肿胀更容易识别。严重者则出现明显的全身性感染征象,如白细胞计数升高等。不同微生物感染,其脓液有自己相对较特异的特性,如金黄色葡萄球菌感染后,脓液较黏稠并带黄色,一般无臭味,感染有局限倾向,但易发生转移性脓肿;若为耐药金黄色葡萄球菌感染则创面感染难以控制;大肠埃希菌感染则脓液黏稠,创面主要是坏死组织,感染组织呈灰褐色,被覆一层污秽的假膜;铜绿假单胞菌感染时则脓液相对较稀薄而带绿色;真菌感染性创面呈奶酪或豆腐渣样等。另外,不同微生物感染后还可有不同气味,如铜绿假单胞菌感染后有一种甜腥味,大肠埃希菌或屎肠球菌感染后有粪臭味等,这些气味可对感染细菌的鉴别和处理有所帮助。

临床比较常见如疖、痈、急性蜂窝织炎(坏死性筋膜炎)等早期,除局部切开引流、创面换药外,全身使用有效的抗生素转为慢性创面后,局部多为混合感染,换药时可选用目前临床常用的各类功能型敷料(银离子敷料)处理,无全身感染症状时可不必使用抗生素。对于急性化脓性感染的创面,早期应结合病原学检查结果选择全身应用抗生素治疗,局部脓肿给予彻底开放引流换药处理,多数会在全身症状控制、局部创面正确处理后愈合,部分因处理不当会发展成为慢性创面,这时创面病原菌会呈现几种细菌生长的混合感染,一般稍有全身症状,应按照慢性难愈合创面处理。

二、特殊感染性创面特点及基本处理原则

特殊感染性创面因感染部位、感染原因、致病微生物、合并状况等而具有一定的特殊性,与普通感染性创面不同,除具备感染的一般表现外,根据导致感染的不同原因,各有其标志性特点。

随着医学材料学地不断发展,越来越多的新型材料被植入体内以替代病变组织和器官,如修复颅骨缺损所用的钛网、修复骨折所用的钢板钛板、关节置换所用的人工关节等。但由于局

部张力过大、感染、慢性排斥反应等原因,部分患者植入物会在术后逐渐外露,从而导致内固定物外露创面。如早期发现并采取补救治疗措施,这些植入材料可能被保留。针对内固定物外露的常见修复方法有:如裸露面积较小,直接修剪缺损创缘,钝性分离两侧皮缘下组织并对位缝合或运用局部旋转皮瓣覆盖裸露内固定物,或通过局部肌瓣覆盖,肌瓣上植皮进行修复;也可运用负压创面治疗技术覆盖于内固定物表面,经过一定时间,待肉芽组织覆盖外固定物后,配合应用异体脱细胞真皮基质联合自体皮肤移植进行治疗。如果因皮肤组织量不足,局部张力过大,可实施负压封闭引流技术联合皮肤软组织扩张术修复创面,达到保留内固定物的目的。

胸骨切口感染性创面常发生在心脏手术的胸骨正中切口部位,因感染、胸骨裂开、固定胸骨的钢丝外露等导致深及纵隔的难自行愈合的创面,甚至发生迁延性胸骨骨髓炎、纵隔炎等迁延不愈,严重者甚至发生多器官功能衰竭而死亡。目前报道的成熟治疗方案是胸骨裂开创面彻底清创,包括清除创面内坏死组织及肉眼可见的丝线、钢丝等异物。清创后创面覆盖负压引流敷料,持续负压引流,待肉芽组织将外露胸骨覆盖,周边上皮爬行或游离植皮修复创面。如创面复杂,预计自愈困难时,采用单侧或双侧胸大肌单纯移位覆盖创面或将双侧胸大肌起始部切断,重新对接缝合,局部组织量不足时,也可游离皮瓣移植封闭创面。

直肠肛管周围脓肿是发生在直肠肛管周围软组织或其周围间隙的化脓性感染,并形成脓肿。脓肿破溃或切开引流后常形成肛瘘,长久不愈。绝大部分直肠肛管周围脓肿由肛门腺感染引起,也可继发于肛周皮肤的感染、损伤、肛裂、内痔、药物注射、骶尾骨骨髓炎等。如果处理不力,易导致感染向会阴部、阴囊、大阴唇等肛周疏松结缔组织间蔓延,导致会阴部坏死性筋膜炎,即 Fournier 坏疽。发病初期可采用非手术治疗,如抗生素治疗等。通过详细询问病史并结合影像学检查,若证明有皮下积液等化脓表现时,应果断切除坏死组织,使创面充分敞开,加强换药,待感染控制后再行进一步修复。

梅毒性溃疡是患梅毒晚期并发症之一。溃疡多呈圆形、无痛、边缘整齐如切削状,肉芽组织苍白,渗出物为浆液性、有臭味,结节性梅毒疹好发于头皮、肩胛、背部及四肢的伸侧,树胶样肿常发生于小腿部,常为深溃疡,身体其他部位也可以形成。华氏反应呈阳性。由于梅毒性溃疡是由梅毒螺旋体所致,治疗上主要选择青霉素进行大剂量、足疗程全身治疗,溃疡创面可选用红霉素软膏外用。

真菌感染性创面由芽生霉菌、球状孢子虫菌、夹膜组织胞浆菌等所致,溃疡多与多发性窦道相通,伴有大量瘢痕组织。正确诊断有赖培养及涂片检查。治疗可用 5% 碳酸氢钠湿敷后应用抗真菌药膏外用,面积较大较深者应在感染控制后及时切除修复。

结核性创面由结核分枝杆菌复合群感染所致。目前,针对由结核分枝杆菌引发的创面在国际和国内医学界尚无标准性概念。根据创面形成的最初原因,结合最终的临床特点提出结核性创面的概念,即由结核分枝杆菌侵犯机体局部组织,导致受侵部位或邻近的表皮、真皮及皮下软组织坏死,最终导致皮肤破溃形成的创面。结核性创面属于大概念,泛指因结核分枝杆菌引发且最终导致的创面。临床常见的是淋巴结核、骨结核因病灶扩散至周围组织及皮肤导致。皮肤结核是结核分枝杆菌侵犯皮肤所致,一旦形成创面,也属于结核性创面范畴。其创面具有其独特的临床表现:①口小底大,皮肤破溃口一般较小,但皮下组织侵犯范围较大,累及的层次较深;②易侵犯骨质,如胸壁结核创面常伴有胸骨的累及,关节附近的创面常伴有骨关节结核;③常为多条窦道形成,轨迹曲折成鼠洞状,可深达肌肉甚至骨;④受累组织呈干奶酪样组织坏死,可伴有淡黄绿色脓性分泌物,无明显恶臭气味;⑤绝大多数有深部的、明确的原发病灶,由于体位的因素,创面部位常较原发病灶位置低。其治疗原则主要是病因治疗联合创面清创手术治疗。

第四节　慢性难愈合创面分类及基本治疗原则

与急性创面不同,在机体疾病和病理改变基础上引起的皮肤及皮下软组织完整性破坏,或由急性损伤演变成的慢性难愈合创面,其基础病理因素可对多个愈合环节、多种愈合相关细胞的生物学行为产生影响,表现为细胞功能发挥不足和过度、生物学反应启动的延迟和消退的迟滞、各愈合因素间相互作用的紊乱等,最终导致创面难愈或不愈。

目前对慢性创面尚无统一的分类标准,临床上应用比较广泛的分类方法是根据慢性创面形成的原因进行分类,将其划分为营养代谢性溃疡(如糖尿病性溃疡等),压力性损伤,血管性溃疡(如动脉硬化闭塞性溃疡、静脉曲张性溃疡等),创伤性溃疡(如机械损伤、烧伤、冻伤、虫咬伤、严重骨折或皮肤撕脱伤引起的溃疡,人为因素导致的自伤性溃疡等),医源性溃疡,感染性溃疡(如细菌、真菌、寄生虫感染引起的溃疡),放射性溃疡,癌(恶)性溃疡(如瘢痕癌、原发性皮肤肿瘤、转移性皮肤肿瘤、卡波西肉瘤等),神经营养不良性溃疡,自身免疫性溃疡(如药物性溃疡)等。其中糖尿病性溃疡、压力性损伤、放射性溃疡、医源性溃疡、血管性溃疡等为临床中常见类型。慢性难愈合创面还可根据发生部位分类。头面部血供丰富,因此大部分创面愈合速度相对较快,相比躯干四肢,临床上头面部的难愈合创面并不十分常见,但一旦发生,往往迁延不愈。躯干部发生难愈合创面的概率要高得多,常见病因包括长期卧床引起的背部、骶尾部压疮,乳腺癌手术后放疗所导致的胸壁慢性溃疡等。四肢部位难愈合创面常见的原因包括足跟部压疮、糖尿病足及创伤后慢性骨髓炎引起的软组织炎症病变等。

根据病因进行诊断和治疗是所有临床治疗之根本,慢性创面也不例外。由于慢性难愈合创面原因复杂,导致发病机制各不相同,应针对个体特点,深刻分析导致创面的病因,因病施治方为根本,这也是慢性难愈合创面治疗的基础。

一般病因学治疗原则为:①慢性难愈合创面的诊疗思路要体现围绕创面难愈病因学的特征,即注重基础疾病的治疗与控制、内脏器官功能的支持与保护。②所有的治疗方案应建立在解除或减轻病因的基础上。③基于病因学的治疗可以获得有效的创面治疗。④遵循个体化原则,因人而异,重视全身情况、个体/家庭等复杂因素。⑤聚焦创面,放眼全身,查找原因,合理治疗。

慢性创面的治疗还需按安全性、时相性、选择性、有效性原则进行处理。在治疗慢性难愈合创面时,要注意治疗方法/手段的安全性。现在国际上比较一致的做法是参照"TIME"原则进行创面床准备。创面床准备好后及时进行手术治疗。一般认为创面基底肉芽组织坚实,触之易出血,创面周围无炎症反应,患者全身情况允许手术,患者及其家属对手术方案无异议,应尽快安排手术。手术治疗是处理创面的主要手段,及时、有效地闭合创面是治疗慢性难愈合创面的"金标准"。手术治疗优点是:疗程短、创面修复质量高、创面的复发率低;缺点是创伤大、风险高,可造成继发性医源性损伤等。手术治疗的关键在于彻底清创,清创的目的在于清除坏死组织和衰老失活细胞,减少组织炎症刺激并促进创面基底血管化。需要强调的是手术治疗应以相对小的代价获得创面修复成功。手术应本着生命第一、功能优先、重点部位优先、减少供区损伤和兼顾外观的原则。手术方法的选择应优先考虑既能有效地修复创面,同时对功能、外观损伤小的手术方法,并配合有效的围手术期综合处理,达到修复创面、减轻功能损害、减少残疾的目的。在慢性难愈合创面的诊疗过程中,绝不能只关注创面情况而忽视患者的全身情况,年龄是影响创面愈合的重要因素之一。营养不良、低蛋白血症或贫血在慢性创面患者中也较为常见。因此收治慢性创面患者时,详细的全身检查和全面的评估是了解患者功能状态必不可少的过程。治疗过程中另一重要环节就是对所选择的治疗手段和治疗策略是否有效,及时做出评估,并动态进行调整。患者经数次正规治疗后,创面情况仍无显著改善,需要考虑改变治疗手段和策略。如果创面床已经具备手术条件,但病情不允许、依从性较差、经济条件不允许、有纠纷苗头等情况时,宜采取保守治疗。针对保守治疗,使用的药物或敷料应根据创面所处不同时期、患者经济承受能力等综合因素,选择不同的方法或材料。

以下将就几种代表性体表慢性难愈合创面的诊疗进行分类阐述。

一、糖尿病足

糖尿病足是指因糖尿病引起的下肢远端神经病变和/或不同程度的血管病变导致的足部溃疡和/或深层组织破坏,伴或不伴感染。依据病因学可分为3类。①神经性溃疡:表现为患足麻木、感觉异常、皮肤干燥,但皮温及足背动脉搏动正常。患者因痛觉减低或缺如,导致对足部保护性反射的丧失,长期后果是足畸形和局部压力性溃疡。因此治疗上以患肢减压为核心,局部清创可促进溃疡愈合。②缺血性溃疡:以缺血性改变为主,表现为间歇性跛行、下肢发凉感、静息痛等,足背动脉搏动减弱或消失,足部皮温减低等。缺血性溃疡可通过药物、运动锻炼及重建下肢血流的方法进行治疗。③神经-缺血性溃疡:同时具有周围神经病变和周围血管病变表现,临床最常见。此类型治疗最主要的是恢复肢体基本血供,如果血流得到改善,其神经病变也可得到部分缓解。

糖尿病患者的创面由于糖尿病所引起的代谢紊乱及其代谢产物(如晚期糖基化终末产物)可以影响皮肤组织细胞、细胞外基质、生长因子等功能,往往导致创面难以愈合。糖尿病足是慢性难愈合创面最常见的类型之一。

糖尿病足的治疗遵循病因学治疗的原则。首先,应将血糖控制在正常范围或接近正常范围,以降低足溃疡和感染的发生率,继而降低患者的截肢风险。其次,有监督的运动康复锻炼可以显著提高患肢的运动功能,改善患肢的血供状态和神经病变症状是一种安全、有效的治疗方式。血管扩张药可以改善糖尿病足患者下肢动脉缺血的情况,延迟糖尿病患者截肢的发生。如已经合并神经病变,须服用营养神经类药物,从而延缓糖尿病血管、神经病变的发展。

在以上治疗的基础上,根据不同程度、不同阶段糖尿病足的特点进行有针对性的外科治疗,能有效加快创面的愈合,降低截肢率。糖尿病足下肢动脉缺血性病变多累及数条动脉,呈节段性分布、多层面动脉闭塞,这种病变特点为介入治疗奠定了一定的基础。通过介入的方法可以改善糖尿病足下肢血管的血流灌注,使肢体远端血供恢复,缓解远端肢体缺血缺氧情况,其近期治疗效果显著。针对糖尿病伴发下肢大中血管病变的患者,可进行外科血管重建手术。

糖尿病足创面在全身状况许可的前提下,可行清创手术。有效地清除感染及坏死组织,有助于感染的控制,并加快肉芽组织的生长和创面的愈合。对于糖尿病合并下肢血管病变形成的足溃疡,溃疡周围会存在组织缺血、缺氧状态,并多数伴有微循环障碍。在清创过程中因为创伤、出血,进而启动凝血机制,从而微血管内血栓形成,往往进一步加重微循环障碍,引发新的组织坏死,这也是清创术后出现更大范围组织坏死的根本原因。这种情况下,"轻柔温和"

的清创技术可能是更加合适的选择，或在充分改善下肢血供后，并且在缺血组织充分度过了再灌注损伤期，再实施手术清创才可能达到预期的效果。因此，我们也将糖尿病慢性创面特别是糖尿病足的清创术称为"蚕食清创术"，即渐进性清创，分阶段、分步骤逐渐完成清创治疗；糖尿病足截肢术是在无法进行修复治疗的情况下，为了挽救生命和残余肢体而不得不进行的一种"另类"的清创术，对于高龄、身体条件差的患者，尽可能选择高位截肢或尽量使创面一期愈合，这往往是我们平时治疗中的优先选择原则。

二、压力性创面

压力性创面曾被称为压疮，指由于压力、剪切力和/或摩擦力而导致表皮、真皮、皮下组织和肌肉及骨骼的局限性损伤，常发生在骨隆突处。在所有压力性创面治疗方案中，减压永远是排在第一位的，没有有效减压的治疗方案都是无效方案。因此压力性创面最重要的治疗环节是风险预测和预防，一般首先采用压力性损伤评估量表对高危患者进行动态评估。根据患者压力性损伤发生的风险高低采取相应的预防干预措施，如给予翻身、局部垫枕减压等。如条件允许，睡悬浮床或翻身床，避免创面长时间受压。

在有效减压的条件下进行全身综合治疗，包括：治疗原发病、控制血糖、抗感染、纠正贫血和低蛋白血症、加强营养摄入、改善微循环等。去除不利于创面愈合的因素，如感染、低氧、再次损伤、坏死组织及糖尿病、营养不良、免疫缺陷和使用不利于创面愈合的药物等局部和全身因素。

在全身综合治疗的基础上，对压力性损伤创面进行分析，针对性去除创面细菌、坏死组织，控制感染，创造相对适宜的微环境，促进肉芽组织生长，加速创面愈合。

三、静脉性溃疡

下肢静脉性溃疡是一种比较常见的慢性难愈合创面，占下肢皮肤溃疡的 50% 以上。常见发病部位为"足靴区"，即小腿中下段前内侧面，其次是内踝、外踝和足背区。有深静脉血栓形成病史的老年人是下肢静脉性溃疡发病的高危人群。下肢静脉性溃疡多难以愈合或愈合后常复发。

根据病因学治疗原则，首先应减轻下肢水肿，缩小创面，有效显露病变静脉，为进一步检查、手术或介入治疗创造良好条件。首选治疗方案为压力治疗、抬高患肢等降低静脉高压。只有有效降低静脉高压，其他创面治疗方法才能有效。卧床并抬高患肢是行之有效的方法，通过保持一定时间的小腿抬高，可以大大改善水肿和下肢胀痛等症状。另外，加压包扎也可以改善静脉回流和降低浅表静脉压力，改善水肿和局部烧灼感，延缓创面形成及促进创面愈合。

炎症反应机制在下肢静脉性溃疡的发生和发展中发挥着重要作用，因此有效控制炎症反应是治疗过程中的重要环节。下肢静脉性溃疡通常伴有以革兰氏阳性球菌为主的慢性感染，局部合理使用抗生素是重要的辅助方法。在以上治疗的基础上，彻底清除创面腐烂组织和分泌物，保持创面干燥清洁。待创面有新鲜肉芽组织生长时，给予生长因子治疗，保持创面正常的湿度可为肉芽组织生长和创面上皮化创造有利条件。

下肢肿胀消退，创面基本愈合时，治疗方案以消除产生创面的病因及减少复发为目的。通过外科手术处理病变血管，包括浅表静脉、交通支静脉及深静脉，从而改善静脉高压性反流及下肢淤血状态。

四、放射性溃疡

放疗是治疗恶性肿瘤的重要方法之一,由于电离辐射对皮肤的直接作用,常导致皮肤损伤,形成放射性溃疡。其创面具有三大特点:①创面难愈,表现为反复发作的坏死性溃疡,与创面基底血供差及受累组织迟发性坏死关系密切;②远期易恶变致癌;③放射性创面通常伴有剧烈疼痛。临床表现为溃疡大小不定、深浅不一,创面表面污秽,脓苔厚,基底凹凸不平,肉芽组织枯萎,增生不活跃。目前,关于放射性溃疡难以愈合的机制仍不明确,但局部组织细胞处于"生长停滞状态"是放射性溃疡难以愈合的主要病理基础。

放射性溃疡的治疗方案应建立在患者病因学,即放射性损伤这一明确因素的基础上,对患者营养状况、溃疡创面基本状况及修复方法进行全面评估。通过动态评估和分析创面问题,选择合适的局部创面处理方法及敷料,并结合整体干预,有效控制创面感染,促进创面愈合。

依据患者全身情况,扩大性切除创面及创缘无活力组织是治疗的原则。通过去除创面及创缘"生长停滞状态"的组织,为创面肉芽组织再生和上皮化及外科修复创造条件。创面存在大量黑色结痂及黄色坏死组织,此期处理的重点是清除无活性组织;创面附着少量黄色的坏死组织,与皮肤组织紧密粘连,渗液量大且有臭味,创面细菌培养阳性,创面处理的重点是抗感染。创面感染控制后,渗液无臭味,分泌物细菌培养阴性,创面颜色变红,体温恢复正常,创面为红色肉芽组织,边缘可见粉红色表皮爬行,此期处理的重点是有效管理渗液、维持合适的湿润环境。当创面渗液减少,创面呈红色,可见表皮爬行,此时重点是处理创缘、促进创面尽快上皮化。

五、动脉性溃疡

动脉性溃疡的主要病因为动脉供血不足,而导致下肢重度缺血的首要病因是动脉硬化性闭塞症,另外血栓闭塞性脉管炎也是我国局部区域的高发疾病,主要表现为间歇性跛行和静息痛(腿部保持特定姿势可缓解疼痛),疼痛明显,抬高患肢疼痛加重。感染或胆固醇斑块产生的微栓子可引起肢体远端突发疼痛和变色。典型的动脉性溃疡常发生在远侧端,如趾、足跟和其他足部骨突出部位。创面通常为边界清楚的圆形、弹射状,创面变苍白,周围皮肤可出现少毛、光亮、萎缩和继发性红斑。趾甲变厚、透明度下降至脱落,也可发生肢端坏疽,其他表现还有肢冷、足背动脉搏动弱和趾毛细血管灌注缓慢等。动脉缺血性溃疡要达到愈合的治疗目的,根本前提是重建血供,恢复缺血区域的充足供血。改善创面血供后,需要注意缺血再灌注损伤的预防和纠治,对于后期创面的治疗,按照一般性创面的处理过程实施即可。

六、医源性创面

医源性创面是指因必要的医疗、药物治疗或者医疗器械的使用而造成的与原发病无关的体表皮肤创伤,迁延不愈进而发展为溃疡。产生医源性溃疡的原因包括使用化疗药物、造影剂等静脉外渗损伤,动脉注入损害,消毒剂和外用药导致的接触性皮炎,热水袋等引起的低温烫伤,羟基脲(一种抗肿瘤药物/抗代谢药物)、干扰素等药剂引起的溃疡等。其中发生概率最高的是输液渗漏。

对于各种肿瘤性疾病,临床常选用细胞毒性药物进行治疗,虽然深静脉穿刺、输液港治疗是较好的药物输注途径,但由于患者顾虑、经济条件等原因,浅静脉穿刺仍占一定比例。浅静脉穿刺易发生药物外渗,轻者可引起周围组织轻度红斑,局部疼痛肿胀、灼热,重者可引起周围组织坏死、皮肤溃疡及深部结构如肌腱和关节损伤,此类创面往往较深,由于周围组织细胞受损,细胞增殖再生能力严重受损,常形成顽固性溃疡,迁延不愈。创面处理起来比较棘手,主要困难在于病变区组织细胞处于抑制状态,细胞分裂增殖不活跃甚至停止,换药成效甚微,植皮和皮瓣不易与受区粘连,所以手术清创应持慎重态度,清创后建议负压治疗过渡,择机再行植皮或皮瓣修复。

手术切口感染是胃肠外科较常见的并发症,尤其是外伤后胃肠道穿孔、肿瘤引起急性肠梗阻、急性化脓性腹膜炎等患者更多见。并且年龄大、抵抗力低、并存糖尿病等患者的切口感染发生率更高,感染后的愈合周期长。处理上除治疗基础疾病,加强支持疗法外,局部处理参照"TIME"原则进行创面床准备,也可根据负压封闭引流治疗技术的原理自制简易创面负压治疗。当创面鲜红、肉芽新鲜时,行二期缝合或植皮或皮瓣移位进行修复。

七、免疫性创面

自身免疫病是指以自身免疫应答反应导致组织、器官损伤和相应功能障碍为主要发病机制的一类疾病。自身免疫病的病因和发病机制复杂多样,因此,免疫性创面的治疗应以"病因学治疗"为基础,进行综合性治疗。根据评估结果给予有针对性的治疗。自身免疫病首选治疗通常是应用激素和免疫抑制剂,长期应用激素是创面难愈的原因之一。因此,在对自身免疫病所致创面进行治疗期间,应密切观察其创面情况,及时采取有针对性的措施进行处理。在激素、免疫抑制剂的剂量与创面愈合之间找到平衡点,促进创面愈合。因此,免疫性疾病所致创面的治疗应注意:原发疾病对创面愈合的影响,继发性损害对创面愈合的影响,治疗免疫性疾病所用药物对创面愈合的影响;同时还要注意抓住免疫性疾病治疗后的缓解期这个有利时机,及时处理创面,促使创面愈合,这正是贯彻了"病因学治疗"这一科学理念。

八、其他难以分类的创面

痛风是一种代谢疾病,易反复发作。痛风石创面的治疗原则应以病因学为核心,基于原发病痛风治疗的基础上,去除或减轻影响创面修复的因素,为创面愈合及手术修复创造有利条件。因此首先要对患者的病情进行全面了解,以此为基础实施有针对性的尿液碱化、控制血尿酸等全身治疗。另外在患者病情发作阶段,根据症状的表现予以有针对性的药物治疗。同时对患者进行健康宣教,包括低嘌呤饮食、限制烟酒、控制体重等。积极开展医学教育,提高患者防病治病意识及治疗依从性。待患者水、电解质等内环境稳定、一般情况改善后,行外科清创,清除创面坏死组织及痛风石,打开窦道和潜在腔隙,将脓液充分引流,控制炎症反应。切除部分巨大痛风石,可移除阻碍创面收缩的物理因素,有助于创面愈合。但不可过度清创,避免肌腱、神经、骨质外露。术后应注意控制感染和彻底引流,促进肉芽生长,如结石去除不彻底会导致创面迁延不愈或复发。对于痛风石无法完全去除,炎症不能控制或控制不理想,足关节变形严重,此时截肢也是一种治疗选择。较小的痛风性溃疡可常规换药处理,创面如有残留痛风结晶体,应用5%碳酸氢钠溶液浸泡,以利于痛风石溶解。

营养不良性溃疡的治疗关键在于预防营养不良的发生,目前的指南使用拟人化测量和适当的筛查工具对有皮肤溃疡风险的患者进行营养不良的普遍筛查。对于营养不良和脱水的高危患者,应该评估其热量、蛋白质和液体摄入是否充分。条件允许的情况下,饮食干预最好由专业营养师执行。饮食应该均衡,并在机体缺乏营养时补充维生素等营养物质。

对于其他一些特殊类型的创面,如临床常见的窦道(腔)型慢性创面,其窦道深度、走行、分支、内容物、与周围组织器官的关系等常难以准确判断,盲目探查或清创可损伤周围组织、器官,造成医源性损伤或并发症。在清创前进行必要的窦道造影或内镜辅助检查尤为必要,可观察到有无联通其他体腔或脏器的可能,避免不必要的损伤。因此影像学检查在窦道(腔)创面诊疗的安全性上尤为重要。

第五节　总结和展望

创面修复是机体的自我保护性机制,然而这一修复过程的序贯性常可因各种全身和局部因素受到干扰,使得序贯性"不顺畅"甚至"停滞",影响创面愈合的过程,形成创面的难愈或不愈。为了保证创面愈合的序贯性机制能够有序地进行,应根据不同阶段的特点,提供相应的治疗手段,营造适合的创面环境,使得序贯性机制有序推进。

近年来,体表慢性难愈合创面疾病正在成为一个重大的挑战,不仅需要多学科、专业化的手段,更需要确立以"病因学治疗"为核心的科学理念,针对不同的致病因素给予有针对性的处理。在这一过程中,医护人员的科学逻辑思维尤为重要。在评估复杂的难愈合创面时,除了创面形成的原因,还应尽可能清晰地评估创面难愈的成因,清楚各种因素对愈合过程的影响,判断并处理影响创面上皮化的因素,包括缺血缺氧、细胞增殖障碍等,并围绕病因学制订和实施治疗方案。按安全性、时相性、选择性、有效性原则处理创面。

体表慢性难愈合创面的治疗是综合性的,不仅包括创面的保守换药疗法、全身营养状态的调整和基础疾病的治疗,还包括物理治疗和高压氧等辅助治疗及手术治疗。手术治疗应遵循"用简单方法解决复杂问题"的原则,尽可能减少过多的组织损伤。如果患者全身情况不符合手术条件,则需采取保守治疗,通常在创面局部治疗的基础上进行,辅以其他措施进行综合治疗,从而达到促进组织生长、创面愈合的目的。然而保守治疗时间较长,过程中可带来甚至加重患者营养丢失、感染、家庭负担等风险。患者经保守治疗后,如全身情况符合手术条件,也可以考虑采取手术治疗手段,加速创面愈合。

除了对创面的治疗,我们还应重视患者的康复。现代康复医学观点认为,康复治疗措施应在创面发生后早期介入,尤其涉及功能部位的创面,早期开始康复治疗有利于完整的康复。康复治疗应遵循"从简单容易到复杂有效"的原则,防止残余创面的形成,促进残余创面的恢复、新生上皮的老化或复层化,增强新生上皮抵抗外界物理刺激的能力,同时也促进上皮的健康成熟化。在康复治疗过程中,既要发挥患者的主观能动性自主锻炼,又要借助康复师手工操作,还需要康复器械的良好辅助。随着医学科学技术的不断进步,智能化机器人助力创面修复后的康复治疗已经逐渐走进临床。尽管如此,传统的康复手段仍具有较高的使用价值。

健康教育是疾病治疗的重要组成部分,健康教育的主要目的是提高患者的依从性,巩固原发病治疗效果,同时也是为了预防曾经被修复创面的复发和增添新的创面。创面愈合后的心理康复是健康教育的一个重要内容,也是一个容易被忽视的内容。心理治疗是针对情绪问题的一种治疗方法,由经过专门训练的人员进行。通过了解患者的心理状态进行有针对性的治疗,促进患者适应现实情况,鼓励和增强维护患者的自尊心与自我价值。健康教育的另外一个重要内容是针对陪护的系列培训和相关健康知识宣教。研究表明,经过正规培训的非家人陪护组相对理智,对患者的要求处理会比较合情合理,患者的依赖思想会大大下降,无形中提高了患者的依从性。而家人陪护组的康复治疗依从性明显低于非家人陪护组，尽管家人陪护可提供温馨的亲情照顾，但可能成为阻碍积极康复治疗的因素。为便于督导，可建立个人健康档案、软件群聊、病友会等，提高患者及其家属的依从性，时刻提醒"预防为主"的健康理念。

总之，创面的防治是一项系统工程，整体观、系统观是创面处理中需要一直秉持的专业性逻辑思维。"专业化处理、多学科合作、预防为先"是创面防治的根本原则。

（姜玉峰　张翠萍　黄跃生）

思 考 题

1. 皮肤创面按不同的分类原则与标准可分为哪些类型？
2. 急性创伤性创面的分类及基本治疗原则是什么？
3. 慢性难愈合创面临床应用最广泛的分类方法及治疗原则是什么？

参考文献

[1] 付小兵.创伤、烧伤与再生医学[M].北京：人民卫生出版社，2014.

[2] 付小兵，王正国，吴祖泽.再生医学原理与实践[M].上海：上海科学技术出版社，2008.

[3] 付小兵.慢性难愈合创面防治理论与实践[M].北京：人民卫生出版社，2011.

[4] 付小兵.糖尿病足及其相关慢性难愈合创面的处理[M].2版.北京：人民军医出版社，2013.

[5] 付小兵，王德文.现代创伤修复学[M].北京：人民军医出版社，1999.

[6] 陈孝平，汪建平.外科学[M].8版.北京：人民卫生出版社，2013.

[7] 陆树良.烧伤创面愈合机制与新技术[M].北京：人民军医出版社，2003.

[8] 中华医学会.临床诊疗指南：烧伤外科学分册[M].北京：人民卫生出版社，2007.

[9] 韩伟，汤敬东.动脉缺血性和静脉性溃疡创面的治疗及预后研究进展[J].血管与腔内血管外科杂志，2019，5(6):549-552.

[10] 姜玉峰，许樟荣，付小兵.糖尿病足创面修复过程中清创问题[J].中国实用内科杂志，2016，36(1):13-15.

[11] 姜玉峰，贾黎静.实用糖尿病足诊疗学[M].北京：科学技术文献出版社，2015.

[12] 倪鹏文，谢挺.确立以"病因学治疗"为核心的难愈合创面治疗原则[J].创伤外科杂志，2016，18(6):383-385.

[13] 徐媛，刘宏伟.创面修复"TIME"原则及其意义[J].中国组织工程研究，2012，16(11):2059-2062.

[14] 李佳，邢志伟，于程程，等.放射性皮肤损伤研究进展[J].中华临床医师杂志（电子版），2013，7(6):2650-2652.

[15] 陆树良，谢挺，牛轶雯，等.糖尿病合并创面难愈的机制研究[J].药品评价，2011，8(7):17-21.

[16] MACHNELL S. Progress and opportunities for tissue-engineered skin[J]. Nature, 2007, 445(7130):874-880.

[17] SUN B K, SIPRASHVILI Z, KHAVARI P A, et al. Advances in skin grafting and treatment of cutaneous wounds[J]. Science, 2014, 346(6212):941-945.

[18] JUNG K, COVINGTON S, SEN C K, et al.Rapid identification of slow healing wounds[J]. Wound Rep Reg, 2016, 24(1):181-188.

[19] MORTON L M, PHILLIPS T J. Wound healing and treating wounds: differential diagnosis and evaluation of chronic wounds[J]. J Am Acad Dermatol, 2016, 74(4):589-605.

[20] HINGORANI A, LAMURAGLIA G M, HENKE P, et al. The management of diabetic foot: a clinical practice guideline by the Society for Vascular Surgery in collaboration with the American Podiatric Medical Association and the Society for Vascular Medicine[J]. J Vasc Surg, 2016, 63(2 Suppl):3S-21S.

[21] NEEL J D, KRUSE R L, DOMBROVSKIY V Y, et al. Cilostazol and freedom from amputation after lower extremity revascularization[J]. J Vasc Surg, 2015, 61(4):960-964.

[22] ROME K, ERIKSON K, OTENE C, et al. Clinical characteristics of foot ulceration in people with chronic gout[J]. Int Wound J, 2016, 13(2):209-215.

[23] THOMAS C A, HOLDSTOCK J M, HARRISON C C, et al. Healing rates following venous surgery for chronic venous leg ulcers in an independent specialist vein unit[J]. Phlebology, 2013, 28(3):132-139.

[24] CHENG B, TIAN J, PENG Y, et al. Iatrogenic wounds: a common but often overlooked problem[J]. Burns Trauma, 2019(7):18.

[25] ENOMOTO M, YAGISHITA K, OKUMA K, et al. Hyperbaric oxygen therapy for a refractory skin ulcer after radical mastectomy and radiation therapy: a case report[J]. J Med Case Rep, 2017, 11(1):5.

[26] MCCOSKER L, TULLENERS R, CHENG Q L, et al. Chronic wounds in Australia: A systematic review of key epidemiological and clinical parameters[J]. Int Wound J, 2019, 16(1):84-95.

第四章
影响创面愈合的因素

创面愈合,尤其是较大、较复杂(伴有基础疾病)创面的愈合,常常受到系统(全身代谢、免疫等)状况与局部(部位、血供等)特点的影响,以及内部因素(衰老、肿瘤)和外界条件(辐射、极端环境等)干扰。往往涉及全身的心理-神经-免疫-内分泌为主的一系列调控机制对损伤刺激进行反应。单纯创面的影响因素相对容易判断,但慢性难愈合创面、严重创烧伤创面的影响因素更交织了全身系统和器官反应。如衰老状态下的神经-免疫-内分泌改变、基础疾病(高血压、糖尿病)、自身皮肤软组织结构的变化加重这些影响;严重创伤或感染造成的失血性休克或感染性休克、复苏不完全的脓毒症患者,机体为保证心、脑等生命器官功能,首先代偿性减少皮肤和软组织的血液供应,同时伴有机体免疫力下降、感染加重等因素,甚至在营养、免疫、内分泌系统之间形成恶性循环,均可影响创面的愈合过程。

总之,虽然创面愈合是局部组织再生、修复、重建的一系列生理过程,但修复过程涉及多个系统器官、多种组织细胞,由多种细胞、生长因子在不同的时空下协同调控,外环境及微环境动态变化、错综复杂。

第一节　全身因素

一、年龄

年龄是影响创伤愈合的主要全身因素。既往研究发现,不同年龄段在愈合能力上有显著性差异。60岁开始,创面的愈合能力逐渐减弱。如70岁以上的年龄组,创面愈合时间较正常组减慢25%。另外,随着老年人身体各项功能(免疫、抗感染等)的衰退,机体调控能力也降低,体内水分减少,各种代谢速率减慢,脂质合成、分泌能力下降。当遭受外界损伤刺激后,应激反应弱,免疫系统反应差,各修复细胞(包括炎症细胞、血管内皮细胞、成纤维细胞和角质形成细胞等)趋化、分泌、增殖、迁移能力降低,均导致创面愈合障碍。具体表现在创面愈合初期,炎症反应弱,各种细胞因子分泌不够,旁分泌效应减弱,启动相关细胞参与修复的时相延迟。在组织增生期,由于各种组织细胞本身的增殖、分裂周期延长,各类生长因子的合成分泌减少,血管新生能力差,使局部血供减少,胶原合成减慢,肌成纤维细胞转化能力减弱,导致创面收缩缓慢,肉芽组织生成不足,创面愈合的进程显著滞后,甚至发生不愈。同样,儿童和青年人这一群体则因代谢旺盛,细胞增殖、胶原合成能力强,上皮化时间短,愈合较快。

年龄对皮肤的生物学结构及相关功能的影响

1. **表皮** 作为皮肤最外层的组织,随着年龄的增长,角质形成细胞的形态开始不规则,数量减少,细胞体积增大,细胞间桥粒逐渐消失,大小不均。皮肤的乳头及相应突起变平,与真皮连接松弛,导致皮肤屏障功能降低。同时基底层的细胞绝对数量减少,细胞分裂、增殖活力下降,更新速度变慢。

2. **真皮** 随着年龄的增长,成纤维细胞的数量减少,亚细胞水平表现为胞质变少,脂褐色颗粒增加,细胞的活力下降。弹力纤维和胶原纤维的数量减少,排列紊乱,弹性降低。细胞外基质的合成能力降低,胶原酶的活性增加,胶原的分解增加,导致真皮厚度变薄。

3. **血管与神经** 随着年龄的增长,小血管开始退化,毛细血管襻逐渐消失、毛细血管的数量减少。微循环减慢,血流速度下降,局部灌注受限,氧及营养成分供给减少。伴随着衰老,神经结构发生退行性变,痛觉敏感值下降,对各种刺激的反应能力降低,造成组织再生能力变弱。释放因子的能力下降,甚至发生神经功能紊乱,影响创伤愈合的炎症发生、血管生长,并最终延迟组织修复。

4. **皮肤附属物** 一方面,由于年龄增长,皮肤血管数量的减少,有活力的腺体变少,分泌细胞的功能紊乱,甚至纤维化,分泌量下降,对各类刺激的反应降低。另一方面,激素分泌能力下降,激素水平的降低进一步加剧以上变化,皮肤粗糙,易皲裂。

5. **其他** 真皮内的肥大细胞、朗格汉斯细胞与黑色素细胞的数量随年龄增长逐渐下降,成为造成皮肤免疫功能失调的重要因素。

6. **皮下脂肪组织** 脂肪在创面愈合中的作用不容忽视,其不仅参加能量代谢,还有诸多分泌功能。如脂肪细胞分泌的瘦素(leptin)是组织内分泌调节能量平衡的重要激素。它接受内分泌的信号,调节激素(如性激素)参与代谢,也参与免疫反应。脂肪细胞还释放基质金属蛋白酶参与修复。随着年龄改变,皮下脂肪逐渐萎缩,相关分泌功能明显下降。

归纳起来,表现为皮肤内各种细胞数量减少,应激和代谢能力降低,再生修复能力减弱。

二、应激、情绪与心理

(一)应激

应激是外环境刺激下机体出现的综合应答状态,包括精神、神经、内分泌和免疫等方面的反应,中枢神经系统是应激反应的调控中心。应激既有直接的损伤刺激,还包括疼痛等不适感受的继发变化,极为复杂,其激活下丘脑-垂体-肾上腺轴(hypothalamic-pituitary-adrenal axis,HPA)和交感肾上腺髓质轴,促进糖皮质激素和儿茶酚胺的产生,对创面愈合的影响是非线性的。①糖皮质激素可引起免疫抑制,导致创面愈合延迟。②儿茶酚胺类药物可收缩创面周围血管,阻碍血液灌注及氧的输送,从而不利于创面修复。此外,儿茶酚胺类药物会抑制成纤维细胞的增殖、角质形成细胞的迁移,影响创面愈合的速度。除改变糖皮质激素和儿茶酚胺的水平外,应激还可通过调节催产素的表达来影响创面愈合;催产素又可直接减弱HPA的激活,从而减轻心理应激导致的沮丧、焦虑样行为,参与创面愈合的调控。另外,应激会减少炎症因子的表达,并且增加对细菌的易感性。应激也会通过组织氧分压改变影响愈合。肾素-血管紧张素系统(renin-angiotensin system,RAS)也是调节机体功能,参与组织修复的几个重要激素系统之一。RAS和HPA俗称应激系统。HPA和肾上腺-儿茶酚胺维持能量的平衡,RAS重新分配血流以保证重要器官的血供,来自高层皮质的视、味及躯体等的神经刺激和恐惧、悲伤、焦虑、矛盾、紧张心理变化,以及激素、细胞因子等体液信号激活应激系统后,诱发机体产生一系列的行为和生理反应。

(二)情绪与心理

心理和情绪密切相关。心理对创面愈合的影响包括应激以及应对方式等因素。一方面,这些信号出现在意识中时,机体会采取有效措施应对危险,或者逃避,或者设法消除它。自主神经系统被激活,心血管系统活动加强,肾上腺的分泌增加,表现为心跳加速,感觉发冷或发热,呼吸急促,出现应激反应。另一方面,外伤患者普遍存在焦虑、恐惧、抑郁等负性心理状态。此类心理状态和情绪反应将导致机体的内分泌、免疫系统功能的改变,从而间接地影响机体的反应。应激的适应性机制是在心理刺激–应激作用下,机体可出现"全身适应综合征"(general adaptive syndrome)反应。

慢性创面受心理和情绪的影响远不同于急性创面,这是因为它作用的时间较为长久,体内神经–内分泌调节轴释放各种神经肽、激素(如催产素、垂体后叶激素、肾上腺素、皮质醇等),以及免疫反应一起维持稳定的内环境。因此,心理与情绪在慢性创面愈合中的角色更应该被关注。

心理应激原(psychological stressors)通过神经–免疫–内分泌(neuro- immuno- endocrine)的网络,调节各靶细胞的功能。在心理应激条件下,机体所有器官发生的变化(包括中枢神经系统功能的可塑性变化)都是以神经内分泌的改变为先导和基础的。应激调节过程中,中枢和外周应激系统各自及相互间存在多层次作用位点。脑–皮肤联系和局部神经免疫内分泌环路既是皮肤功能及相关变化的病理生理基础,又是应激触发和加重的始动因素。激活应激系统导致适应性的行为改变和身体变化除了与神经–内分泌系统密切相关,最基本的应激激素(糖皮质激素和儿茶酚胺类药物)能影响主要的免疫功能,如抗原提呈作用。心理应激原(包括恐惧、悲伤、焦虑、矛盾和紧张等)能够使这个网络遭受破坏。

情绪对免疫系统的调节是复杂的,故对创面愈合结局的影响也可能出现不同的结局。各种情绪在免疫系统中交互作用大多会呈现负性作用。应激增加创面感染的易感性,通过抑制应激(restraint stress, RST)使愈合能力下降。RST诱导糖皮质激素在细菌清除率(bacterial clearance)机制中扮演着重要角色。因此,应激损害创面愈合过程中的细菌清除率,导致条件致病菌感染的发生率明显增加与应激激素的表达水平有关。若能让内心压抑的情感发泄出来,人体免疫系统功能会得到迅速增强,有助于创面的愈合。总之,心理应激对免疫反应的复杂作用使创面愈合的反应呈现多种变化模式。

慢性创面的患者由于疼痛、创面散发恶臭气味、创面渗液及自理能力受限,使其发生社交隔离,导致自我效能降低,心理负担加重。这些负面情绪通过对炎症递质释放以及改变神经内分泌系统功能的影响,干扰创面愈合。

心理应激参与中枢神经系统、内分泌系统和免疫系统复杂的网络构成,当心理应激发生改变,打破此网络的平衡状态,将导致机体生理病理的改变,特别是在皮肤损伤后,组织愈合速度与结局发生改变。但"心理"如何变为"物质"的生理机制,特别是应激状态下,众多神经内分泌物质的变化规律、应激信号的传导通路等问题还有待探索。

三、营养

机体遭受较大创伤后,全身组织处于分解状态,并持续一个相当长的时间,容易造成机体蛋白质缺乏。而整个创面修复过程需要有足够热量、蛋白质供应,以及充足的维生素 A、B、C

及矿物质和微量元素。

（一）糖类

糖类是创面愈合主要的能量来源。当人体摄入糖类后,经消化酶、糖酵解和三羧酸路径,最终分解为 CO_2 和 H_2O,并释放大量的 ATP,以供给机体能量。糖类主要为参与创面修复的各种细胞提供能量,刺激胶原及其他新生组织的形成。

（二）蛋白质

蛋白质在胶原形成、免疫系统营养和表皮生长中具有重要作用,显著影响创面愈合过程中止血、炎症和细胞增殖、组织重塑等多个阶段。异常蛋白质代谢和机体营养紊乱可能是妨碍创伤修复的重要原因。某些氨基酸缺乏或不平衡对蛋白质的合成与修复都有影响。

（三）脂肪

脂肪可转化为能量,为创面愈合提供营养。通过抗菌、刺激生长因子和新生血管,维持组织水合作用,促进自溶清创,在上皮化等方面影响皮肤创面愈合。

（四）水、电解质

伤后由于毛细血管通透性增加,大量的水与钠自创面丢失或潴留在组织间隙,致使血容量及血浆容量降低、血液浓缩、血黏度增加等一系列血流动力学变化,血清钠、氯、碳酸氢根离子水平均可下降,水、电解质发生紊乱,形成组织水肿的恶性循环。钠离子的体内平衡影响细胞离子流,对角质形成细胞、成纤维细胞激活有影响。钾离子通道参与细胞的迁移与增殖,氯离子通道也对细胞功能有影响,这都是创面愈合所涉及的。

（五）维生素

维生素 C（抗坏血酸）参与氨基酸代谢,神经递质、胶原蛋白和组织细胞间质的合成;可降低毛细血管的通透性,加速血液凝固,刺激凝血功能;促进铁在肠内吸收;促进修复能力;增加机体对感染的抵抗力。维生素 A 维持上皮的生长;B 族维生素是参与能量代谢的辅酶,B 族维生素缺乏,总胶原蛋白含量下降,切口拉伸力下降,上皮化延迟,创面愈合速率降低;维生素 D 能调节 PDGF、TGF-α 等因子表达,参与募集成纤维细胞、单核细胞和中性粒细胞,控制炎症,调节免疫;刺激修复细胞增殖,促进胶原和细胞外基质的合成;维生素 E 促进毛细血管形成,改善周围循环,其抗氧化作用对机体代谢有影响,可促进肉芽组织和皮肤生长。

（六）微量元素

微量元素如锌和铜等缺乏,会导致创面上皮化障碍。

慢性创面的患者本身会出现营养不足,若不注意营养补充,易发生恶性循环。发生的原因主要是:①长期创面渗出、全身和局部感染性消耗,造成患者营养需求偏高,而部分患者合并糖尿病、痛风、肾病综合征等,长期以来忌进食一些食品,使膳食摄入不能满足患者机体的营养需求;②由于长期卧床或某些基础疾病导致食欲减退,甚至恶心、呕吐,影响进食;③个别医务人员注重慢性创面本身的治疗,忽视对其营养状况进行评估及管理,患者缺乏对营养问题的认知。

四、基础疾病对创面愈合的影响

（一）心血管系统疾病

心血管功能不全因素主要指因为心血管功能不全导致的组织缺血和缺氧。这类患者出现创面后,创面局部组织持续性灌注不良,微循环功能障碍和对局部感染的抵抗能力减弱,继发性的影响会导致愈合能力减弱,甚至加重皮肤软组织坏死程度与范围。

(二)内分泌代谢系统疾病

糖尿病患者的高血糖可抑制中性粒细胞功能,创面炎症反应弱,直接导致肌成纤维细胞生长和胶原合成减少。此类患者创面皮肤真皮乳头层的透明质酸也较正常减少,而胶原酶含量却显著增加,这一现象可影响愈合组织张力强度和胶原聚集。严重的胰岛素缺乏和高血糖症造成的高渗脱水、代谢性酸中毒和不适当的组织灌流,也会间接减慢创面修复进程。如果长期患糖尿病,将逐渐发生神经性病变和微血管异常,血流灌注下降,组织缺氧,甚至吞噬细菌的功能受到抑制,创面发生感染的危险性增加,进一步妨碍修复。

高脂血症使巨噬细胞吞噬脂质而转变为泡沫细胞,分泌成纤维细胞生长因子的功能减退,成纤维细胞合成胶原能力降低。另外,脂质影响细胞内质网的功能。

痛风是由于嘌呤代谢紊乱和/或尿酸排泄减少所引起的病损及炎症,其特点是高尿酸血症,尿酸盐结晶沉积在关节周围,在皮下或软骨下形成硬结,称为痛风石或痛风结节,痛风结节经皮破溃排出白色石灰粉末状尿酸盐结晶,合并感染,迁延不愈。

肥胖患者在接受外科手术时,常会出现脂肪液化。主要原因是:肥胖患者脂肪层厚,血供差;手术视野暴露困难,手术时间长,术中过度牵拉,切缘两边发生局部的缺血性坏死;术中其他器械地不合理使用;同时可能伴有肥胖相关的基础疾病等因素。

(三)神经系统疾病

皮肤是一个极敏感的神经靶向性器官。神经系统是皮肤遭受刺激时产生快速调节的生物学基础,皮肤诸多的生理功能(如代谢、免疫等)都与神经支配密不可分。皮肤受到损伤后,自主神经、感觉神经损伤或受刺激可释放较多量神经肽。同时,神经肽通过多种细胞,如角质形成细胞、微血管内皮细胞、成纤维细胞等以自分泌形式释放。各神经肽在创面愈合的不同阶段中所起的作用大相径庭。由于自主神经影响局部血液供应,在组织修复与再生中占重要角色。截瘫与糖尿病患者由于伴有神经营养障碍,在炎症、新血管形成、肉芽增生和愈合后塑形阶段调控异常,常导致创面愈合困难,甚至迁延不愈。

(四)血液系统疾病

凝血功能障碍导致损伤组织愈合机制的第一步受损,直接影响创面愈合。另外,抗凝药如肝素使用可导致皮下出血,进而引起皮肤坏死和创面不愈。许多不典型的慢性创面可与小血管中的血栓形成、栓塞、凝血病等有关,需要鉴别。组织性淋巴瘤罕见,有时会反复出现下肢溃疡。镰状细胞贫血也会出现慢性创面。

(五)泌尿系统疾病

尿毒症肾透析慢性并发症之一是钙化防御。钙化防御是以系统性小动脉钙化和组织缺血坏死为特征的一种少见、致命性的血管性综合征,主要表现为皮肤溃疡、动脉钙化和周围组织缺血性坏死,严重者出现坏疽。机体在尿毒症或者其他慢性炎症的状态下,应激事件(如手术、创伤)可导致活性氧生成异常,促进血管炎症反应、收缩及血栓形成,导致钙化防御的出现,引发或加速皮肤溃疡的形成。

(六)自身免疫疾病

系统性红斑狼疮(systemic lupus erythematosus,SLE)是一种病因尚未完全清楚的侵犯皮肤和多脏器的全身性自身免疫性疾病,其显著的特点是可产生多种针对细胞内及细胞外基质成分的自身抗体,自身抗体与相应自身抗原结合沉积而损害自身组织与器官。由于皮肤是重要的免疫器官,并含有多种常见的自身抗原。因此,一些自身免疫性疾病常表现出各种皮肤异常,真皮下小血管发生无炎症性栓塞成为诱发或产生溃疡的常见原因。

系统性硬皮病由于皮肤纤维化,局部组织缺血、缺氧、坏死,容易出现溃疡并反复发作,伤区疼痛及伴发的感染又加重患者的心理创伤,从而进一步影响愈合。

（七）皮肤病

麻风侵犯周围神经,使皮肤丧失感觉,外伤后容易发生溃疡。有湿疹的皮肤病患者由于病变呈现高度敏感,受到其他刺激时容易发生皮肤损害,同时又对局部用药带来限制。一些性传播疾病也可对愈合产生影响,如二期梅毒造成的皮肤损害,其形态繁杂多样,可有斑疹、斑丘疹、脓疱（少见）和其他皮肤疾病,如大疱性类天疱疮、皮肤淋巴瘤、多形红斑、环形红斑、扁平苔藓、银屑病、结节病等。艾滋病是由人类免疫缺陷病毒（human immunodeficiency virus,HIV）感染所致的慢性传染疾病。HIV 主要感染机体淋巴组织,破坏 $CD4^+T$ 淋巴细胞,导致机体免疫功能缺陷及免疫紊乱,出现机会性感染和肿瘤。整个疾病进程中伴发皮肤损害非常普遍,其发病率随着免疫功能的恶化而增加。皮肤损害可以是感染性和非感染性损害,HIV 感染后的皮肤表现复杂,当出现创面时愈合发生障碍。

（八）恶性肿瘤

肿瘤患者的创面愈合也涉及很多因素。除造成严重影响人类心理损伤和疾病本身的变化,同时有营养状况、化疗药物和放射治疗等方面的影响。恶性肿瘤患者创面最常见的症状包括恶臭、瘙痒、渗液、出血、疼痛,这些症状给患者及其家属的身心带来极大影响。各种晚期恶性肿瘤会产生恶病质（cachexia）,这是一种以持续性骨骼肌减少,伴或不伴脂肪组织减少,不能被传统的营养治疗所逆转,且可导致进展性功能损伤的多因子综合征。其伴有食欲减退、饱胀感、体重下降、肌肉萎缩、乏力、贫血、水肿、低蛋白血症等多种临床表现。恶病质严重影响患者的生活质量,降低机体对治疗的敏感性与耐受性。

五、其他

（一）吸烟

吸烟产生的尼古丁使小动脉收缩,血流减慢;增加血小板黏附,形成血栓,微循环灌注减少;抑制红细胞、成纤维细胞、巨噬细胞的生成。吸入的一氧化碳会竞争性地与血红蛋白结合,从而使血液携氧能力下降,影响创面组织的氧供给。抑制新陈代谢所必需的氧化酶系统和细胞间氧的传送。

（二）服用药物

1. **细胞毒性药物**　这类药物能抑制肌成纤维细胞生长、分化和胶原合成,延迟创面愈合的作用,如秋水仙碱。

2. **类固醇类药物**　此类药主要抑制炎症过程和促进蛋白质分解。使用类固醇的患者伤口难愈的发生率较高。但也有研究表明,合理掌握应用时间与剂量,或许有加速愈合的作用。

3. **非甾体抗炎药**　通过抑制环氧合酶,使花生四烯酸生成炎症介质前列腺素、血栓素减少,抑制炎症反应。

其他药物包括抗凝类药物,肝素、华法林以及阿司匹林均有可能产生皮肤损害。

（三）运动

增加下肢活动有助于促进静脉回流,建立侧支循环,改善血供,增加局部供氧,有助于由动脉疾病、静脉疾病和 / 或未得到控制的糖尿病引起的腿部溃疡愈合,且可减少复发。另外,在运动过程中,收缩和舒张肌肉释放的白介素 -6 能够抑制炎症,维持血糖稳定,对改善愈合微环境有极大帮助。

有氧运动能在一定程度上改善创伤机体过度的免疫炎症反应,适度调节 TNF-α、IL-1β 及 TGF-β$_1$ 等多种细胞因子的平衡,提供有利的微环境,从而有助于创面组织愈合。

(四)性别

性激素维持器官发育、再生和组织代谢,包括影响正常皮肤的真皮、表皮厚度,有丝分裂能力和血管化水平,以及弹性蛋白的特征和胶原组织的含量,是创面愈合进程中的重要因素。雌激素通过与皮肤细胞中其受体的结合,可下调 TNF-α,增加基质的沉积,刺激毛囊角质形成细胞增殖和角质细胞生长因子(keratinocyte growth factor, KGF)的表达,对再上皮化产生影响。另外,雌激素通过对炎症反应、基质沉积、再上皮化和瘢痕成熟等环节影响皮肤愈合与再生。皮肤中表达的雄激素受体同样通过参与炎症反应、细胞增殖和基质沉积影响愈合。总之,皮肤作为性激素作用的终末器官,当遭受损伤,进行修复和再生时必定受到性激素的影响。

有研究发现,男性患者炎症反应性改变明显有别于女性患者,可能会引起创面愈合的延迟。也有一些报道认为,不同性别性激素在机体的局部和体液免疫中发挥不同的重要作用,影响激素靶器官皮肤的愈合。随机对照试验结果初步显示,糖尿病足溃疡的发生与性别相关。男性患者的发病率高于女性,目前具体机制尚不明确,人们猜测可能与雌激素对血管系统的保护作用有关。这方面还需要大量的数据证实。

第二节 局部因素

一、局部组织损伤情况

人体不同的皮肤部位,有不同的生态环境,如湿度、pH、油脂、皮肤的粗糙度;损伤的形式和程度也决定愈合的能力;同时,创面本身的性状(分泌物、渗出),创面周围情况(浸渍、肿胀、痂皮等)都会对愈合过程产生影响。

(一)部位

流行病学的调查发现,慢性创面好发于下肢和足部,糖尿病性溃疡和静脉性溃疡尤为多见。这与特殊的解剖结构和在人体的位置密切相关。压迫性溃疡则以骶尾部为最常见的好发部位。这与此处解剖上骨性突起有关,皮下脂肪少,承受的压力及剪切力大,长时间受压导致其发生。老年压力性溃疡好发的部位前 3 位分别为骶尾部、坐骨结节、足踝。

(二)微生物菌群

皮肤健康或受损与微生物菌群构成至关重要。健康人群皮肤自身具有维护皮肤微生物菌群稳定的能力,对于损伤后的组织修复影响不容忽视。微生物菌群结构受皮肤生理部位特征(湿润度、油脂分泌特点等)的影响甚至大于其他因素,如年龄、性别和时间等。当然,年龄的变化产生皮肤油脂分泌,体内激素水平、皮肤透水性发生变化,都与人体皮肤微生物菌群的关系十分密切。

(三)损伤的方式与程度

创面周围皮肤组织张力对创面愈合有显著影响。组织修复细胞的微管、微丝系统会趋向局部组织张力线的方向,从而影响到创面收缩及细胞迁移的方向。

特殊类型的烧伤,如碱烧伤、酸烧伤,还有电击伤,特别是电能急骤转变为热能而引起局部组织以致全身性损伤,在电流经过处组织发生凝固性坏死,另局部形成电场作用,使细胞的脂质双层结构发生损伤,导致细胞膜破裂,以致细胞溶解,电流易沿血管传导,导致血管发生坏死、神经变性致功能障碍,进而引起继发缺血和组织坏死,甚至坏疽,使病变呈"夹心样"且进行性加重。

爆震伤(冲击伤)、复合伤都会使愈合过程变得复杂。

(四)血清肿和血肿

血清肿是指血清渗液集中渗入创面空隙中,引起局部肿胀。产生原因:可能与创面边缘的刺激有关,如异物、凝固的坏死物、大团的结扎线、创面张力过大(缝合过紧、创缘错位)等。血肿是指血液渗入创面裂隙中,外观见创面周围肿胀,有片状红色淤血,若继发性出血明显,患者还可出现呼吸、心率加快,血压下降等。产生的原因有:①创面血管止血不充分或结扎血管的缝线脱落;②术后血压升高和塌陷的血管再灌注;③活动过度引起出血;④抗凝治疗引起凝血障碍,如心脏瓣膜置换术后,应用肝素或华法林抗凝治疗;⑤凝血系统疾病,如血小板减少性紫癜、血友病(第Ⅷ因子缺乏)等。

血清肿导致伤口局部张力过大,创面缝合断裂、裂开;血清肿特别是血清肿系高蛋白渗出液,富含细菌生长繁殖所需的营养,淤滞在创面空隙中可能成为细菌良好的培养基,使细菌易于生长而致感染,进而干扰愈合。

(五)伤区局部血供不良

伤区局部血供不良多见于愈合区域呈现瘢痕、下肢静脉曲张、动脉供血不足,以及烧伤后残余创面。因为创面周围血液循环欠佳,导致局部组织得不到充足的营养,创面愈合时间将被延长。

(六)创面渗液

创面渗液(wound exudate)是血浆从受损或过度扩张的血管壁渗出后形成的浆液性液体,主要包含水、电解质、营养素、蛋白质、炎症递质、蛋白质消化酶、生长因子代谢产物以及不同类型的细胞等成分。不恰当地渗液管理,容易导致患者疼痛、创面周围皮肤浸渍、敷料渗漏、感染等,均可影响患者愈合能力。

二、异物

在影响创面愈合的局部因素中,创面或窦道内异物存留对修复的影响较多见。常见的存留异物有灰尘、滑石粉、棉花纤维、线结、含渣外用药物等,易于引起炎症,诱发感染。异物本身带有大量细菌,容易引起局部创面感染,特别是有些特殊异物如火药微粒、磷颗粒和铅颗粒等,本身具有一定的组织毒性,可对周围组织造成直接损伤,再加上异物刺激周围组织,加重急性炎症期的反应过程。因此,对各类创面进行清创时,务必将异物尽量去除。紧邻神经、血管外侧的锐性异物更是要及时摘除。游离的较大骨碎片手术时应尽量复位,较小而失去生机的骨碎片亦应摘除。手术时,结扎线和缝合线也都是异物,保留得越短、越少则越好,以减轻局部炎症反应。

三、定植与感染

局部感染是影响创面愈合最常见的原因。创面持续时间长、高龄、免疫功能下降时,往往使病原微生物易于定植,造成创面存在数量巨大且种类繁多的病原微生物。如果同时伴有创面大量地渗出,坏死组织、焦痂、深部感染间隙和窦道存在,就会形成适合多种微生物(包括需氧菌、厌氧菌、真菌)生长的创面微环境,进而导致从早期的定植发展到繁殖、感染。

生物膜正是这些微生物附着并包埋于创面、与细胞外基质等形成的一种膜性结构。它由细菌、真菌和病毒及其产物、细胞外基质、坏死组织等共同组成。由于它是存在于细胞水平上的一种由多种成分构成的膜性结构,因而在研究中往往主要依靠荧光素染色等方能确定。这种膜性结构在慢性难愈合创面发生中的作用十分重要。在创面由急性转变为慢性过程中创面受到污染,当这种污染细菌量 < 10^5CFU/g 组织时,细菌仅仅定植在创面而对创面愈合无延缓作用;但当细菌量 ≥ 10^5CFU/g 组织时,特别是有多种细菌同时污染时,细菌便附着于创面并在创面繁殖形成克隆,之后将自己包埋于由坏死组织、细胞外基质等形成的多层基质中,形成保护层,类似于一种膜样结构,这时在临床上也会观察到创面红、肿、热、痛以及血氧分压降低等典型表现,这样细菌就能抵抗各种治疗措施。这种生物膜的建立使得这些细菌能逃逸抗生素的杀灭作用。

创面的轻度细菌污染,对创伤修复过程不会产生重大的影响。较为恶劣的环境或受条件限制难免发生污染,甚至感染。当创面的细菌由污染转变为感染时,创面内微生物在生命活动过程中和在破坏时分泌出来的外毒素,如金黄色葡萄球菌 α- 毒素不仅引起红细胞及血小板的破坏,而且还促使小血管平滑肌收缩、痉挛,导致毛细血管血流阻滞和局部组织缺血坏死。葡萄球菌的杀白细胞素通过作用于靶细胞膜上的特异性受体而实现对中性粒细胞及巨噬细胞的溶细胞效应,使之溶解死亡并丧失吞噬细菌的能力。同时巨噬细胞破坏后,处理抗原及传递抗原信息的能力受到极大限制。同时产生杀白细胞素的菌株具有抗吞噬能力,并在吞噬细胞中增殖,以致造成易感部位反复发作。

创伤感染后,大量细菌外毒素、内毒素和蛋白水解酶综合作用,并通过它们的细胞毒作用引起细胞因子的生物学效应及自由基损伤,造成组织水肿、出血、脓性分泌物数量增多,蛋白质由创面大量丧失和电解质急剧增加,化脓性创面的肉芽组织中蛋白质大量水解,细菌大量侵入周围组织,使肉芽组织生长缓慢或因肉芽的过度增生严重影响上皮形成,影响了创伤修复的速度。

四、特殊感染

创面治疗过程中,常见的创面感染是细菌化脓感染(如铜绿假单胞菌感染、链球菌感染、金黄色葡萄球菌感染以及大肠埃希菌感染等)。但是有些创面需要考虑是否出现较为特殊的细菌(如结核分枝杆菌)感染或真菌感染。特别是病患创面出现了黄色的分泌物,肉芽组织呈水肿且无臭,则需要进行抽血化验。而另外一些抗生素使用效果欠佳,有难愈合的创面时,则可以考虑进行真菌检测。

(一)分枝杆菌感染

结核感染后的创面具有口小底大和鼠洞状窦道的显著特点,有较大的"欺骗性"。结核性继发感染的创面发病率较低,人们对其重视程度偏低,所以误诊率高,发展也较为缓慢,治疗周期也长。常规治疗往往无效,易复发。必须在系统抗结核治疗的基础上处理创面。

(二)真菌感染

随着临床医学的发展,激素、广谱抗菌药物的广泛应用,各种介入性治疗的增加,免疫受损患者日益增多,继发性真菌感染发生率不断上升。目前,真菌感染常与多种条件致病菌共存,临床上应用广谱抗生素治疗其他病原体感染的同时,应加强防治基础病,治疗原发病,提高对真菌感染的认识,及时进行菌株鉴定和药敏培养,才能做到合理用药,提高疗效。

(三)弧菌感染

弧菌科细菌主要存在于海洋与河流环境中,在淡水中偶有分布。外伤性创面或伤腔被海水浸泡后,创面发生弧菌感染率明显高于陆地,死亡率是陆地伤的5~10倍。感染组织病理学特点为组织大片地溶解、坏死和大量中性粒细胞浸润并伴有脓腔形成。能引起蜂窝织炎、坏死性软组织感染和败血症。治疗上必须进行药敏试验,有针对性地系统治疗和局部彻底清创。

五、其他

(一)创区感觉异常

创面疼痛会引起机体出现一系列的神经内分泌应激反应,且还会导致患者出现焦虑、抑郁情绪,进而加重疼痛,不利于创面愈合。其机制可能是:疼痛刺激会伴发炎症介质释放,可能损害组织修复和再生。创面疼痛所触发的物质的释放可抑制内皮细胞再生,延缓胶原合成,从而延迟创面愈合。

(二)局部用药

清创或手术过程中,有时为减少创面出血,在局麻药中加入收缩血管的药物肾上腺素。这一举措可减少出血,延长麻醉药作用时间,但其弊端在于:加重局部组织缺血,可能发生继发性的创面内出血,产生血肿,延缓创面的愈合进程。

(三)浸渍与浸泡

目前国内外尚无统一的皮肤浸渍定义,其主要特征是皮肤萎缩、色泽苍白,可认为是皮肤创伤的一种形式。常常是重症患者的病情严重,行动不便,加上长期卧床,机体抵抗力日益下降,皮肤受尿液、粪便、汗液及其他渗出液的刺激,极易导致皮肤潮红,并发展至溃烂。由于创面长期与周围渗出物所接触而产生的一系列炎症反应和皮肤溃烂,渗出物中存在多种化学物质和细菌及毒素,常见的炎症因子有肝素结合蛋白、蛋白水解酶及组胺等,这些物质将对皮肤产生强烈的刺激性,破坏角质层的内在成分,改变皮肤表面酸碱平衡,导致患者自身平衡紊乱,并使其机体抵抗有害物质的屏障功能被破坏。当日常护理不当导致创面引流漏出时,往往会导致周围皮肤浸润,加重皮肤损伤和坏死。

在海战或海难中受伤后落水,创面经海水浸泡,全身反应和局部创伤伤情加重,创伤愈合延缓。海水高盐、高渗、高碱,经海水浸泡后全身代谢严重紊乱,创面发生过度炎症反应,伤部组织坏死水肿加重,血液循环进行性障碍,使创面愈合困难,海水中的致病微生物也使创面易发生感染,且可向深部发展。

第三节 其他因素

还有很多因素,很难判定其属于局部因素还是全身因素;是内因还是外界环境,如温度、湿度等因素;还是因手术医生、护士操作带来的问题等。

一、环境因素

环境应激诱导生物和心理变化往往要通过一些信号蛋白来完成,特别是在 HPA 常常涉及蛋白激酶 A 和蛋白激酶 C 信号通路时,它们所调节的重要基因包括糖皮质激素受体,最后控制 DNA 的合成,甚至环境应激具有诱导长期的生物学变化机制。

(一)温度

创面组织生长需要适宜的温度,而温度是影响细菌生物膜形成的一个重要因素。有推测在温度方面,生物膜也与肉芽组织存在竞争性抑制。临床上使用物理干预辅助治疗创面,如远红外线通过热辐射效应,能提升创面温度 2~3℃(至 33~35℃),可促进创面局部血液循环从而达到消炎消肿,减轻疼痛的作用,还可促进胶原形成和成纤维细胞增殖。频繁更换敷料或用冷溶液冲洗创面,常造成创面局部温度比正常低 2~3℃,可能会阻碍创面愈合过程。

(二)湿度

相对于保持创面干燥,采用保湿敷料使局部创面保持一定的湿度将有利于形成一个局部低氧环境,从而刺激成纤维细胞生长、毛细血管胚芽形成和再上皮化。在潮湿、低氧与微酸环境中,坏死组织的溶解增强,与组织修复密切相关的多种生长因子释放增多,且不增加感染率,并能明显减轻创面疼痛。但所谓的"干"与"湿"都是相对的,应根据伤口的情况调整。

在高温高湿环境下,各种细菌生长繁殖能力也增强,机体的神经、免疫系统发生改变,因此,对愈合造成的变化及作用强度与作用时间密切相关。

(三)气压

在高原(海拔 3 000m 以上)低氧的情况下,成纤维细胞的胶原合成和分泌受抑,因胶原蛋白合成过程中脯氨酸羟化作用需要氧的参与,低氧使脯氨酸不能羟化,前胶原蛋白分子不能形成,高原低氧还致红细胞增多、血液浓缩、血液黏滞度增高,血小板易于聚集,发生血栓,创伤组织血液灌注量不足。高原地区创面愈合的周期长、并发症多,易发生脂肪液化、血肿、迁延不愈等问题。但在创面感染发生率方面,高原优于平原地区。

此外,在高原高寒地区可能造成冻伤,组织细胞内或细胞间形成冰晶,红细胞和血小板凝集阻塞毛细血管,引起缺血性损害,从而影响创面愈合。

(四)电离辐射

任何种类的照射(包括 γ 射线、X 射线、α 及 β 射线、电子束等照射)一方面能直接造成难愈合的皮肤溃疡,另一方面也能妨碍其他原因引起创面的愈合过程。其机制在于射线损伤小血管,抑制成纤维细胞增生和胶原蛋白的合成与分泌等。由于高剂量照射能显著延迟愈合创面抗张力强度,所以,电离辐射对创面愈合既有全身也有局部影响。

机体不同组织细胞对电离辐射的敏感性不一致。根据 Bergonie 和 Tribondeau 提出的"细胞辐射敏感性与细胞的增殖能力成正比,而与细胞的分化程度成反比"的理论,造血细胞对放射损伤敏感,皮肤细胞次之。电离辐射对创伤愈合的作用与射线的种类、照射剂量、照射方式和照射时间等因素密切相关。通常,照射剂量越大,照射时间越长,其延缓愈合的程度也越严重。对于局部照射,相同剂量的软 X 射线对愈合的延缓作用强于 γ 射线和硬 X 射线。这与软X 射线波长较长、电离密度相对较大、穿透能力较弱有关,大部分射线被浅层皮肤吸收,加重皮肤损伤。对于全身放射损伤,局部创伤的愈合情况与机体的整体情况相互影响。综合已有文献,对实验动物进行 2Gy 以下全身照射,对创面愈合基本上没有影响,以下可延缓创面愈合;超过 4Gy,创面愈合则显著延缓;而 7Gy 以上全身照射后由于造血功能的明显损害,如不给予治疗,通常未待创面愈合,动物已经死亡。

大剂量电离辐射作用明显延缓创伤愈合的病理过程,主要表现为:造血功能受抑、炎症反应削弱,特别是创伤局部浸润的巨噬细胞和中性粒细胞等炎症细胞显著减少,创伤启动过程延迟;血管损害,内皮细胞变性、坏死,出血较明显;肉芽组织形成和成熟均明显减缓,成纤维细胞数量和功能受损;再上皮化过程延迟,愈合时间延长。

放射损伤合并创伤称为"放创复合伤"(combined radiation and wound injury, CRWI),平战时均可发生,主要见于核爆炸和核事故,也可见于临床放疗等病例。特别是随着核技术和放射性材料的扩散,恐怖分子制备粗制核武器和"脏弹"(常规爆炸物中混有放射性物质)等散布装置成为可能。复合伤对愈合的影响更为复杂多变。

二、医源性因素

由于进行医疗相关行为,可能会给创面愈合带来新的问题。如医疗设备相关压力性损伤,其发生的原因较为多样、复杂。对于长期卧床的住院患者意识不清、老年痴呆等患者,以及在危重症病房救治的患者,要及时关注医源性的压力性损伤。另外,进行外科手术时,由于术者切口层次分离不清,手术操作粗暴,创面出血、止血不彻底,血肿残留;缝合层次对合不齐,缝合时留有死腔;过度使用电刀,尤其是电凝烧灼,可以诱发切口感染或脂肪液化;操作时间过长,创面污染严重等。

医护人员应严格遵守无菌换药等规章制度,不可出现:换药之前并未进行认真的洗手消毒;为患者换药时未戴好口罩或帽子,没有通过执镊换药,或者是镊子与镊子之间相互混用,并未按照无菌操作的相关规定进行换药护理;换药时,污染棉球、敷料并未及时进行清理,致使医用垃圾乱扔,加上对换药室洁净区和污染区的概念不清晰,则会不断扩大污染面积,引发交叉感染。此外,医护人员消毒不彻底或换药间隔掌控不准确、引流不当等,也会致使病患创面迟迟不愈。

部分患者对医用敷料、胶布及医用敷贴过敏,导致患者皮肤与胶布或敷贴接触部位出现瘙痒、红肿、水疱,甚至溃烂等过敏症状,增加了患者的不适及痛苦,也不利于创面愈合。

患者的回访、健康教育、康复训练十分重要,要提高患者对慢性创面相关问题和创面预后的管理与康复的认知。为有效地防止创面在短期(6~12个月)内复发,必须通过更多、更耐心的教育加强对患者的管理。有效预防教育体系的建立十分关键。

(程飚　付小兵　苏永涛)

思 考 题

1. 在影响创面愈合的全身因素中,临床工作中最需要重视的是哪一项或哪几项? 在创面的临床诊治中容易忽视的是哪一项或哪几项? 阐述理由。

2. 生物膜影响创面愈合的机制包括哪些方面?

3. 如何看待"湿性愈合"与"干性愈合"的矛盾与统一? 两种愈合方式分别适用于何种类型的创面?

4. 哪些科室、治疗/操作/手术容易产生创面愈合的医源性影响? 应该如何预防和治疗?

参考文献

[1] 付小兵, 程飚, 刘宏伟. 进一步关注应激及其对组织修复调控机制的研究 [J]. 中华实验外科杂志, 2009, 26（9）: 1089-1090.

[2] 付小兵, 程飚. 重视老龄化对创面愈合影响的研究 [J]. 创伤外科杂志, 2005, 7（5）: 385-387.

[3] 付小兵, 程飚. 重视神经、内分泌与免疫机制在皮肤修复与再生中作用的研究 [J]. 中国修复重建外科杂志, 2006, 20（4）: 331-335.

[4] 姚波, 刘万宏, 傅亚. 影响创面愈合的营养因素研究进展 [J]. 基因组学与应用生物学, 2012, 31（6）: 640-643.

[5] BROADBENT E, KOSCHWANEZ H E. The psychology of wound healing[J]. CurrOpin Psychiatry, 2012, 25(2): 135-140.

[6] KORIA P. Delivery of growth factors for tissue regeneration and wound healing[J]. BioDrugs, 2012, 26(3):163-175.

[7] MEDLIN S. Nutrition for wound healing[J]. Br J Nurs, 2012, 21(12): S11-12, S14-S15.

[8] STECHMILLER J K. Understanding the role of nutrition and wound healing[J]. Nutr Clin Pract, 2010, 25(1): 61-68.

第五章
慢性创面的发生机制

随着我国人口老龄化以及疾病谱的变化,各种原因引起的慢性创面已成为我国日益严重的公共卫生问题。世界伤口愈合学会联盟(WUWHS)将慢性创面定义为"无法通过正常有序与及时修复达到解剖和功能层面完整状态的创面"。我国习惯上将各种原因导致的经过4~6周正规治疗仍不能愈合,且无愈合倾向的创面称为慢性创面。慢性创面病程长,迁延不愈,给社会和家庭带来沉重负担。临床一般根据发生创面的原因,将慢性创面分为外伤性溃疡、压力性溃疡、感染性溃疡、静脉性溃疡、动脉性溃疡、糖尿病足溃疡、放射性溃疡、癌性溃疡等。近年来,我国糖尿病足溃疡、静脉性溃疡、压力性溃疡的发病率逐年增高,而外伤性溃疡、感染性溃疡的发病率有所降低。理解慢性创面的发生机制,有助于为不同原因导致的慢性创面治疗提供新的治疗靶点与策略。

第一节　慢性创面发生的共性机制

正常皮肤创面按照炎症—增殖—重塑的顺序完成愈合过程,而慢性创面由于某些因素致使创面愈合停滞于某一阶段如炎症阶段,不能完成愈合过程,临床表现为创面长期处于过度炎症状态,创基肉芽组织无法形成,修复细胞增殖迁移受限,上皮化受阻,创面迁延不愈。尽管导致慢性创面的潜在病因不同,但大多数慢性创面表现出相似的特征,具有某些共同的发生机制,主要包括:局部组织缺氧、再灌注损伤、感染与细菌生物膜、炎症失调、营养不良、细胞衰老等。这些机制之间相互关联或互为促进。某些慢性创面的发生以上述某一种机制为主,而有的则包含上述多种机制。

一、局部组织缺氧

创面局部组织缺氧是严重影响伤口愈合的重要因素,常见原因为血管床的病理改变(动脉硬化、微血管或大血管病变、静脉高压)、伤口周围纤维化、局部组织灌注减少或水肿等。局部组织缺氧是糖尿病足溃疡、压力性溃疡和血管性溃疡早期发生发展的最主要病理生理机制,同时也广泛参与了其他多种慢性创面的发生发展过程。

(一)缺氧阻抑创面愈合

氧是细胞代谢基础物质,在创面愈合的诸多环节发挥重要作用。无论是生理性创面还是缺血性创面，氧的重要性都已得到充分认识。Sheffield 等发现，正常皮肤创面的氧张力为 30~50mmHg，而慢性创面的氧张力仅为 5~20mmHg。Siddiqui 等的研究发现，人成纤维细胞在慢性缺氧条件下的胶原合成速率减慢；创面胶原沉积量与创面组织 PaO_2 成正比。Ahn 和 Mustoe 等采用兔耳缺血模型发现，当创面动脉血氧分压从 40~45mmHg 降至 28~30mmHg 时，创面愈合速率下降 80%。在另一项兔耳缺血模型研究中，Wu 等也发现缺血状态下的创面上皮和肉芽组织生长明显受损。相反，采用局部氧疗提高创面氧供，有利于创面愈合。Said 等采用兔耳背缺血性创面模型，发现局部氧疗组的上皮化率是对照组的 2 倍。Fries 等采用猪皮肤切割伤模型，发现局部氧疗后组织氧分压、组织氧合和血管生成率更高。Gordillo G. M. 等的研究显示，局部氧疗可诱导 VEGF 的表达，促进慢性创面的愈合。上述均说明氧在创面愈合中的重要性，而局部缺氧将损害创面愈合。

（二）缺氧影响创面愈合的机制

1. **能量代谢障碍**　作为细胞代谢基础物质，氧主要参与线粒体氧化磷酸化腺苷三磷酸（ATP）合成。组织缺氧将导致线粒体氧化磷酸化受损，ATP 产生减少。随之，依赖于 ATP 供能的膜转运蛋白如 Na^+-K^+-ATP 酶或 Ca^{2+}-ATP 酶脱落，从而导致跨膜电位的丧失和细胞肿胀，进一步发展导致细胞膜破坏，细胞变性坏死。

2. **激活炎症级联反应**　缺氧将导致细胞内钙离子积累，激活信号转导通路，促进炎性级联反应，进而促炎性细胞因子和趋化因子如 TNF 和 IL-1 被释放，吸引和激活中性粒细胞与巨噬细胞。此外，缺氧可诱导内皮细胞黏附分子如细胞间黏附分子 -1、血管细胞黏附分子 -1 以及相应的配体如白细胞功能相关抗原 -1 和极晚期抗原 -4 的表达，促进中性粒细胞和巨噬细胞向创面的外渗和侵袭，从而促进 IL-1a、IL-1b、IL-6 和 TNF 等促炎性细胞因子的自分泌合成。由于生长因子和细胞因子持续释放，使得巨噬细胞被吸引并产生组织降解酶，如丝氨酸蛋白酶（中性粒细胞衍生的弹性蛋白酶和组织蛋白酶）和基质金属蛋白酶如 MMP-8。在慢性创面的渗液中，中性粒细胞和成纤维细胞释放的多种 MMPs（MMP-8、MMP-1、MMP-2、MMP-3、MMP-9、MMP-13）。由于蛋白酶（如 MMP-8 和 MMP-9）的水平超过其抑制剂，导致生长因子和细胞外基质成分如胶原、纤维连接蛋白和玻璃体连接蛋白的过度降解。分解产物进一步促进炎症反应，使得炎症从正常创面的自我限制过程变为慢性创面的持续状态，炎症细胞如中性粒细胞持续浸润和活化，使炎症难以消退。

3. **氧化应激损害**　活性氧（ROS）主要由中性粒细胞和巨噬细胞产生。正常创面的 ROS 浓度低，其既作为信号分子，也是微生物的杀灭剂，在创面愈合中发挥重要作用。然而，这一过程取决于氧化剂和抗氧化剂之间的平衡。若平衡被打破，大量的 ROS 将通过氧化应激损害创面愈合。高剂量的 ROS 不仅损伤细胞外结构蛋白、脂质和 DNA，而且刺激复杂的信号转导通路，导致 MMPs、丝氨酸蛋白酶和促炎性细胞因子的表达增强。研究发现，过氧化还原蛋白 -6 缺乏的小鼠，高剂量 ROS 导致创面内皮严重损伤。一氧化氮（NO）是作用最强的抗氧化剂，由一氧化氮合酶以氧依赖的方式产生。NO 不仅能拮抗 ROS，还能抑制炎性蛋白转录激活因子 NF-κB。淋巴细胞激活氧依赖的硫氧还蛋白还原酶也是氧化应激的重要保护机制。在氧化应激下，巨噬细胞表达氧依赖的血红素加氧酶和半胱氨酸转运蛋白来保护自己免受 ROS 的伤害。因此，几乎所有的 ROS 的拮抗机制都严格依赖于氧。由于慢性创面普遍存在缺氧，ROS 的拮抗和中和作用受抑，导致 ROS 持续和不受控制地产生，进一步增强炎症状态。

4. **促进细菌定植**　细菌定植和创面感染是所有慢性创面的主要特点。大量研究表明，细菌定植与创面缺氧状态有直接关系。Knighton 等观察创面氧合状态对皮下接种细菌后创面细菌含量变化的影响,结果发现创面细菌含量与创面氧合状态呈明显负相关。Grief 等对 500 名接受结直肠切除术的患者开展前瞻性研究,比较围手术期和术后 2 小时分别接受 80% 和 30% 氧疗的两组患者的伤口感染率。结果发现:80% 氧疗组的伤口感染率为 5.2%,而 30% 氧疗组的伤口感染率为 11.2%。也有研究表明,即使组织含氧量适度降低,也会显著增加感染的风险。在体外试验中,研究发现当 PaO_2 水平低于 40mmHg 时,中性粒细胞将失去杀菌能力。因此,创面缺氧使创面感染的风险大增。

二、再灌注损伤

再灌注损伤在慢性创面愈合过程中具有重要作用。反复缺血再灌注损伤对创面愈合的影响在动物模型中已得到证实。动物实验发现,组织损伤与缺血再灌注循环次数相关,而重复的缺血再灌注循环似乎比单次长时间的缺血对创面愈合更为有害。对于有静脉功能不全、动脉硬化、糖尿病等循环障碍的患者,在改变体位(如腿部抬高)时,将出现周期性间歇性的小腿缺血与再灌注过程。随着腿部位置的反复改变,损伤将以自我加强的方式循环发生。缺血再加上随后的缺氧导致促炎反应,随着再灌注,水肿进一步加重。此外,更多的中性粒细胞将迁移到创面组织,进一步促进炎症恶性循环,导致细胞死亡和组织损伤。此外,再灌注引起复氧,继而增加 ROS 的产生。ROS 反过来对血管和细胞过程产生有害影响。因此,在组织缺血基础上反复发生的缺血再灌注损伤是难愈合创面形成的重要因素之一。

三、感染与细菌生物膜

(一)感染

感染几乎参与所有慢性创面的发生、发展过程,是慢性创面难愈的主要致病因素之一。无论是细菌负荷抑或感染,都能增加炎症毒素和蛋白水解酶,延长炎症反应,增加坏死组织,导致慢性创面不愈。

(二)细菌生物膜

1. **多数细菌以生物膜形式存在** 细菌生物膜(biofilms)是细菌在生长过程中为适应生存环境而吸附于惰性或活性材料表面形成的由微生物及其分泌的聚合物所组成的具有三维结构的细菌细胞群体。它由细菌及其产物、细胞外基质和 / 或坏死组织等共同组成。自然界中 99% 的细菌是以生物膜的形式存在,约 65% 的人类感染与生物膜有关,也有学者认为超过 80% 的人类感染中有生物膜形成。

细菌生物膜的形成分为几个阶段:①浮游细菌黏附到惰性物体表面或活性实体的表面形成单细胞层。例如,当急性创面转为慢性创面时,细菌为了对抗不利的生存环境(如极端的营养缺乏、低 pH、高渗透压、氧化、抗生素等),会通过多种途径黏附到创面表面,利用特定黏附素(adhesin)识别宿主表面受体;通过产生黏性长链胞外多糖帮助起始黏附;利用鞭毛和Ⅳ型菌毛的黏性末端与宿主细胞黏附。②细菌通过群落生长或聚集形成微菌落。细菌与宿主细胞黏附,在生长繁殖的同时分泌大量的胞外多糖(exopolysaccharides,EPS)黏结单个细菌而形成细菌团,即微菌落。③细菌分泌 EPS 形成基质,并深埋于基质内形成成熟的生物膜。成熟的生物膜形成高度有组织的结构,由类似蘑菇状或堆状的微菌落组成,在这些微菌落之间围绕着大量通道,可以运送养料、酶,代谢产物和排出废物等。

2. **细菌生物膜与创面感染** 细菌生物膜的形成是导致或加重创面感染的重要原因,也是近年来有关慢性创面感染机制的新发现。据研究,约 6% 的急性创面能检测到细菌生物膜。

然而,当急性创面转为慢性创面时,这一比例上升至 60% 以上。在慢性难愈合创面中,组成细菌生物膜的微生物种类繁多,主要包括金黄色葡萄球菌、链球菌、假单胞菌和厌氧菌等。研究显示,糖尿病患者伤口中的链球菌是非糖尿病患者的 63 倍。细菌生物膜形成后,难以被抗微生物剂和宿主的免疫应答消除,同时表现出极强的耐药性。研究发现,铜绿假单胞菌感染后形成的生物膜可产生一种抵抗因子,使其能逃逸中性粒细胞的吞噬作用。金黄色葡萄球菌也被证明有类似的作用。由于生物膜的特殊结构,其对抗菌治疗的敏感性是浮游细菌的 1/1 000~1/100。目前已知生物膜细菌的抗生素抗性与多种机制有关,如生物膜胞外多糖的屏障作用、生物膜微环境的改变、表达与浮游细菌不同的基因产物和细菌间的协同作用等。近期研究发现,抗生素虽然可以杀灭链球菌等一些不容易形成生物膜的细菌,但同时会促进易形成生物膜的细菌生长,如假单胞菌和沙雷菌,这些细菌定植于伤口的深层,从而延缓愈合。清创手术虽然可有效地清除慢性创面的生物膜群落,但是生物膜可以在清创术 2 天后又开始形成,这也是慢性创面比急性创面清创术后更容易感染的重要原因。

四、炎症失调

作为创面愈合的早期事件,适度的炎症反应是招募免疫细胞、激活免疫系统的关键,可以保护创面免受病原体攻击,并帮助清除坏死组织。急性创面的炎症反应仅持续数天,随后进入到创面增殖阶段,是创面上皮化启动的重要前提。然而,过度或失调的炎症反应造成细胞损伤和细胞外基质过度降解,是绝大多数慢性创面发生与发展的重要因素。慢性创面炎症失调主要表现为炎症介质紊乱和炎症细胞功能障碍。

(一)炎症介质紊乱

1. 主要的炎症因子 参与创面炎症反应的因子多达几十种,其中起主要作用的有肿瘤坏死因子 -α(TNF-α)、白介素 -1(IL-1α、IL-1β)、白介素 -6(IL-6)和白介素 -8(IL-8)等。在创面炎症反应过程中,TNF-α 和 IL-1β 是最早出现,也是最重要的促炎性细胞因子,在炎症级联反应中居核心地位。

(1)TNF-α:TNF 主要由活化的巨噬细胞、自然杀伤细胞和 T 淋巴细胞产生,包括 TNF-α 和 TNF-β 两种亚型。TNF-α 通过与受体 TNFR 结合,构成经典的炎症信号途径。在创面愈合过程中,作为介导炎症效应的核心因子,TNF-α 具有广泛的作用,主要表现在:①诱导炎症相关基因表达和炎症细胞趋化;②增加中性粒细胞过氧化物阴离子产生;③刺激中性粒细胞脱颗粒和分泌髓过氧化物酶,提高中性粒细胞的吞噬能力;④诱导血管内皮细胞表达黏附分子,增强中性粒细胞与内皮细胞的黏附;⑤诱导其他细胞如单核巨噬细胞等分泌 IL-1、IL-8 以及 GM-CSF 等,进而在炎症因子级联反应放大效应中发挥核心作用,促进创面愈合正常进行。

(2)IL-1:IL-1 主要由巨噬细胞产生,包括 IL-1α 和 IL-1β 两种亚型。IL-1α 由 159 个氨基酸组成,而 IL-1β 由 153 个氨基酸组成。IL-1α 和 IL-1β 的氨基酸顺序仅有 26% 的同源性,但二者可结合相同的受体(IL-1R),发挥类同的生物学作用。IL-1 是启动炎症反应的另一关键细胞因子,其主要作用包括:①刺激单核细胞和内皮细胞等分泌趋化因子,刺激血管内皮细胞表达黏附分子,从而使创面部位聚集大量中性粒细胞;②与抗原协同作用,使 CD4[+] T 细胞活化;③促进 B 细胞生长和分化,促进单核巨噬细胞等抗原提呈细胞的抗原提呈能力;④与 IL-2 或干扰素协同可以增强自然杀伤细胞的活性;⑤刺激多种不同的细胞释放蛋白分解酶,产生炎症效应等。

2. **炎症因子过度释放** 大量的炎症因子持续、过量产生是慢性难愈合创面的重要特征。有研究采用荧光定量 PCR 方法发现，慢性创面中心和边缘组织中的 IL-1、IL-6 以及 TNF-α 的表达较急性创面显著增高，且创缘组织中的表达水平又高于创面中心组织。过量产生的炎症因子诱导多种基质金属蛋白酶如 MMP-2 和 MMP-9 的过度表达，下调组织金属蛋白酶抑制剂（TIMP）表达，使细胞外基质过度降解，创面基底膜破坏，创面难愈。研究发现，糖尿病创面的高炎症状态可活化创面巨噬细胞的 NLRP3 炎症复合体，激活 caspase-1，释放大量 IL-1、IL-18 等促炎性细胞因子，从而形成 NLRP3 炎症复合体激活 /IL-1β 释放通路正反馈，导致创面 M1 型巨噬细胞堆积，M2 型巨噬细胞出现迟缓，形成持续放大的炎症反应，是糖尿病创面迁延不愈的重要原因。在糖尿病小鼠创面模型中，局部使用 NLRP3 炎症复合体抑制剂格列本脲，发现巨噬细胞由 M1 型转换为 M2 型，创面 IL-1β、IL-18 表达水平也相应降低，炎症消散加快。将 *NLRP3* 基因敲除小鼠的骨髓移植到糖尿病小鼠体内也能显著改善创面愈合，表明炎症介质紊乱是导致糖尿病患者创面难愈的重要原因。

（二）炎症细胞功能障碍

1. **中性粒细胞** 中性粒细胞是参与创面早期炎症的主要细胞，其存活期为 2~5 天，随后发生凋亡，被巨噬细胞吞噬。若中性粒细胞数量或功能异常，将显著影响创面愈合。有研究发现，糖尿病患者的中性粒细胞更易发生凋亡，导致创面部位中性粒细胞的寿命缩短和清除率增加，加剧创面的感染易感性。此外，糖尿病患者由于创面血运障碍，中性粒细胞不能及时到达创面基底部，大量中性粒细胞散落在创面周围，形成致密的炎症区。同时，晚期糖基化终末产物（AGE）与中性粒细胞结合，活化中性粒细胞，释放大量促炎性细胞因子，加剧炎症反应与氧化应激，使创面处于持续炎症状态而迁延不愈。

2. **巨噬细胞** 在创面愈合过程中，巨噬细胞表现为促炎（M1 型巨噬细胞）和抗炎（M2 型巨噬细胞）两种类型，具有截然不同的两种功能。创面形成后，受血小板和中性粒细胞分泌的趋化因子和促炎性细胞因子的作用，血液中单核细胞迁移到损伤部位，分化并激活为 M1 型巨噬细胞。M1 型巨噬细胞产生多种炎症效应分子，分泌 MMP-2 和 MMP-9 降解临时的细胞外基质，吞噬和杀灭微生物，在创面早期炎症阶段发挥重要作用。随着创面愈合的进行，M1 型巨噬细胞转化为 M2 型巨噬细胞。M2 型巨噬细胞又称为抗炎性巨噬细胞，其吞噬凋亡或坏死的中性粒细胞，释放出一系列抑制炎症反应的细胞因子如 IL-10、TGF-β 等，发挥抗炎作用；同时，M2 型巨噬细胞分泌生长因子促进细胞增殖、肉芽组织形成和血管生成，产生金属蛋白酶抑制剂 -1（TIMP-1），拮抗 MMPs，促进细胞外基质形成与沉积，为表皮细胞迁移创造条件。

在创面愈合过程中，巨噬细胞清除中性粒细胞可诱导 M1 型巨噬细胞向 M2 型巨噬细胞表型转换，从而使炎症消退。然而，慢性创面中巨噬细胞对凋亡的中性粒细胞的吞噬能力下降，导致局部强炎症环境和大量 M1 型巨噬细胞聚集。研究显示，糖尿病创面微环境如高糖、晚期糖基化终末产物、氧化应激、低氧等均可影响巨噬细胞功能和表型转换，使创面持续处于慢性炎症状态。有研究通过分析非糖尿病和糖尿病创面愈合早期与晚期巨噬细胞的表型发现，非糖尿病创面的巨噬细胞在伤后第 10 天已完成从 M1 型（促炎型）向 M2 型（抗炎型）转化，但是糖尿病创面巨噬细胞仍维持 M1 型特征，表现为高度炎症状态。由于糖尿病强化了创面 M1 型巨噬细胞的募集和滞留，使得创面细胞外基质沉积减少，血管新生延缓，再上皮化延迟。此外，研究发现，糖尿病小鼠招募到创面的巨噬细胞比非糖尿病小鼠招募的更具有致炎性，当这些巨噬细胞受到创面局部环境的瀑布式炎性信号刺激时，它们的表型转化将更为失衡，导致局部血管内皮损伤，血管渗透性增高，体液外渗，加重炎症反应。

五、其他机制

（一）细胞衰老

衰老的细胞表现出细胞活力和增殖能力的降低,基因表达模式的改变和对生长因子反应的降低。由于多数慢性创面发生于老年人,因而细胞衰老对慢性创面的影响日益受到关注。

研究显示,慢性难愈合创面如压力性损伤、静脉曲张性溃疡中的成纤维细胞均呈现衰老特征。衰老的成纤维细胞表现出 MMPs 的生成增加和 MMP 抑制剂的释放减少,可能是 MMP 抑制剂（TIMP-1）和丝氨酸蛋白酶抑制剂（α_1- 抗蛋白酶、抗白蛋白酶 -SLPI、α- 巨球蛋白酶抑制剂）在慢性创面中减少的原因之一。衰老的细胞比年轻的细胞更容易受到缺氧的影响。在兔耳缺血模型中,老年人成纤维细胞在 TGF-β 刺激下的迁移速度减慢,PDGF 受体 β 表达下调,TGF-β_1mRNA 表达降低。在低氧条件下,体外培养的老年角质形成细胞与年轻细胞相比,运动速度减慢,增殖率降低。Tandara 等证实,在缺血缺氧条件下,与年轻的细胞相比,老年人成纤维细胞的细胞死亡率增加。但是,慢性创面细胞的衰老迹象甚至与患者的年龄无关。研究显示,与健康小腿的成纤维细胞相比,慢性创面边缘和创面床的成纤维细胞具有早衰特点。另外,体外试验中还发现,与从急性伤口分离的成纤维细胞相比,慢性伤口成纤维细胞的增殖活性显著降低。其原因可能与细胞长时间暴露于应激因素如促炎性细胞因子、ROS 以及细菌感染和毒素引起的蛋白水解环境等有关,这些因素加速细胞衰老,或者由于创面持续存在,成纤维细胞反复通过细胞分裂来诱导伤口愈合,这种持续刺激导致细胞逐渐失去增殖能力。此外,衰老细胞对缺血再灌注损伤的反应性更差,这也可能是老年患者更易产生慢性难愈合创面的原因之一。

（二）营养不良

创伤后机体对营养和能量的需求增加,若同时伴有由血管疾病、低血容量或组织水肿引起的组织灌注不足,则出现蛋白质、能量和各种微量元素（维生素、微量矿物质、必需氨基酸）的绝对和 / 或相对缺乏,从而导致创面延迟愈合或迁延不愈。其机制主要为激素的合成减少;蛋白质合成减慢和分解加快;蛋白缺乏等导致的免疫功能下降及感染机会增加。营养不良不仅削弱患者体质,而且导致急性创面更倾向于演变为慢性难愈合创面。据统计,在制动和丧失去脂肪体重的双重作用下,压疮的发生率增加 74%。

从生物体自身来讲,其代谢途径相关基因的正常表达与否直接关系到营养物质的摄取、运输、分解和利用。因此,开展相关代谢基因缺失后创面愈合变化的相关研究,有利于从分子机制上阐明相关基因对营养物质利用的影响及其与创面愈合的关系,从而开发与应用新的营养干预手段和营养物组合产品,促进机体对营养物质的吸收,加速创面愈合,具有重要的临床意义。

（三）心理应激

应激原可引起患者强烈、持久的心理反应。慢性难愈合创面病程长、反复发作,患者对预后及经济负担的担心都将导致或加重其心理负担,引发持续的心理应激,其中以抑郁、焦虑和恐惧最为常见。应对方式和社会支持是压力源和心理反应之间重要的中介变量,两者能通过改变心理应激水平调节患者的心理健康状况,进而影响疾病的发生发展和转归。由于慢性难愈合创面患者普遍存在心理问题,心理应激在慢性创面发生发展与预后转归中的重要作用不容忽视。

第二节 糖尿病足溃疡的主要发生机制

糖尿病足溃疡(diabetic foot ulcers,DFU)是最常见的糖尿病慢性并发症之一,以高发生率、高致残率、高死亡率以及高费用为特征,严重影响患者健康和生活质量,是当前国内外慢性创面治疗的重点和难点。糖尿病足溃疡是典型的由代谢性疾病导致的慢性创面,其发病机制主要是由于长期高血糖引起的下肢血管、神经系统病变,使肢端组织长期处于缺血缺氧和感觉障碍,局部组织活力降低。在此基础上,因外伤等因素导致局部皮肤受损,不易被发现且处理不及时,继发感染后皮肤坏死进一步加重,严重者累及深部肌肉、肌腱和骨质,甚或诱发全身感染,危及患者生命。近30年来,国内外学者围绕血管病变与微循环障碍、周围神经病变、感染、炎症反应失调、晚期糖基化终末产物蓄积、细胞功能受损等方面,对糖尿病足溃疡难愈的发生机制进行了深入研究,提出了相应的防治措施,但临床治疗效果仍不够理想,提示相关机制仍亟待深入阐明和揭示。

一、血管病变与微循环障碍

糖尿病患者与非糖尿病患者相比,其周围血管疾病的发生率明显增加。研究发现,糖尿病患者周围血管疾病的发生率为非糖尿病患者的2.5~3.0倍。WHO的研究报告显示,约3%的男性糖尿病患者和0.5%的女性糖尿病患者存在间歇性跛行;在合并糖尿病足溃疡患者中,13%~20%表现为下肢缺血,20%~25%的患者同时存在周围动脉疾病和神经病变,约46%的截肢与下肢缺血有关。周围血管动脉硬化导致下肢缺血,严重者发生坏疽。除大血管病变外,小血管和毛细血管病变亦非常常见,且对患者预后发挥着重要作用。小血管病变表现为基底膜增厚、血管弹性差,因而小动脉的代偿性扩张能力降低,使得在局部损伤时充血反应减弱。基底膜增厚亦阻止活化的白细胞向组织的移行,局部更易发生感染。毛细血管病变表现为结构异常和硬化,晚期功能异常如充血性反应受损、动静脉短路增加和自我调节功能丧失,从而进一步加重局部组织缺血和缺氧,促进组织坏死和溃疡,并使已发生的足部溃疡长期不愈合。

二、周围神经病变

糖尿病周围神经病变(diabetic peripheral neuropathy,DPN)是糖尿病的另一常见慢性并发症,可累及感觉神经、运动神经,但最常见的是感觉神经异常。据调查,60%~90%的糖尿病患者最终发生DPN,其主要病理改变为轴索变性和节段性脱髓鞘,其中以细神经纤维损害最为显著。由于周围神经病变使患者下肢感觉迟钝,从而更易受伤和二次感染,加之皮肤的神经营养作用减弱,导致糖尿病足溃疡发生和创面迁延不愈。DPN的发生机制涉及代谢紊乱、微血管病变、氧化应激损害、神经营养因子缺乏及再生受损与细胞凋亡等多方面。

(一)代谢紊乱

高血糖是DPN的基础,长期慢性高血糖可激发多元醇、己糖胺、蛋白激酶C(PKC)通路和增加细胞内外晚期糖基化终末产物。这些物质的异常增加又激活了细胞内信号转导通路,改变基因表达及蛋白质功能,从而造成血管内皮细胞、神经元等细胞功能障碍,最终引发血管通透性异常、神经纤维血液供应障碍、神经纤维坏死或减少,导致DPN。

1. **多元醇通路亢进** 高血糖时,正常糖酵解过程受阻,糖不能经正常途径分解,激活山梨醇通路。醛糖还原酶促使高浓度葡萄糖转化为山梨醇,然后再被山梨醇脱氢酶转为果糖,并使半乳糖转化为卫矛醇。多元醇通路亢进导致 DPN 的主要机制包括:

(1)山梨醇、卫矛醇及果糖均为高渗物质,引起神经细胞内渗透压增高,造成水、钠潴留,导致神经细胞水肿、变性、坏死。同时,造成神经组织对肌醇摄取减少,最终使 Na^+-K^+-ATP 酶的活性下降,神经细胞生理功能降低,传导速度减慢。

(2)多元醇途径过度活化还将消耗胞质中的还原型烟酰胺腺嘌呤二核苷酸磷酸(NADPH)以及还原型谷胱甘肽(GSH),使神经细胞易受自由基损伤。

2. **非酶促蛋白质糖基化异常** 高血糖时,葡萄糖与蛋白质分子以非酶促聚合,形成大量晚期糖基化终末产物(AGE),介导神经细胞毒性作用,是糖尿病周围神经病变的公认重要机制。AGE 于 1912 年由法国科学家 Maillard 首次发现并报道,是葡萄糖的羰基与蛋白质的游离氨基端通过非酶糖基化作用(Maillard 反应)形成的不可逆终末产物,是多种不同化合物的总称,具有棕黄色、自发荧光和广泛交联等特征。生理状况下,Maillard 反应仅发生于半衰期长的蛋白质如胶原、晶状体等,故 AGE 含量低。高血糖促使糖化进程加快,使 AGE 产生大量增加。AGE 对细胞的毒性作用主要通过与其特异性受体 RAGE 结合实现,可能机制包括:

(1)AGE 和 RAGE 结合后,引发一连串的信号转导级联反应,激活下游通路,可以增加巨噬细胞吞噬神经髓磷脂,上调各种核因子(NF)如 NF-κB 介导的炎症反应基因,阻止 NO 依赖的扩血管和抗凝作用等。对 DPN 患者行神经活检发现,晚期 AGE 主要沉积于神经组织的轴突和髓鞘,其蓄积引起巨噬细胞特异性识别和摄取增加,造成神经细胞节段性脱髓鞘,破坏髓鞘完整性。在高血糖时,蛋白质和 DNA 发生的非酶糖基化,有可能改变蛋白质活性和 DNA 完整性,从而影响蛋白质和细胞功能。

(2)高血糖内环境可明显增加神经髓鞘蛋白和微管蛋白的糖基化,导致髓鞘的完整性及微管系统的结构和功能变化遭到破坏。Tanj 等研究发现,在糖尿病患者的组织细胞中,AGE 及 AGE 受体表达量明显增加,而由 AGE 介导的一系列生化反应会直接影响神经细胞及组织的血液供应,同时降低对于神经细胞及组织的营养供应。

3. **脂代谢异常** 由于糖尿病患者胰岛素相对或绝对缺乏,使脂肪分解加速而利用率减慢,导致神经组织脂代谢紊乱,如神经的脂质合成异常和构成髓鞘的脂质比例异常、亚油酸转化障碍、施万细胞内脂质过度沉积等,这些变化早期就可引起神经传导速度减慢。脂代谢紊乱可以影响肌醇磷脂代谢,使其产物三磷酸肌醇和二酰甘油水平降低,两者作为第二信使,其调控细胞增殖功能也发生紊乱,DNA 合成受抑,细胞增殖活力下降。

（二）微血管病变

周围神经由一系列纵横交错的血管网供血,称为神经滋养血管。神经外膜、神经内膜以及神经束膜内的血管紧密交联。微血管病变导致神经缺血、缺氧,是 DPN 发生的重要机制。

1. **微血管结构病变** 研究发现,在糖尿病早期,甚至在糖耐量降低时期,神经束膜内的毛细血管已经存在损伤。在合并 DPN 的患者中,神经外膜血管出现结构异常,如动脉变细、静脉扩张、动静脉分流和新生血管形成,并伴有毛细血管壁基底膜增厚、内皮细胞增生、透明变性和去神经支配。穿神经束膜血管亦显示去神经支配。神经外膜和神经束膜的动脉壁上有着丰富的交感神经末梢,而糖尿病患者神经滋养血管上的神经末梢发生退行性改变,导致神经内膜血流的神经调节受损。微血管病变导致血管管腔细胞堵塞,甚至出现血栓,进而使神经细胞出现缺血缺氧性损害,导致 DPN 的发生。在实验性 DPN 模型中,应用 VEGF 治疗后病变可发生逆转,转入 *VEGF* 基因后病变部位的血管数和血流量可恢复至正常水平,同时 VEGF 的高表达促进了周围神经功能恢复,说明微血管损害在 DPN 发病中具有重要作用。

2. **微血管功能受损** 由于长时间处于高血糖状态,糖尿病患者易发生微血管血小板集聚,血凝成分增加,红细胞的脆性加大。高凝状态又容易导致血管阻塞,进而出现缺氧缺血性损伤。由于血管内皮细胞受损,NO 生成速率下降,一方面影响了神经组织微血管的舒张功能,减少了其血流量;另一方面减弱了神经传导的功能,致使传导速率下降。

（三）氧化应激损害

通过多种途径大量产生的氧自由基是糖尿病周围神经病变的重要机制。糖尿病患者机体氧自由基的来源有:高血糖作用产物糖胺自身氧化产生大量自由基、组织缺血缺氧产生大量氧自由基、线粒体电子传递链障碍产生超氧化物和过氧化氢等。其主要损伤机制包括:

1. **抑制细胞功能** 超氧化物攻击铁硫中心的数种蛋白质而抑制关键酶,包括呼吸链中的复合酶Ⅰ、Ⅱ、Ⅲ和三羧酸循环的关键酶,影响呼吸链传递和细胞功能。在体内外试验和动物实验中发现,高血糖引起细胞内 ROS 生成增加,导致 Na^+-K^+-ATP 酶活性降低,阻滞神经节去极化,因而减慢了神经传导速度。

2. **影响神经血供** ROS 激活多种信号转导通路,引起内皮细胞产生许多细胞因子,如 TNF-α、TGF、血管内皮生长因子（vascular endothelial growth factor, VEGF）等,引起血管基底膜增厚,新生血管形成,使管腔狭窄和血管闭塞,导致神经内膜血流减少,引起神经内膜缺血和缺氧,从而损伤神经元和施万细胞,最终使神经变性。研究发现,ROS 还可通过降低 NO 的合成及其生物学活性,或减少舒张血管作用的前列腺素生成,导致内皮依赖性血管舒张功能下降,从而影响周围神经的血液供应。

3. **影响神经营养因子分泌** 氧化应激可导致多种神经营养因子（neurotrophic factor, NTF）表达和分泌减少,如神经生长因子（NGF）和睫状神经营养因子（CNTF）等,从而减弱受损神经纤维的再生能力。

（四）神经营养因子缺乏

神经营养因子（NTF）是机体产生的能促进神经细胞存活、生长、分化的一类蛋白质因子,其与特殊受体结合后,通过轴索逆向转运进入细胞体,在减少神经变性、刺激轴突生长以及促进神经再生方面发挥重要作用。DPN 患者的多种 NTF 合成减少,参与了 DPN 的发生过程。

1. **神经生长因子** 神经生长因子（NGF）是 NTF 家族中发现最早、研究最深入的一类生长因子,能诱导神经递质合成、蛋白磷酸化、甲基化以及蛋白酶合成,维持神经元的正常功能。NGF 受体包括低亲和力的 p75 型和高亲和力的 TrkA 型两种类型。NGF 及其受体在 DPN 的发生发展中起重要作用。研究发现,糖尿病大鼠坐骨神经中 NGF mRNA 及蛋白水平明显降低,背根神经节中 TrkA 和 p75 蛋白亦减少,受 NGF 调控的基因产物,如 P 物质和降钙素基因相关肽的表达同时大幅减少,提示 DPN 与 NGF 及其受体等表达减少密切相关。有研究将 NGF 通过单纯疱疹病毒基因转录至链脲霉素诱导的糖尿病大鼠的背根神经节内,可增加 NGF 产生,从而抵抗 DPN。临床研究发现,采用重组人神经生长因子（rhNGF）治疗的 DPN 患者 6 个月后冷觉阈值明显改善,对热觉和痛觉也有临界改善,证实 NGF 对 DPN 有较好的治疗作用。

2. **胰岛素样生长因子** 胰岛素样生长因子（IGF）是一类具有胰岛素样作用的生长因子,具有促进胚胎发育、神经生长和修复的重要作用。IGF 包括Ⅰ型和Ⅱ型。研究发现,在 DPN 大鼠坐骨神经功能改变以前,其 IGF-Ⅰ的表达已减少,并观察到神经中 IGF-Ⅰ受体下调,提示

IGF-Ⅰ的 mRNA 和蛋白含量减少与周围神经的电生理和结构改变有关。动物实验发现,通过 IGF 治疗,可改善线粒体电子传递链,使更多的线粒体膜去极化以及合成更多的 ATP。腓肠神经鞘内注射 IGF-Ⅰ可以使神经传导速度恢复和萎缩的感觉轴突逆转。这些都表明 IGF-Ⅰ与 DPN 的发生有密切关系。

3. **神经营养因子-3**　神经营养因子-3(neurotrophin-3, NT-3)是支持大直径感觉神经元的一种营养因子,能维持本体感觉和粗触觉(机械感受)。NT-3 通过 3-磷酸肌醇激酶通路的活化作用,调节感觉神经元基因表达和线粒体膜电位,起到营养交感神经元和大纤维感觉神经元的作用。NT-3 合成减少及其高亲和力受体表达减少都有可能导致 DPN 的发生。研究发现,糖尿病大鼠骨骼肌中 *NT-3* 基因表达下降,而补充外源性 NT-3 可恢复感觉神经元的传导速度。

(五)再生受损与细胞凋亡

1. **神经再生**　DPN 的特征表现之一为进行性的神经纤维丧失,与神经再生受损有关。研究发现,糖尿病大鼠中神经再生的多个环节异常,包括早期快反应基因改变、Wallerian 变性和再生延迟、再生速度减慢和再生纤维突触受损等。DPN 还使神经微丝的合成减少,而微丝是神经轴突中最主要的结构成分。神经微丝合成减少使轴突生长受抑制,从而使神经传导速度减慢。

2. **细胞凋亡**　凋亡机制参与 DPN 的发生发展。研究发现,糖尿病大鼠背根神经节线粒体膜电位升高,导致细胞色素 C 由线粒体转移至细胞质,背根神经节凋亡指数增高;经胰岛素治疗后,线粒体膜电位和凋亡指数恢复正常。糖尿病大鼠背根神经节凋亡与线粒体功能异常有关:线粒体膜改变导致跨膜电位差降低,从而释放细胞色素 C、凋亡诱导因子、DNA 酶、Caspase-2 和 Caspase-9;细胞色素 C 激活 Caspase-9,随后与脱氧腺苷三磷酸、Adaf-1 激活 Caspase-3,从而诱导凋亡的发生。

三、感染

高血糖、组织缺血缺氧、神经病变与感觉功能障碍、免疫功能下降等均可导致糖尿病足溃疡易并发感染。糖尿病足合并细菌感染者高达 85.5%,是糖尿病足溃疡病情严重的独立危险因素。随着 Wagner 级别增加,糖尿病足溃疡感染的比例及严重程度显著升高,相当部分患者最终截肢,或进展为全身脓毒症。

(一)致病菌及特征

1. **致病菌变迁**　糖尿病足溃疡早期,尤其未接受抗生素治疗者,创面以革兰氏阳性菌感染为主,多为单一细菌,如金黄色葡萄球菌、表皮葡萄球菌、粪肠球菌等。随着病情发展,特别是抗菌治疗后,致病菌转向革兰氏阴性菌如肠杆菌属、铜绿假单胞菌等,并逐渐成为主要致病菌。随着感染进一步加重,复合感染及真菌感染随之增多。致病菌变迁一方面与患者抵抗力及免疫力下降有关,另一方面与治疗过程中长期应用抗生素有关,使得条件致病菌乘虚而入成为主要致病菌。

2. **混合感染**　随着糖尿病足溃疡严重程度加重与病程延长,多种致病微生物包括革兰氏阳性菌和阴性菌共同感染的机会增多,可伴有厌氧菌和真菌感染。多种病原微生物混合感染是糖尿病足溃疡感染病情严重程度的重要标志。吴英等发现糖尿病足多重细菌感染率为 45.6%,Wagner 4 级患者均为多重感染。混合感染促进细菌之间的协同作用,细菌耐药性和细菌毒性不同程度增强,对常用抗生素敏感性差,临床治疗难度加大。

（二）主要原因

1. **高血糖**　高血糖利于细菌生长繁殖,同时抑制粒细胞的趋化性、移动性、黏附功能、吞噬能力和杀菌能力。持续高血糖导致血管病变及血流缓慢、减少,干扰白细胞动员和移动,降低糖尿病患者的细胞免疫功能,导致细菌感染。

2. **血管与神经病变**　糖尿病血管病变主要表现为动脉硬化性闭塞症,是肢体坏疽的主要病理基础。组织血流减少、缺血缺氧,机体抗感染能力减弱,利于细菌定植。此外,由于神经病变,皮肤出汗及温度调节异常,造成足畸形、皮肤干燥,成为细菌侵入的缝隙;运动神经病变引起跖骨和足尖变形,足弓力学失衡,足趾长期受压形成胼胝,甚至发生足溃疡。由于保护性感觉丧失,使其无法察觉外伤,使得溃疡极易继发感染。

3. **免疫调节功能下降**　糖尿病伴营养不良与低蛋白血症时,免疫球蛋白、抗体及生成补体明显减少,机体抵抗力下降,尤其是对金黄色葡萄球菌、大肠埃希菌、沙门菌的凝集素显著减少。此外,生长因子调节紊乱的糖尿病患者体内可出现多种生长因子合成、代谢紊乱,如高血糖导致缺氧诱导因子表达降低,从而影响糖尿病足细胞稳态维持、新生血管形成及葡萄糖新陈代谢,在糖尿病足发生和发展中起重要作用。胰岛素样生长因子1（insulin-like growth factor-1,IGF-1）在糖尿病足溃疡中也起着重要作用。有研究报道,糖尿病足溃疡患者血IGF-1浓度明显降低,从而影响神经细胞正常的生理再生和病理损伤修复,使溃疡延迟愈合。血管内皮生长因子（VEGF）是一种高度特异性的促血管内皮生长因子,可促进血管生成,从而加速糖尿病足溃疡创面愈合。糖尿病足患者病变血管VEGF合成减少,新生血管生成受限,侧支循环代偿不良,是导致糖尿病足溃疡难以愈合的重要因素。

四、过度炎症

持续炎症状态是糖尿病足溃疡迁延难愈的关键。由于炎症因子如TNF-α、IL-1β持续释放,引发炎症级联反应和炎症细胞大量浸润。同时,基质金属蛋白酶MMP-2、MMP-9等表达增加,降解细胞外基质及TGF-β$_1$、VEGF等促愈因子,致使新生血管形成障碍,肉芽形成不良,胶原沉积减少,创面愈合困难。中性粒细胞数量和功能异常,巨噬细胞功能和表型转换紊乱,炎症复合体持续活化等,是许多糖尿病并发症包括慢性创面难愈的关键因素。

（一）中性粒细胞数量和功能异常

中性粒细胞是参与炎症早期的主要细胞类型,中性粒细胞异常加剧糖尿病患者创面的难愈性。研究发现,糖尿病患者的中性粒细胞更易发生凋亡,这可能与高血糖状态有关。初期这将导致感染部位中性粒细胞的功能寿命缩短和清除率增加,加剧创面的易感性和严重程度。由于血管病变,导致血运障碍,中性粒细胞不能及时到达糖尿病患者创面基底部,大量中性粒细胞散落在伤口周围,并形成致密的炎症区。此外,中性粒细胞与晚期糖基化终末产物（AGE）结合,释放大量促炎性细胞因子,加剧中性粒细胞的炎症反应与氧化应激。

（二）巨噬细胞功能和表型转换紊乱

巨噬细胞具有高度可塑性。在创面愈合早期,巨噬细胞表现为促炎的M1型,发挥吞噬、杀菌作用,并促使其释放IL-1β、IL-6、TNF-α等促炎性细胞因子,进一步趋化炎症细胞至损伤部位,扩大炎症反应,起到清除创面细菌、异物等作用。在创面炎症后期和组织增殖早期,巨噬细胞表型从促炎的M1型转化为抗炎的M2型。M2型巨噬细胞产生TGF-β$_1$抗炎因子,具有吞噬组织细胞碎片、促进细胞外基质降解等抗炎促愈作用,促进血管新生、肉芽形成以及胶原沉积等。研究证实,糖尿病创面早期炎症细胞浸润不足,后期巨噬细胞表型转换紊乱、消退延迟。由于炎症失调,创面 M1 和 M2 型巨噬细胞转换失调,持续保持促炎表型,抑制组织进入增殖期,使得创面难以修复。有研究发现,糖尿病小鼠招募到创面的巨噬细胞本质上比非糖尿病小鼠招募的更具有致炎性。通过分析非糖尿病和糖尿病创面愈合早期和晚期巨噬细胞的 M1 型和 M2 型标志物,发现表型上最显著的差异是在愈合后期,当非糖尿病创面高表达 M2 型标志物时,糖尿病创面还处于 M1 型标志物的高表达。对创面 M1 和 M2 型巨噬细胞采用免疫荧光标记,结果显示,糖尿病创面微环境强烈抑制巨噬细胞向 M2 表型转化,而更倾向于 M1 和 M2 的混合型,提示巨噬细胞功能和表型转换紊乱是糖尿病足创面持续过度炎症的重要原因。

（三）炎症复合体活化

NOD 样受体蛋白 3（nod-like receptor protein 3, NLRP3）属于胞质内模式识别 NOD 样受体家族成员,对多种炎症疾病的发生发展过程起关键调节作用。研究发现,糖尿病患者和 db/db 小鼠创面的持续炎症状态可活化巨噬细胞的 NLRP3 炎症复合体,激活半胱天冬酶 Caspase-1,释放大量的 IL-1β、IL-18 等促炎性细胞因子,形成持续扩大的炎症反应,是糖尿病创面炎症消退延迟、创面不愈的重要原因。而 IL-1β 可诱导巨噬细胞向促炎的 M1 型转换以及 NLRP3 炎症复合体的活化,从而促使大量炎症介质分泌,NLRP3 炎症复合体激活 /IL-1β 释放通路正反馈,导致 M1 型巨噬细胞大量堆积,M2 型巨噬细胞出现迟缓,创面持续性炎症难以消退。采用 IL-1β 封闭性抗体可以下调糖尿病小鼠创面促炎 M1 型巨噬细胞蓄积,加速 M2 型巨噬细胞的出现,同时肉芽组织形成增多、再上皮化加快,创面愈合改善。局部使用 NLRP3 炎症复合体抑制剂格列本脲,可使 db/db 小鼠创面巨噬细胞由促炎的 M1 表型转换为促愈合的 M2 表型。而将 NLRP3 或 Caspase-1 基因敲除小鼠的骨髓移植到 db/db 小鼠体内,也发现可显著改善创面愈合。上述均提示,NLRP3 炎症复合体过度活化是糖尿病创面慢性炎症形成的重要机制。

第三节　静脉性溃疡的主要发生机制

静脉性溃疡常继发于下肢慢性静脉疾病（chronic venous disease, CVD）,是 CVD 最严重和最难治的并发症。我国 CVD 的患病率约为 8.89%,其中约 1.5% 发生静脉性溃疡。静脉性溃疡发生机制复杂,至今尚未完全阐明,主要涉及静脉高压、静脉淤流、静脉回流不全、组织缺氧、感染和蛋白质渗出等。其中深 / 浅静脉功能不全、交通静脉功能不全,以及腓肠肌泵功能不全等导致的持续静脉高压是静脉性溃疡发生的主要因素。由于持续的静脉高压状态,毛细血管后血管透壁压增加,引起皮肤毛细血管损伤,局部血液循环和组织吸收障碍,慢性炎症反应,代谢产物堆积,组织营养不良,下肢水肿,最终溃疡形成。若合并细菌等微生物感染,进一步影响溃疡转归,往往最后形成难治性溃疡,是临床外科的棘手问题。

一、深静脉或浅静脉功能不全

各种原因引起的下肢静脉瓣膜功能不全,可产生静脉异常反流,导致静脉压升高。静脉瓣膜功能不全分为原发性（深、浅静脉瓣膜功能不全）和继发性（主要为下肢深静脉血栓后遗症）两种,以原发性多见。约 43% 的患者同时存在浅、深静脉功能不全。单纯浅静脉瓣膜功能不全所致静脉性溃疡的外科治疗愈合率可达 90%,并有良好的远期疗效。此外,浅静脉功能不全诱发静脉性溃疡的概率远低于深静脉功能不全。浅、深静脉功能不全同时存在时,单纯浅静脉结扎或/和抽剥的疗效较差,5年内复发率更高。这提示,深静脉功能不全在静脉反流和静脉高压引起的静脉性溃疡中更具重要性。

二、交通静脉功能不全

以往对小腿交通静脉功能不全在静脉性溃疡发病中的作用尚存在争论,但目前多数学者持肯定意见。由于瓣膜的作用,功能正常的交通静脉可保证血液由浅静脉向深静脉的单向引流。当功能不全时,下肢深静脉的血流会逆流入浅静脉,引起小腿浅静脉淤血,组织缺氧,导致相应皮肤改变。单纯浅静脉反流引起静脉性溃疡的发生率为6%;若合并交通静脉功能不全,则静脉性溃疡的发生率高达30%,无交通静脉功能不全但存在浅、深静脉反流时,静脉性溃疡的发生率为33%,若同时存在深、浅静脉反流和交通静脉功能不全,则静脉性溃疡的发生率为47%,且小腿交通静脉数量、直径的增加和功能不全在静脉性溃疡形成中起重要作用。

三、小腿肌泵功能不全

小腿肌泵功能主要由小腿肌肉和肌肉间静脉窦实现,通过肌肉收缩可排出超过小腿总容量60%的静脉血,使静脉压下降。与心脏泵功能相似,小腿肌泵功能受小腿肌肉收缩力、前负荷和后负荷的影响。静脉反流为前负荷增加,而近端静脉阻塞表现为后负荷增加。良好的小腿肌泵功能,可以将存在中度静脉反流肢体的溃疡发生率由63%降至30%;严重静脉反流肢体的溃疡发生率由70%降至41%。相反,肌泵功能不全的肢体,即使仅存在轻度反流,溃疡发生率也将显著提高。

第四节　放射性溃疡的主要发生机制

放射性溃疡(radiation ulcer)主要见于恶性或良性疾病的放射治疗、职业或意外事故照射损伤,在难愈合创面中的占比约为8.4%。因局部再生能力差,创面常合并感染,溃疡基底肉芽组织贫乏,病程短则数个月,长则数年,迁延不愈。位于神经周围的放射性溃疡,可出现局部剧烈疼痛;若溃疡侵及大血管,可导致血管破裂出血,危及生命。照射部位皮肤和血管病变、创面修复机制受抑是放射性溃疡发生与迁延不愈的主要机制。

一、照射部位皮肤和血管病变

核糖核酸(RNA)、脱氧核糖核酸(DNA)、蛋白质等分子受电离辐射作用能产生一系列损伤,其作用原理是辐射能量的传递和吸收,使体内分子激发和电离,产生自由基及活性氧等,导致大分子断裂,尤其是辐射造成细胞内DNA损伤等,这一系列改变是构成辐射生物学损伤效应的重要基础。

(一)皮肤损伤

放射线直接损伤皮肤细胞。镜下观察显示表皮萎缩,角质层伴轻度角化过度或角化不全,表皮棘细胞部分细胞桥粒断裂,间隙扩大,胞质内可见密集的黑色素颗粒,真皮胶原纤维变性或玻璃样变,毛囊、皮脂腺缺乏,少部分汗腺残存。成纤维细胞大而不规则、嗜碱性、浓染。基底层表皮干细胞属于辐射较敏感细胞。放射线可引起基底层表皮干细胞周期阻滞和分裂延迟,阻止基底层细胞分裂增殖及向表层迁移、角化,因此表皮基底层细胞损害在放射性溃疡的发生发展中占有重要的作用。

(二)血管病变

放射线引起的微血管病变加剧皮肤组织损伤。放射线直接引起内皮细胞损伤,表现为细胞肿胀、胞质中空泡形成、线粒体肿胀、嵴断裂;细胞核固缩、溶解;细胞间隙增宽,基底膜断裂。细胞凋亡是放射线导致微血管损伤的另一重要基础。研究显示,局部照射超过 10Gy 可显著诱导内皮细胞凋亡。观察发现,在大鼠放射性溃疡的发展过程中,*p53*、*Bax*、*c-Fos*、*c-Jun* 等凋亡诱导基因在血管内皮细胞中过表达,而 *Bcl-2*、*Rb*、*Ras* 等凋亡抑制基因和端粒酶表达极低。此外,损伤的血管内皮过度分泌促炎性细胞因子,促进血细胞以及血小板聚集,激活凝血系统,引发微血管栓塞。这些效应最终导致微血管闭塞,进而组织缺血坏死等。

二、创面修复机制受抑

(一)细胞增殖抑制

创面愈合的关键是肉芽组织形成和再上皮化。放射线可损伤表皮基底层细胞,抑制基底层细胞分裂增殖。Goessler 等对放射性溃疡组织进行体外培养,发现放射性溃疡组织中表皮细胞增殖减弱,而未被照射组织中显示正常增殖,表明放射性溃疡难愈与放射性损伤导致的细胞增殖减弱有关。放射线引起细胞周期阻滞,导致细胞分裂延迟,因此内皮细胞和成纤维细胞增殖亦受抑。镜下观察发现,放射性溃疡创面基底毛细血管极少,管腔几乎处于关闭状态;成纤维细胞数量少、形状异常、各种细胞器显著减少。此外,组织内纤维组织结构异常、胶原合成减少以及肌成纤维细胞数量减少,与放射性溃疡伤口收缩不良、延迟愈合有关。

(二)多种生长因子分泌不足

生长因子调节创伤修复有诸多关键步骤,如炎症细胞趋向性迁移,成纤维细胞、表皮细胞和血管内皮细胞分裂增殖,新生血管的形成以及细胞间质成分的合成与降解。涉及创面修复的主要生长因子包括:血管内皮生长因子(VEGF)、血小板源性生长因子(PDGF)、表皮生长因子(EGF)、转化生长因子 -β(TGF-β)、成纤维细胞生长因子(FGF)和胰岛素样生长因子(IGF)等。其中,血管再生主要与 VEGF、促血管生成素(Ang)和 bFGF 等生长因子相关。Riedel 等证实,慢性放射性溃疡组织中,VEGF、bFGF 均比未被照射的正常皮肤组织中含量低。VEGF 虽然促进内皮细胞分裂增殖和血管构建,但单一 VEGF 诱导形成的新生血管结构不完整,通透性高。促血管生成素 -1(Ang-1)具有抑制血管内皮单层通透性,防止微血管渗漏,诱导血管内皮形成管状结构,拮抗其凋亡,维持成熟血管完整性的重要作用。在放射损伤组织中,Ang-1 及其受体 Tie2 持续低表达,不能形成峰值,是放射性溃疡难愈的重要机制。PDGF 主要由成纤维细胞、血管内皮细胞以及表皮细胞等多种细胞合成分泌,能够直接作用于成纤维细胞和肌成纤维细胞等修复细胞,诱导其增殖分化和向伤口迁移,促进细胞外基质的合成分泌。放射性溃疡形成早期,成纤维细胞、血管内皮细胞和炎症细胞等合成与分泌 PDGF 的能力显著减弱,从而导致肉芽组织形成延迟。EGF 是强有力的细胞分裂促进因子,可以刺激上皮细胞、成纤维细胞及血管内皮细胞的生长和迁移,促进伤口上皮化。放射性溃疡创面中,EGF 的表达显著降低,亦是放射性溃疡愈合延迟的重要分子机制。

(三)细胞外基质过度降解

细胞外基质(extracellular matrix,ECM)由成纤维细胞等多种细胞合成分泌,主要包括胶原、黏多糖、玻璃体结合蛋白和层粘连蛋白等,对创面修复细胞起支持与连接作用,构成创面愈合的重要微环境。生理情况下,ECM 通过基质金属蛋白酶(MMP)的酶解作用处于合成与降解的动态平衡。其中,与放射性皮肤损伤相关的 MMP 包括 MMP-1、MMP-2 和 MMP-9。MMP-2 主要参与基底膜的溶解、血管形成和坏死组织清除。分析显示,慢性放射性溃疡组织中的 MMP-2、MMP-7、MMP-12、MMP-13 较正常组织显著增加。MMP-1 和 MMP-9 作用相似,主要参与急性创面修复的早期步骤,如表皮细胞从基底膜脱离、促进细胞沿创面基质爬行以及纤维连接蛋白基质的再塑等。MMP-9 在放射性损伤的急性和亚急性期表达升高。上述表明,放射性溃疡组织中 MMP 的产生增加引起了 ECM 的降解增加,减少了 ECM 的沉积,从而减少或者延迟创面愈合。

第五节　压力性溃疡的主要发生机制

压力性溃疡是老龄化社会的突出问题,临床以昏迷和瘫痪患者,卧床不起、体质衰弱患者,以及骨折后长期固定或卧床的患者为多见,好发于骨性隆突部位,如骶尾部、股骨大转子、坐骨结节、足跟及外踝等。导致压力性溃疡的原因包括:外源性因素,如机械压迫、剪切力及摩擦力;内源性因素,如营养不良、贫血及感染等。其中,长期机械压迫是最主要的原因。Ⅲ期和Ⅳ期压力性溃疡常常合并感染,导致溃疡进一步加重,难以愈合。组织灌注不良与再灌注损伤也是压力性溃疡发生的主要机制,同时感染在压力性溃疡的发展过程中也具有重要作用。

一、组织灌注不良

1930 年,Lantis 测量人手指的毛细血管动脉端压力为 4.26kPa(32mmHg)。随着测量技术的改进,目前认为平均毛细血管压约为 6.26kPa(47mmHg)。当局部压力高于毛细血管关闭所需的压力时,将导致受压组织血供障碍。若压力持续作用,最终导致组织缺血坏死,形成压力性溃疡。研究表明,40~45mmHg 的压力持续作用 40~60 小时将导致不同程度的组织损伤。压力性溃疡的形成具有压力依赖性和时间依赖性。此外,不同的组织对局部压力引起的缺血损害的敏感性也有差异,其中肌肉组织最为敏感,其次为脂肪组织和皮肤。Blaisdell 等报道,骨骼肌对缺血的耐受时间为 4 小时,远低于皮肤组织(约 24 小时),这与肌肉组织新陈代谢快,更易发生缺血性损害和营养代谢障碍有关。这也是临床常常发现深部组织发生损伤时,表面皮肤组织可相对完好的主要原因。

二、再灌注损伤

局部缺血组织恢复血液再灌注后,组织代谢紊乱和功能结构受损情况不但未减轻反而加重,也即血液再灌注后损伤进一步加重,这一现象称为缺血再灌注损伤。缺血再灌注损伤的发生和缺血时间长短、损伤程度、侧支循环是否建立、组织血氧量和再灌注条件等相关。虽然组织灌注不良是引起压力性溃疡的主要机制,但证据表明,再灌注损伤也是促进压力性溃疡形成的重要因素。再灌注损伤的机制主要包括:自由基的增多、钙超载、炎症细胞浸润和炎症介质释放等。由于组织缺血,抗氧化酶生成障碍,氧自由基大量蓄积。自由基可引起蛋白质的交联、聚合和肽链的断裂,也可使蛋白质与脂质结合形成聚合物,从而使蛋白质功能丧失;自由基也可作用于 DNA,从而引起基因突变和 DNA 链的断裂;自由基还可使细胞外基质中的胶原纤维、胶原蛋白发生交联,使透明质酸降解。当组织再灌注时,大量的氧自由基呈瀑布样释放,进而加重损伤。研究表明,在缺血再灌注损伤组织中应用超氧化物歧化酶或 A 型肉毒素能明显降低组织中氧自由基的含量,减轻再灌注对组织的损伤。组织缺血时,因能量供给障碍,导致质子泵损伤和 H^+ 蓄积;当组织再灌注时,钙离子转运障碍或异常,导致其在细胞内蓄积,引起钙超载,进而导致血管的收缩、痉挛或栓塞,也是引起缺血再灌注损伤的重要机制。另外,组织再灌注诱发局部炎症反应,中性粒细胞和巨噬细胞等炎症细胞被大量招募,产生大量炎症介质,介导血管内皮细胞损害,加重再灌注损伤。

第六节　其他慢性创面的发生机制

除前述几种临床常见的慢性创面外,其他慢性创面如外伤性溃疡、动脉缺血性溃疡、感染性溃疡、癌性溃疡、医源性慢性创面等也不少见,其在发生机制方面具有异同点,本节予以简述。

一、外伤性溃疡

外伤性溃疡是指在有明显的外伤发生后产生的溃疡,临床表现因外伤性质而异。一般机械性损伤后引起的溃疡多因早期处置不当及后期换药方法不佳,使创面长期不愈;或皮肤缺损范围大而皮肤移植方法不当造成残余创面或不稳定性瘢痕;或开放性骨折继发慢性骨髓炎。溃疡基底平坦、表浅,形状不一,炎症现象明显。随时间的延长,色泽转苍白、暗淡。并发感染时有较多脓性分泌物伴异味,溃疡四周瘢痕形成并有色素沉着。慢性骨髓炎形成的溃疡基底深,常有窦道与骨质相通,溃疡红肿,长期有分泌物,有时可见坏死骨质,周围组织常形成坚韧瘢痕,X 射线摄片可见游离死骨或异物存留。烧伤后残余创面或不稳定性瘢痕大小不规则,基底苍白。

二、动脉缺血性溃疡

动脉缺血性溃疡是指动脉供血障碍时,轻微外伤或感染后发生的溃疡。前期常有间歇性跛行,足背动脉搏动减弱或消失,患肢发冷,皮肤干燥、萎缩、苍白。腿部静脉不充盈,趾甲增厚。遇冷及抬高患肢疼痛加剧,放下时减轻,夜间痛明显。溃疡形成时边缘隆起或潜行并向深部发展,可累及肌腱及关节,基底苍白,下肢一般无水肿。坏疽发生前局部皮肤出现深红或蓝色斑,感觉异常或消失,小腿下端及肢端多发。50 岁以上的患者多见,并伴股动脉、髂动脉或腹主动脉等供血不全的症状。血栓闭塞性脉管炎溃疡多见于 40 岁以下有血栓性静脉炎病史及嗜烟酒的患者。

三、感染性溃疡

一般溃疡均继发感染且多为特殊性感染,如结核、麻风、梅毒、真菌等。结核性溃疡大小不一,基底灰白、色淡,分泌物较稀,边缘不规则呈潜行性是其特征,常在其他部位发生结核病变。四周皮肤无明显水肿、压痛及自觉疼痛。患者多为青壮年。活体组织学检查结合全身系统检查不难确诊。麻风患者由于麻风分枝杆菌的嗜神经性使足底感觉障碍、自主神经功能紊乱、汗液分泌和微循环障碍,加之残肢血管受损及感染等,可造成迁延不愈的溃疡。梅毒性溃疡是梅毒脓肿破溃而成,为梅毒晚期并发症之一。溃疡呈圆形,边缘整齐如切削状,基底肉芽组织苍白,分泌物为浆液状伴臭味,双下肢多发,华氏反应阳性。真菌性溃疡一般由球孢子菌、芽生菌感染所致。其特点是溃疡多,有窦道相通伴大量瘢痕组织,分泌物培养或通过涂片发现真菌可确诊,亦包括因一般化脓性感染或在其造成的组织缺损和病变基础上发生的溃疡。

四、癌性溃疡

癌性溃疡分为癌性溃疡和溃疡癌变两类,前者如鳞状上皮细胞癌和基底细胞癌,后者指上述各种溃疡长期不愈,因炎症持续刺激继发癌变,其中最具特点的是瘢痕癌。瘢痕组织是人体创伤修复过程的必然产物,早期肌成纤维细胞增生和毛细血管扩张,外观发红增厚呈旺盛的增生现象;随后瘢痕组织不断收缩,继而进入稳定后阶段,此时瘢痕变软变薄,易破溃而导致慢性溃疡。瘢痕癌由瘢痕溃疡恶变而成,短则几年,长则几十年,又称 Marjolin 溃疡,最早由法国医生 Marjolin 于 1828 年描述。

（张家平　苏永涛）

思 考 题

1. 如何理解低氧在慢性创面发生发展中的作用?
2. 糖尿病足溃疡的发生机制有何特殊性?
3. 静脉性溃疡与放射性溃疡的发病机制有何不同?

参考文献

[1] 付小兵,王德文.现代创伤修复学[M].北京:人民军医出版社,1999.

[2] 付小兵.进一步重视体表慢性难愈合创面发生机制与防治研究[J].中华创伤杂志,2004,20(8):449-451.

[3] 张静,刘丽波.放射性皮肤损伤的机制研究进展[J].辐射研究与辐射工艺学报,2015,33(2):3-8.

[4] 常菲,杨长伟,路卫,等.难愈合创面的发生机制和治疗进展[J].第二军医大学学报,2007,28(11):1259-1261.

[5] 陈宁杰,杨金存,宋国栋.压力性溃疡的发病机制及动物模型构建研究进展[J].解剖学杂志,2019,42(3):305-308,329.

[6] ZHAO R L, LIANG H, CLARKE E, et al. Inflammation in chronic wounds[J]. Int J Mol Sci, 2016, 17(12): 2085.

[7] WU Y K, CHENG N C, CHENG C M. Biofilms in chronic wounds: pathogenesis and diagnosis[J]. Trends Biotechnol, 2019, 37(5): 505-517.

[8] SCHREML S, SZEIMIES R M, PRANTL L, et al. Oxygen in acute and chronic wound healing[J]. Br J Dermatol, 2010, 163(2):257-268.

[9] KRISHNASWAMY V R，MINTZ D，SAGI I. Matrix metalloproteinases: the sculptors of chronic cutaneous wounds[J]. Biochim Biophys Acta Mol Cell Res，2017，1864(11 Pt B): 2220-2227.

[10] RODRIGUES M，KOSARIC N，BONHAM C A，et al. Wound healing: a cellular perspective[J]. Physiol Rev，2019，99(1): 665-706.

[11] BONIAKOWSKI A E，KIMBALL A S，JACOBS B N，et al. Macrophage-mediated inflammation in normal and diabetic wound healing[J]. J Immunol，2017，199(1):17-24.

第六章
几种主要慢性创面的特征与治疗原则

▼

人口老龄化、不良的生活方式、饮食结构变化以及交通事故频发等现代社会问题使各类慢性难愈合创面发生率逐年上升。世界卫生组织和我国卫生部门的统计结果均表明：慢性难愈合创面是继肿瘤、心血管疾病、糖尿病和肥胖后又一严重的公共卫生问题。全球约1%的人群被持续性创面问题所困扰，约5%的医疗费用用于创面修复。这些慢性创面，如下肢静脉性溃疡、压力性溃疡、糖尿病足溃疡等反复发作，迁延不愈，即使愈合又极易复发，且部分有癌变的可能，给患者带来极大痛苦，也给家庭、社会造成沉重负担。本章重点介绍几种临床上常见的慢性创面的特征与治疗，包括糖尿病足溃疡、静脉性溃疡、放射性溃疡和压力性溃疡等。

第一节　慢性创面的一般特征与治疗方法

一、一般特征

（一）流行病学特征

1998年中国慢性皮肤创面流行病学调查发现，创伤和感染是慢性创面的主要原因，约占67%，患者多为手工工人和农民。随着中国经济的迅速发展，人们生活质量显著提高，疾病谱也发生了相应变化。2010年全国14个省17家三级甲等医院慢性皮肤创面及其病因流行病学调查显示，我国慢性创面的主要病因已由外伤转为糖尿病。2010年，*The New England Journal of Medicine*（《新英格兰医学杂志》）中的一篇文章指出，中国正进入糖尿病性溃疡的高发期。我国20岁以上人群中糖尿病患病率9.7%（9 240万名糖尿病患者），糖尿病前期患病率15.5%（1 482万名糖尿病前期患者）。糖尿病足患者占糖尿病患者的14%，且多发生于起病后10年，老年人为危险人群。

（二）创面特征

创面迁延不愈是慢性创面的主要特征。我国将持续时间超过1个月而无愈合倾向的创面称为慢性创面。由于创面迁延不愈，往往伴发感染或创面残留大量坏死组织；随着感染加重，导致深部组织包括肌肉、肌腱、骨组织进一步坏死，出现脓肿或骨髓炎。

二、治疗方法

主要包括病因治疗、全身治疗和局部治疗。

（一）病因治疗

慢性创面可以视为全身不同基础疾病导致的皮肤并发症，因此，临床上治疗各种慢性创面，首先需要分析病因，并针对病因采取相应的治疗措施，以去除导致慢性创面形成的各种诱因或病因。在此基础上，再对创面进行有针对性的处理，方可获得良好的治疗效果或避免创面再次诱发形成。不同的慢性创面其病因有所不同，如下肢静脉性溃疡多与下肢静脉曲张有关，因而针对静脉曲张的治疗对于下肢静脉性溃疡的防治非常关键；动脉缺血性溃疡多存在小动脉血管栓塞，采用介入方式行血管再通则是治疗动脉缺血性溃疡的重要措施等。

（二）全身治疗

全身治疗包括抗生素抗感染、改善微循环和增加营养等治疗。通过积极的全身治疗可改善患者一般状况，为创面治疗创造良好条件。对于创面严重感染的患者，应尽早行细菌学培养与药敏试验，及时选用针对性抗生素行全身抗感染治疗，以免发展为创面侵袭性感染和脓毒血症，导致脏器损害甚或死亡。据报道，金黄色葡萄球菌血症患者的病死率达 8.0%，有 20.8% 的患者可发生心内膜炎、转移性感染等并发症。因此，对于金黄色葡萄球菌（尤其是耐甲氧西林金黄色葡萄球菌）严重感染的慢性创面，早期应用糖肽类抗生素对降低病死率、减少并发症非常重要。不过，由于抗生素滥用是导致创面细菌耐药的重要因素，采用抗生素治疗慢性创面需要严格掌握指征，对无全身中毒症状的患者尽量不予使用；对必须使用的患者，应根据药敏试验或临床统计结果选择抗生素。多中心研究报告指出，单纯的抗感染治疗并不能明显促进慢性创面愈合，只有积极治疗原发病、合理处理创面与配合适当的抗生素等综合治疗，才有助于创面愈合。

（三）局部治疗

1. **清创换药** 清创区域先易后难；先边缘后中心；先血供好的部位后血供差的部位；清除坏死组织先深层（骨、肌腱、肌肉）后浅层（脂肪、皮下组织）且与保护肉芽和皮岛同步。判定组织活力的标准是："切之不出血，触之软如泥，夹之不收缩"。创面延期手术是指在创面形成后不立即行植皮术或缝合术，而是清创后适当处理，待创面的受床状况改善后再择机手术。

（1）外科清创：即锐性清创，是临床经常使用的、用手术刀或剪刀直接切除或剪除痂皮及坏死组织的一种方法。其优点是可迅速地去除坏死或感染组织，缩短愈合时间。外科治疗对慢性难愈合创面的愈合至关重要。清创是外科治疗的开始。若创面清洁、肉芽新鲜可用皮片移植，若有肌腱与骨骼暴露首选皮瓣转移。血管重建可改善肢体供血。静脉瓣重建与移植、静脉桥接有利于纠正静脉高压。吻合血管的组织移植不仅能修复大面积皮肤软组织缺损，还能提供附加的血管径路以缓解邻近组织的供血不足，加速创伤愈合。

既往有些学者主张彻底清创后直接闭合创面，认为创面不闭合就难以避免感染。但研究发现，一次清创手术后就直接行自体皮肤移植或皮瓣转移可降低皮片成活率。主要原因可能是长期感染的创面中细菌定植力高且多为耐药菌，全身应用抗生素后药物难以到达局部；创面水肿、陈旧肉芽组织血供差阻碍了创面上皮的生长，浪费了自体有限的皮肤，且术后残余创面的长期换药会增加患者的痛苦。因此采取多次手术清创结合异种皮暂时覆盖的方法尽可能地清除细菌和血供不良的肉芽组织，可为自体皮肤移植后的成活打下良好的基础。

（2）蛆虫疗法（larvaltherapy，LT）：早在 1829 年，拿破仑的军医就发现寄生蛆虫的伤口不易被感染且愈合较快。第一次世界大战期间，蛆虫被成功用于治疗战创伤。至 20 世纪 30 年代中后期,LT 得到了较广泛的应用。随后,抗生素的出现取代了 LT。随着近年来耐药菌株的出现,以及人们对有效的非手术清创手段的重视,20 世纪末 LT 重新兴起。1988 年,LT 作为对现代军事及生存医学有益的方法被写入美军军医手册。美国 FDA 于 2004 年批准市场化的医用蛆虫用于临床。LT 主要有 4 方面的作用。①清创:蛆虫进食时分泌很多包括羧肽酶 A 和 B、胶原酶和丝氨酸蛋白酶等消化酶,这些酶降解作用强,在消化和清除创面腐败组织上具有重要意义。②抗感染:大多数创面有多种细菌感染并且这些细菌对多种抗生素耐药。蛆虫蠕动可刺激创面产生浆液性渗出,其消化坏死组织后的排泌物及自身分泌物也可增加创面的渗出,细菌被渗出液机械冲洗后由吸水性敷料吸附,随之被清除。③加速愈合:蛆虫可通过蠕动刺激正常组织修复,其分泌的尿囊素及碳酸铵使创面呈中性或弱碱性,从而促进肉芽组织生长。④阻止并清除生物膜:蛆虫分泌物能降低各种细菌生物膜的形成,降低效率最大可达 92%。LT 可用于各种常规治疗无效的慢性创面,如下肢静脉性溃疡、压力性溃疡、糖尿病足溃疡和合并感染的外科创伤、烧伤、肿瘤合并溃疡等。LT 的禁忌证包括:干燥创面;与体腔或重要脏器相通的创面;对某些蛋白、蛆虫等过敏的患者;邻近大血管的创面;凝血功能障碍患者;急性感染期创面等。

2. **氧和高压氧疗** 研究显示,血管断裂后局部低氧血症是限制创面愈合的关键因素,通过氧气输入纠正低氧血症有利于伤口愈合。提高创面的氧气供给有两种方式:全身给氧和局部给氧。全身给氧包括经鼻吸入氧气和高压氧治疗。全身给氧能够提高动脉血氧分压,改善创面的氧供,降低创面感染率,促进创面愈合。局部氧疗不能使氧渗入到创面深部组织,但对浅表创面的愈合有好处。由于慢性创面的组织均呈低氧状态,氧分压通常为 5~15mmHg,大大低于正常创面的氧分压,导致成纤维细胞、内皮细胞及上皮细胞等增殖减慢甚至分裂停止,无氧代谢加强,阻碍创面修复。对于慢性创面,局部氧疗的促愈作用有限,而高压氧治疗(hyperbaric oxygen therapy, HBOT)具有良好效果。

HBOT 是指将身体置于至少 1.4 个绝对大气压(absolute atmosphere, ATA)(1.429 × 10^5Pa)的纯氧中,该疗法可提高正常组织与血供较差组织的氧合程度。其机制为:①改善组织缺氧,在 2~2.5 个 ATA(2.027 × 10^5~2.533 × 10^5Pa)时,血浆内氧气是正常大气压下的 10 倍,有利于氧进入缺血组织,增加组织内的氧含量。②促进血管生成,HBOT 直接促进新生血管生成并具有剂量依赖性。在 2.5 个 ATA(2.533 × 10^5Pa)时,其促血管生成效应达峰值。③抗炎效应,缺血再灌注损伤涉及白细胞迁移及从毛细血管内移出,该过程由 NO 调控的黏附因子 -1 介导。HBOT 可上调一氧化氮合酶,增加 NO 的浓度并减少黏附因子 -1 表达,从而减弱缺血再灌注损伤。HBOT 对缺血再灌注损伤的防护效应,使其成为整形外科中皮瓣或皮片移植治疗慢性创面的一种重要辅助手段。

3. **超声波治疗** 临床证实低强度超声波对细菌清除效果明显,组织损伤轻且对伤口愈合有一定的促进作用。这与超声波的空化作用和热效应有关。空化作用可能破坏了细菌的生物膜,进而破坏了其保护机制。当超声能量作用于伤口时,通过热效应使伤口组织温度升高,改善血液循环,促进组织修复。低强度超声波还能增强溶酶体酶活性和蛋白质合成,从而促进伤口愈合。超声波是一种机械波且通过生理盐水作用于伤口,故具有无创、无污染的特点,不会破坏机体自身的防御机制。目前该技术在欧洲及美国已普遍用于治疗慢性溃疡性创口,可代替传统的锐性清创术。

4. **激光疗法** 激光照射生物组织但未造成不可逆性损伤,这种生物学剂量水平的激光称为弱激光。1967 年 Mester 首次提出弱激光疗法(low level laser therapy, LLLT),即利用弱激光照射生物体产生的生物刺激效应调节机体免疫系统、神经系统、血液循环系统和组织代谢系统等,使病理状态恢复正常。有人在此基础上提出弱光治疗,又称低频率光治疗(low frequency laser therapy, LFLT)。其也能提高白细胞的吞噬活性、机体免疫力,抑制病毒复制,预防感染及复发。短时间内使病变组织蛋白质固化,改善局部血液循环,促进局部组织的新陈代谢和鳞状上皮细胞生成,加速对渗出物的吸收,减弱肌张力,从而达到消肿、消炎、镇痛、根除糜烂组织、加速伤口愈合的目的,是慢性创面全新的物理疗法。动物实验证明660nm和790nm的激光或700nm、530nm和460nm的发光二极管(light emitting diode, LED)光能明显改善皮肤创面微血管的形成。

5. 电刺激疗法 19世纪时,人们已证实损伤组织局部范围内的离子电流强于正常组织,这种离子电流可促进创面表皮再生。其原理是创面愈合过程需多种功能类型细胞参与且多数细胞具有趋电性,它们向损伤处的游走需局部微电场的介导。实验证明在创面周围施加人工电场能加速创面愈合,增加创面张力和组织毛细血管密度及灌注,提高局部氧分压,刺激成纤维细胞合成蛋白和DNA,刺激组织重构和邻近骨骼肌收缩以缓解创面组织应力等。当内源性生物电能量衰弱时,外源性电刺激可成为有力的补充。1999年Gardner等通过荟萃分析发现,电刺激后慢性创面的平均每周愈合率为22%,其中疗效最好的创面类型为压疮。2003年Gruner等经肛门植入刺激电极治疗双侧臀部压疮,获得良好效果,治疗4周后创面完全愈合。

电刺激疗法的禁忌证包括:①恶性肿瘤伴发的慢性难愈合创面;②伴有骨髓炎的慢性难愈合创面;③有电子植入体的患者;④创面深部存在重要脏器或神经;⑤表面敷有含金属离子物质的伤口:如某些敷料含有金属离子(如聚乙烯吡咯铜、锌等),电流作用下可进入血产生毒性,故使用电刺激前须清洗干净。

电刺激疗法方案多样,针对不同创面的个性化治疗(包括电流类型、电极位置等)尚需进一步探讨,同时也缺乏一种普遍适用的电刺激治疗系统。随着科学家们地不断摸索,电刺激疗法有望成为顽固性慢性创面的全新治疗手段并得到广泛应用。

6. 外源性生长因子 外源性生长因子使慢性难愈合创面的治疗从被动转为主动。人血小板衍化生长因子-BB(PDGF-BB)和bFGF治疗压力性溃疡可得到良好效果;静脉性溃疡可用表皮生长因子(EGF)与TGF-β治疗;rhEGF凝胶可促进创面肉芽增生,有学者提出rh-bFGF联合藻酸盐敷料可减少创面渗液量,促进肉芽组织生长,加速再上皮化,同时可有效减轻疼痛,提高患者的生活质量,可作为老年人慢性溃疡创面的治疗手段之一。PDGF也成功地用于治疗糖尿病足溃疡,是唯一获得美国FDA批准的生长因子制剂。目前中国国家药品监督管理局(NMPA)批准使用的有bFGF和EGF。

研究发现富血小板血浆(plateletrich plasma, PRP)中含高浓度生长因子,随后发现PRP可促进创面愈合、成骨及软组织修复和加速骨愈合,提高骨愈合质量。其机制为浓缩血小板激活后α颗粒释放出各种高浓度生长因子[包括PDGF、FGF、TGFβ$_1$/ TGFβ$_2$、VEGF、白介素-1(IL-1)和EGF等]及纤维蛋白原形成的纤维网状支架可支持生长因子诱导新生组织生成。生长因子可促进胶原、纤维组织和基质合成,诱导新生血管生成,刺激多种细胞分裂和增殖。许多学者已将PRP用于慢性难愈合创面的治疗并取得了较好疗效。由于PRP完全来源于自体,无疾病传染及免疫排斥反应,制作简单,组织损伤小,因此具有良好的应用前景。

7. 负压创面治疗技术 创面放置连接特制真空负压泵的引流管并用高分子材料(如聚亚胺酯海绵、含银离子的材料)包裹后用透明贴膜封闭,通过负压泵造成创面负压来进行治疗。

此方法可迅速控制感染,消除局部水肿,改善创面微环境。与传统换药技术相比较,其具有引流高效、控制细菌生长、加快创面愈合、操作简便、价格低廉、患者依从性好等特点。研究证明该技术能将局部坏死组织、细菌及渗出液等吸出以减少培养基细菌繁殖,使局部形成一个相对封闭的环境,阻止了外来细菌的入侵,避免了交叉感染,减少了耐药菌株的形成。同时血液循环带来的白细胞可杀死部分细菌,增加创伤床的氧张力,维持湿润环境,不断去除渗出液并减轻疼痛,为创面获得新鲜肉芽床,为皮片、皮瓣移植修复创面创造条件。

8. 新型敷料的应用 由于伤口情况千差万别,目前暂无能够适用于所有伤口的敷料,故应按伤口类型和所处时期合理选择敷料。理想的生物敷料具有生物相容性好、无毒性及无抗原性等特点,可抵御细菌入侵,促进创面愈合。

9. 皮肤替代物的应用 常用的皮肤替代物有 3 种:体外培养的自体或同种异体表皮片;利用天然生物材料(同种或异种真皮)或人工合成的高分子聚合物;通过组织工程学构建的真皮支架或皮肤替代物。其主要作用为覆盖创面和促进愈合。

随着组织工程技术的发展,人们研制出了多种组织工程皮肤替代物,主要有人工皮片、人工真皮替代物和人工复合全层皮肤。人工皮片(即表皮皮片)薄,脆性和收缩性大,抗感染力和移植后耐磨性差,易起水疱。人工真皮作为临时替代物覆盖创面,待创面封闭后再行自体皮片移植。主要有采用胶原纤维和硫酸软骨素或种植有成纤维细胞的尼龙网孔构成多孔支架的 Integra 系列,以及采用可降解的聚羟基乙酸聚合物作为真皮支架的 Dermagraft 系列。人工复合全层皮肤即为理想的皮肤替代物,应能修复缺失的真皮层和表皮层,且至少包括表皮层的表皮细胞和真皮层的成纤维细胞。美国 FDA 就批准用于临床的组织工程皮肤分两层模拟表皮和真皮且含有人体活细胞和结构蛋白的皮肤替代物,可明显缩短糖尿病和静脉血供障碍导致的溃疡愈合时间;另还有组织工程全层皮肤可促进糖尿病性溃疡早期修复和降低致残率的皮肤替代物。

10. 细胞治疗 目前用于创面修复的细胞有角质形成细胞、成纤维细胞、胚胎干细胞、表皮干细胞、骨髓间充质干细胞等。其中骨髓间充质干细胞在体外特定诱导条件下可分化为骨、软骨、脂肪等多种细胞并可分泌细胞因子。侵入创面后分化成表皮细胞、血管内皮细胞、周细胞或汗腺等皮肤附属器并参与免疫调节,促进创面愈合。动物实验发现该方法使再上皮化加速、毛细血管密度增加和真皮再生面积增多。

11. 传统医药 世界范围内有许多传统医药应用于创面,如动植物、海洋生物等。我国中医药学把溃疡按形成类型分三型。一型是外力所致开放性损伤,古称"金创""金疮"等。此类伤前无阴阳偏性,伤后气滞血瘀,外邪可乘伤而入。二型是痈、疽向外溃破而成,古称"溃疡"。三型是体内因素和长期外部压力等引起,古称"席疮""臁疮"等,即西医的慢性难愈合创面,此类溃口往往多发,面积大且深,气血严重耗损且脏腑功能亏衰,愈合困难。前两型的治疗随西医不断进步已取得了满意效果。生肌类中药对慢性难愈合创面有一定疗效,其作用机制主要是促进创面血液循环,调节创面细胞与免疫功能。中医对慢性难愈合创面的诊治较为接近现代医学的治疗理念,即在心理、神经、免疫、内分泌层面调节全身状况,再辅以正确的伤口处理方法,以促进创面愈合。

(四)植皮或皮瓣移植

1. 植皮修复 植皮修复是治疗慢性溃疡最常用的手术方法,既往为了保证移植皮片的成活,多选择易于成活的薄刃厚网状皮片。范围广泛的创面也可以选用点状植皮等方法。但刃厚皮片抗摩擦能力较弱,溃疡容易复发。近几年来对溃疡创面的植皮方法进行了改进:①通过水刀、负压封闭引流(vacuum sealing drainage, VSD)等使创面准备充分,肉芽组织生长良好后选用大张全厚皮片或中厚皮片植皮;②应用富血小板血浆(PRP)联合全厚植皮,起到改善皮片成活质量的作用;③应用脂肪干细胞联合全厚植皮,提高植皮效果。

2. **皮瓣和肌皮瓣修复** 难治性溃疡常伴有局部血供问题,使用局部皮瓣设计时应给予足够重视。小腿内侧以及踝部的创面多采用下肢内外侧逆行筋膜皮瓣或腓肠肌肌皮瓣;足跟部要注意负重区的重建,多采用足底内侧皮瓣。受区血管良好的情况下,对范围巨大的溃疡,由于小腿可以使用的局部供区有限,游离皮瓣移植是一种有效的方法。

第二节　糖尿病足溃疡的临床特征与治疗原则

糖尿病足(diabetic foot)是糖尿病患者足或下肢组织破坏的一种病理状态,是周围血管、神经病变发展的共同结果。糖尿病足最常见的临床表现是足溃疡。溃疡可以累及表皮、真皮、皮下组织、肌肉和骨骼。严重的下肢血管病变造成的缺血可导致坏疽。糖尿病足溃疡是糖尿病的严重并发症之一,是导致糖尿病患者致残、致死的主要原因,其截肢率是非糖尿病患者的15倍。12%~25%的糖尿病患者在病程进展中可并发足部溃疡。糖尿病足溃疡从病因上可分为神经性、缺血性和混合性三大类。

一、临床特征

(一)流行病学特点

全球糖尿病足溃疡的患病率约6.3%,男性高于女性,2型糖尿病高于1型糖尿病。各国和不同地区之间糖尿病足溃疡患病率差距极大,波动于1.5%~16.6%。在我国,糖尿病足溃疡的年发病率为8.1%,年复发率为31.6%。45%的患者为Wagner 3级以上(中至重度病变),总截肢率19.03%,其中大截肢率2.14%,小截肢率16.88%。糖尿病足溃疡患者年死亡率高达11%,而截肢患者更是高达22%。2017年全球糖尿病的医疗费用高达7 270亿美元,其中中国为1 100亿美元。在发达国家,糖尿病足占用12%~15%的糖尿病医疗卫生资源,而在发展中国家,则高达40%。

(二)临床分级

目前有很多种关于糖尿病足损害的临床分级方法,下面介绍最常用的几种。

1. **Wagner分级法** 依据溃疡的深度及坏疽的范围进行分级,适用于以神经病变为主的患者,分为0~5级。0级:有发生足溃疡危险因素,但目前无开放性病灶;1级:有浅表溃疡,但无明显感染;2级:较深的溃疡,伴有感染;3级:溃疡累及深部组织包括骨组织,伴随骨髓炎或深部脓肿;4级:局限性坏疽(趾、足跟或前足背);5级:全足坏疽。

2. **TEXAS分级法** 评估溃疡深度、感染和缺血的程度,兼顾病因和程度两方面。根据损伤程度分为4级。1级:有溃疡史;2级:表浅溃疡;3级:溃疡深及肌腱;4级:溃疡累及骨、关节。根据有无感染和缺血分为4期。A期:无感染、缺血;B期:感染;C期:缺血;D期:感染并缺血。

3. **Foster分级法** 有利于根据患者危险程度制订管理和预防措施,进行分层管理。1级:低危人群,无神经和血管病变;2级:高危人群,有神经或者血管病变,另有危险因素,如胼胝、水肿和足畸形;3级:溃疡形成;4级:足感染;5级:坏疽;6级:无法保足。

4. **DUSS系统评分** 德国蒂宾根大学Beckert等建立的根据溃疡性质对糖尿病足严重程

度进行分级的新方法。具体方法如下：是否可触及足背动脉搏动（有为 0 分，无为 1 分）；溃疡是否深达骨面（否为 0 分，是为 1 分）；溃疡的位置（足趾为 0 分，其他部位为 1 分）和是否为多发溃疡（否为 0 分，是为 1 分）。最高理论评分为 4 分。

5. Fontaine 分期　根据血管狭窄和闭塞的临床表现进行评估，适用于以血管病变为主的患者，分为 4 期。Ⅰ期：凉、麻、不适；Ⅱ期：间歇性跛行；Ⅲ期：静息痛；Ⅳ期：干性坏疽、湿性坏疽。

（三）糖尿病足的检查

1. 尼龙丝法　10g 尼龙丝法常用于检查踝肱指数外周神经病变，筛查足部保护性感觉的缺失。灵敏度为 87.5%，特异度为 84%。

2. 音叉检查法　128Hz 音叉检查法可评估本体感觉神经的功能。音叉在大脚趾骨隆突表面测试，观察受试者无法感觉到振动；另外可记录从感觉到振动，直至感觉振动消失的持续时间。音叉检查法准确性高，易于操作，是半定量的振动觉检查。

3. 循环障碍检查　血压指数（API）是无创性、准确性较高的检查方法，可早期发现循环障碍。经皮氧分压测定：把可加热的电极植入皮肤，温度升至 44℃，测定血管的氧含量。氧分压 < 5.30kPa 者，提示足部有微循环障碍。

4. 彩色多普勒超声检查　自从彩色多普勒超声显像技术用于临床以来，解决了下肢血管病变的诊断及疗效随访的困难。其优势在于无创、动态观察、易接受、随访方便，易早期进行无创的下肢动静脉血流量检查和诊断，诊断价值高。

（四）糖尿病足诊断标准

糖尿病足的诊断标准：①肢端血供不足，皮肤发凉、发绀、疼痛；②肢端溃烂；③有足部坏疽，并符合 Wagner 分级法 0~5 级标准者；④踝肱血压指数比（API）< 0.9；⑤彩色多普勒超声检查提示血管变细；⑥血管造影证实血管腔狭窄；⑦周围神经传导速度减慢；⑧X 射线检查示骨质破坏，足畸形。以上具备前 3 条中任何 1 条即可确诊。

（五）糖尿病足感染分级与病原学特征

糖尿病足合并周围神经病变和血管病变，导致创面长期处于失营养状态而难以愈合。这些开放性伤口有利于病原菌入侵，易造成严重感染，若不及时治疗，患者将面临截肢风险。辅助评估感染程度的指标包括：血常规、红细胞沉降率和血培养，必要时行 X 射线检查和磁共振成像（MRI）检查。美国感染病学会（IDSA）和国际糖尿病足工作组（IWGDF）对糖尿病足感染进行如下分级（表 6-1）。

表 6-1　糖尿病足感染的 IWGDF/IDSA 分级

分级	临床表现
未感染	无全身或局部症状或感染
感染	下列症状存在 2 项及以上： ·局部肿胀或硬结 ·红斑延伸 > 0.5cm（创面周围） ·局部压痛或疼痛 ·局部发热 ·脓性分泌物

分级	临床表现
轻度感染	感染仅累及表皮、真皮或皮下组织
	任何红斑延伸＜ 2mm（创面周围）
	无全身症状或感染症状
	皮肤炎症反应的其他原因应排除（如创伤、痛风、急性 Charcot 关节病、骨折、血栓形成、静脉淤滞）
中度感染	感染累及的组织深于皮肤和皮下组织（如骨、关节、肌腱、肌肉）
	任何红斑延伸＞ 2mm（创面周围）
	无全身症状或感染症状
严重感染	任何足感染与全身炎症反应综合征，下列症状存在 2 项及以上：
	·体温＞ 38℃或＜ 36℃
	·心率＞ 90 次 /min
	·呼吸频率＞ 20 次 /min 或二氧化碳分压＜ 32mmHg
	·白细胞计数＜ 4×10^9/L 或＞ 12×10^9/L，或不成熟白细胞＞ 10%

糖尿病足浅部感染者以革兰氏阳性菌为主，其中又以金黄色葡萄球菌多见。深部和严重感染者多涉及细菌混合感染，采用连续多次细菌培养有利于提高准确性。中度糖尿病足感染的主要病原菌包括鲍曼不动杆菌、金黄色葡萄球菌和铜绿假单胞菌。随着感染程度加重，糖尿病足混合感染的比例增加，这可能与机体免疫力下降和不规范使用抗菌药物等有关。有研究表明，革兰氏阴性菌感染与截肢呈正相关，与糖尿病足溃疡愈合呈负相关，因此，若革兰氏阴性菌比例升高，应引起高度重视。

在革兰氏阴性菌中，中度糖尿病足感染以鲍曼不动杆菌为主，重度以肺炎克雷伯菌为主，且二者耐药性不断增高。因此，严格按照用药指征合理使用抗生素，在糖尿病足感染的治疗中尤为重要。

二、治疗原则

糖尿病足溃疡涉及神经、血管、代谢和免疫等致病因素相互作用，因此，多学科合作、系统化治疗、专业化处理以及防治结合是治疗糖尿病足溃疡的主要原则。

（一）保守治疗

主要包括基础治疗、非手术清创、使用新型换药敷料、负压创面治疗、物理治疗、药物治疗以及生物治疗等。

1. 基础治疗

（1）良好的代谢管理：首选胰岛素控制血糖，推荐糖化血红蛋白（HbA1c）的控制目标在7.5% 以下。对于糖尿病性溃疡合并高血压者，应将血压控制在 130/80mmHg 以下；糖尿病足合并脂代谢异常患者，应给予他汀类药物治疗，将低密度脂蛋白胆固醇水平控制在 2.6mmol/L以下；若患者同时合并下肢动脉病变或冠状动脉粥样硬化性心脏病，则应将低密度脂蛋白胆固醇水平控制在 1.8mmol/L 以下。

（2）生活方式的干预：不仅是糖尿病及其合并难愈合创面治疗的主要手段之一，也是口服药物、胰岛素及减重手术等血糖控制治疗的基础,应贯穿于治疗过程全程。生活方式干预包括运动康复、营养干预和局部减压。其中,局部减压尤为重要。足底压力增高是糖尿病足溃疡发生的独立危险因素,相关性高达 70%~90%。长时间足底压力过高,导致足底局部缺血和组织分解,产生炎症反应,进而形成糖尿病足溃疡。减轻足底压力对预防及治疗糖尿病足溃疡有非常重要的作用,应贯穿于糖尿病高危足的预防、糖尿病足创面治疗、预防创面复发的全过程。目前有许多减压方法正在临床使用,包括全接触石膏支具(TCC)、可拆卸的石膏支具(RCW)、速成全接触石膏支具(iTCC)、定制鞋垫袜、处方鞋和治疗鞋。

2. 非手术清创 常见的非手术清创包括蛆虫清创(MDT)、酶学清创、自溶性清创和低频超声清创(UDT)等。①蛆虫清创:是将无菌蝇蛆直接放在感染的创面上,利用蛆虫消化坏死组织和病原体进行清创。其有清创、促生长和抗感染的作用,适用于粘连性脱落或软坏死组织,或临床感染且对抗生素治疗无效的伤口,但不适用于干燥、与体腔相通或位于大血管附近的创面及对蛋、大豆蛋白等过敏的患者。②酶学清创:又称为化学清创,是指采用某些具有蛋白水解作用的外源性酶类,将坏死或失活的组织分解、清除,同时又不损害邻近正常组织,从而达到清创目的的一种方法。在创面愈合使用较多的是枯草菌酶、胶原酶、菠萝蛋白酶及木瓜蛋白酶。酶学清创可以清除糖尿病足创面黏附牢固的角质层和焦痂,利于创面床的准备,主要适用于黑色硬痂、黄色坏死组织覆盖的创面及由于出血性疾病或其他原因不能进行手术清创的患者。③自溶性清创:指利用伤口内自身释放的酶使失活组织液化、软化、去除坏死组织和纤维蛋白原覆盖物,通过一系列的现代先进敷料来实现,常用敷料为水凝胶、水胶体或藻酸盐敷料,其作用在封闭环境中能得到加强。自溶清创可促进糖尿病足创面愈合,其可以选择性地用于溃疡创面,易于操作,患者无痛苦、耐受性较好。缺点是清创速度缓慢,且不适用于感染性创面及深在、需要填塞的创面。当有脓性渗出、异常气味、炎症或疼痛增加时需停用,否则可能引起创面感染加重或导致脓毒症。④低频超声清创:属机械性清创,是目前治疗慢性创面较为先进的手段之一,可代替传统的锐性清创,用以处理各种复杂的创面。其采用低频、高能超声波加载喷射流技术产生的"空化效应"和"碎裂效应",清除坏死组织和创面细菌、真菌、病毒,适用于各类复杂创面的清创,具有清创彻底、快捷、损伤轻的特点。不足之处则在于其属于非选择性清创方法,在去除坏死组织的同时,也可能损伤有活力的组织。

3. 使用新型换药敷料 传统敷料主要由低技术含量的纱布如编织或非编织的海绵、贴合性好的绑带和不粘连的绑带组成。其缺点包括:与创面发生粘连、患者有疼痛感、在换药时产生二次损伤,以及纱布浸渍无法控制感染等。新型敷料以湿性愈合理论为基础,分为辅助创面治疗类敷料(包括清创类敷料、抗感染类敷料)和加速创面修复类敷料(包括保湿敷料、管理渗液敷料、促生长敷料、组织工程皮肤等)。用于糖尿病足溃疡换药治疗常用的敷料包括:①水胶体敷料,有较弱的吸水能力,主要起保湿作用。常应用于已形成肉芽,需要上皮爬行的伤口。②水凝胶,敷料含水量超过 80%,主要用于维护高度潮湿的伤口环境,可以用于伤口愈合初期的瘢痕预防,或干燥伤口的保湿治疗。③泡沫敷料,具有高度吸收渗液能力,用于加强伤口渗液吸收,同时具有缓冲保护作用。泡沫型敷料是糖尿病足慢性溃疡创面的首选敷料之一。④藻酸盐敷料与亲水纤维敷料,这两种敷料都能吸收超过自重 20~25 倍的液体,主要作为填充敷料。在渗液过多时吸附渗液;在渗出较少时,接触创面层吸收可维持渗液,起到保湿作用。这两种敷料都可以作为银离子的载体,合成的复合敷料同时发挥抗感染作用。⑤银离子敷料,银离子是一种天然的抗菌剂,对金黄色葡萄球菌、铜绿假单胞菌等细菌有效。细菌内的银离子还可以重新释放,继续发挥抗菌作用。银离子敷料可以有多种载体,如亲水纤维银、藻酸盐银、脂质水胶体银、油纱银、纳米晶体银、泡沫银等。虽然银离子敷料均具备杀菌能力,但长时间接触有细胞毒性,在感染控制后继续使用对创面的愈合不利。

4. 负压创面治疗 又称为负压封闭引流,近年来广泛应用到糖尿病足的创面修复,其确切疗效在国内外均已得到广泛证实,对急性和慢性创面的促愈作用明显好于标准创面处理方法。根据创面深度、大小等不同,可对负压值进行微调整,一般较低负压力 -70~-50mmHg 适用于浅表性溃疡,-150mmHg 的较高负压力适用于深部并有大量渗液创面,特别适用于有窦道、潜行的伤口。一项关于负压值的临床研究显示,-80mmHg 和 -125mmHg 的负压力在促进创面愈合上的作用相当,但压力值为 -80mmHg 时,能显著缓解患者的主观疼痛感。负压创面治疗的禁忌证:①裸露的大血管、神经等创面;②止血不完善的创面;③恶性肿瘤引起的溃疡创面。

5. 物理治疗 主要包括高压氧疗、低强度激光疗法、电刺激治疗、高频电场治疗和高压电位疗法等,其中高压氧疗已被推荐为糖尿病足溃疡的有效治疗方式。通常采用的高压氧疗方案为高压氧舱压力为 2 个标准大气压(2.026×10^5Pa),吸入 100% 纯氧,增减压 15min,稳压 45min,1~2 次/d。高压氧疗的主要不良反应有:视物模糊、耳鸣、肺气压伤、神经性氧中毒和幽闭恐惧症等。然而,大量临床研究表明,每次治疗不超过 2 小时,治疗压力不超过 0.3MPa 时,患者极少出现不良反应。

6. 药物治疗 主要是针对糖尿病足病因和并发症治疗的相关药物,包括抗感染药物和改善循环药物。

(1)抗感染药物的合理应用:糖尿病足轻度感染患者的经验性抗感染药物治疗应覆盖革兰氏阳性菌,中至重度感染应考虑是否存在混合感染,所选抗感染药物应覆盖革兰氏阳性菌、革兰氏阴性菌和厌氧菌。糖尿病足感染的经验性抗感染药物方案见表 6-2。

表 6-2 糖尿病足感染的经验性抗感染药物治疗方案

感染严重程度	附加因素	常见病原体	经验性治疗方案
轻度	无其他并发症	革兰氏阳性球菌（MSSA 和链球菌）	半合成青霉素、耐酶青霉素、第一代头孢菌素
	β- 内酰胺类过敏或不耐受	革兰氏阳性球菌（MSSA 和链球菌）	克林霉素、莫西沙星、左氧氟沙星、环丙沙星、复方磺胺甲唑、多西环素
	最近抗菌药物暴露史	革兰氏阳性球菌 + 革兰氏阴性杆菌	阿莫西林/克拉维酸、氨苄西林/舒巴坦、莫西沙星、左氧氟沙星、环丙沙星、复方磺胺甲唑
	MRSA 高危因素	MRSA	利奈唑胺、复方磺胺甲唑、多西环素
中度或重度	无其他并发症	革兰氏阳性球菌 ± 革兰氏阴性杆菌	阿莫西林/克拉维酸、氨苄西林/舒巴坦;第二、三代头孢菌素
	最近抗菌药物暴露史	革兰氏阳性球菌 + 革兰氏阴性杆菌	哌拉西林/他唑巴坦、第三代头孢菌素、厄他培南
	浸润性溃疡	革兰氏阴性杆菌,包括铜绿假单胞菌	哌拉西林/他唑巴坦、头孢他啶、头孢吡肟、哌拉西林/他唑巴坦 + 环丙沙星、亚胺培南/西司他丁钠、美罗培南

感染严重程度	附加因素	常见病原体	经验性治疗方案
中度或重度	缺血肢体/坏死/含有气体	革兰氏阳性球菌 ±革兰氏阴性杆菌 +厌氧菌	哌拉西林/他唑巴坦、厄他培南、亚胺培南/西司他丁钠、美罗培南、第二、三代头孢菌素 + 克林霉素或甲硝唑
	MRSA 高危因素 MRSA		糖肽类抗菌药物/利奈唑胺/达托霉素 + 第三代头孢菌素、哌拉西林/他唑巴坦、厄他培南、亚胺培南/西司他丁钠、美罗培南
	耐药革兰氏阴性杆菌 ESBL		碳青霉烯类、哌拉西林/他唑巴坦、氟喹诺酮类、多黏菌素、氨基糖苷类

注：MSSA 为甲氧西林敏感金黄色葡萄球菌；MRSA 为耐甲氧西林金黄色葡萄球菌；ESBL 为超广谱 β-内酰胺酶。

（2）抗血小板药物：对于糖尿病足患者，氯吡格雷是有适应证的抗血小板药物，与阿司匹林相比，氯吡格雷联合阿司匹林的抗血小板治疗能显著降低其全因死亡率和心血管事件的发生，但严重出血的风险轻度增加。目前推荐氯吡格雷为对阿司匹林不耐受或对阿司匹林过敏患者的另一种治疗选择。此外，血管旁路手术的糖尿病足患者，阿司匹林或阿司匹林联合双嘧达莫治疗能显著改善移植人工血管的血管通畅率。

（3）抗凝血药物：如肝素、低分子量肝素及口服抗凝血药物。目前没有明确的证据支持在糖尿病足前期的间歇性跛行阶段应用抗凝血治疗。不过，有研究证实，在外周动脉疾病的患者中使用新型口服抗凝药物利伐沙班可以有效减少肢体缺血事件的发生。

上述药物治疗方法仅延缓轻至中度的下肢动脉缺血性病变的发展，是糖尿病足治疗的基础；但对于严重下肢缺血患者，多数并不能达到改善症状、保肢的目的。因此，对于缺血严重而内科常规治疗无效者，需做经皮介入治疗或外科手术治疗。

7. 生物治疗 包括生长因子、干细胞和富血小板血浆治疗等。

（1）生长因子治疗：生长因子作为一类对靶细胞增殖和分化有调节作用的肽类，是体内重要的信号分子，在调节生长发育、组织修复、肿瘤发生等多方面发挥重要作用。按照生长因子的受体（靶细胞）及特性将其分为表皮生长因子（EGF）、成纤维细胞生长因子（FGF）、神经生长因子（NGF）、血小板源性生长因子（PDGF）、转化生长因子 -β（TGF-β）和血管内皮生长因子（VEGF）等。PDGF 是美国食品药品监督管理局（FDA）批准可用于包括糖尿病足、压力性溃疡和辐射伤等难治性溃疡的生长因子。Bhansali 等研究发现，使用贝卡普勒明组糖尿病足溃疡的愈合有效率达 41.8%。Hardikar 等的实验证明，贝卡普勒明治疗组的糖尿病足溃疡愈合率达 58%，明显高于安慰剂组（愈合率 26%），治疗组的溃疡愈合时间也明显短于安慰剂组。

（2）干细胞治疗：干细胞是来自胚胎、胎儿或成体内具有在一定条件下无限制自我更新与增殖分化能力的一类细胞。根据不同分化潜能，可分为全能干细胞（如胚胎干细胞）、多能干细胞（如造血干细胞和骨髓间充质干细胞）和单能干细胞（如上皮组织基底层的干细胞）。干细胞促进慢性创面的愈合主要通过 3 方面来实现：①在一定条件下诱导为相关的组织修复细胞，发挥促进修复和再生的作用；②干细胞通过自分泌和旁分泌作用，分泌大量与组织修复和再生相关的细胞因子参与修复和再生的过程；③作为种子细胞，构建组织工程皮肤，用于创面的治疗。干细胞移植是近年来应用于糖尿病足治疗领域的一项新技术,在国内外的试验中均取得了成功,其有效性及安全性已经得到证实,为临床应用奠定了基础。有研究表明,干细胞移植在单纯糖尿病周围神经血管病变、糖尿病足溃疡和糖尿病周围神经病变中均具有良好的应用前景。

（3）富血小板血浆治疗:富血小板血浆（PRP）主要是通过抽取外周静脉血经离心后,获得的血小板浓缩物,其中含有大量的生物活性物质（各类细胞因子、生长因子等）。自1997 年 Whitman 等首次提出富血小板血浆凝胶概念后,PRP 被陆续应用于骨科、颌面外科、口腔科及烧伤整形科等领域创面的治疗,并取得了良好效果。PRP 主要通过释放和激活细胞因子及生长因子,发挥抗炎、抑菌和促进组织再生修复作用,并且其含有大量的纤维蛋白、纤维结合蛋白和玻璃黏连蛋白,具有黏附细胞、防止细胞流失和促进软骨细胞增殖的功能。目前富血小板血浆制备的方法主要分为两大类:一类是密度梯度离心法,另一类是血浆分离置换法。血浆分离置换法更为先进和准确,但因为其操作难度较大、价格昂贵,在临床中尚未得到推广。目前最为常用的是通过 2 次离心将血浆与红细胞分离,去除上清液获得,具体有 Landersberg制备法、Aghaloo 制备法、Sonnleitner 制备法等。国内外已有大量小样本的随机对照研究表明,PRP 的局部应用可以有效促进糖尿病足创面的愈合,但仍需大量研究证明其确切的治疗方法、剂量和远期疗效。

（二）外科治疗

糖尿病足溃疡修复的目标是闭合组织缺损形成的创面,使修复部位的形态得到最大限度的恢复,最大限度保留肢体功能。糖尿病足溃疡修复的总体原则:以简单和损伤最小的方法,达到快速、持久的闭合创面。

1. 微创手术重建下肢血供 下肢血供重建是治疗糖尿病足溃疡患者大血管阻塞的重要方法,也是确保创面最终有效封闭的前提条件,可使部分大血管病变引起的糖尿病足溃疡免于截肢。下肢动脉腔内介入治疗作为一种微创手段,是重建糖尿病足患者大血管病变血供的首选方法,包括单纯球囊扩张术和支架成形术。对于不适宜采用腔内介入治疗的患者,可考虑采用下肢动脉旁路移植术,目前以股动脉、膝上或膝下腘动脉旁路移植术最为常用。此外,也有远端小动脉旁路移植术,通过动脉移植改善下肢血液循环。

2. 创面的外科治疗 遵循阶梯重建的策略,即先简单后复杂。Wagner 分级法对糖尿病足溃疡外科修复策略的选择具有重要的临床指导价值。

Wagner 0 级:是指有发生溃疡高度危险因素的足部,对于这些目前暂时无溃疡发生的患者,应嘱咐患者定期随访,加强足部保护的健康教育,控制好血糖,必要时处理鸡眼、跖疣和胼胝等足部问题,以防止足部溃疡的发生,同时注意保护足部,有问题及早就医处理。

Wagner 1 级:足部皮肤浅表溃疡,无合并临床的软组织感染,突出表现为神经性溃疡,这种表浅的溃疡经过清创换药后,待创面具备受皮条件后,尽早行皮片移植修复创面。

Wagner 2 级:较深的穿透性溃疡,常合并软组织感染,但无骨髓炎或深部脓肿,溃疡部位可存在特殊细菌感染,如厌氧菌、产气菌。这类较深的溃疡可在手术清创后,配合使用负压创面治疗技术,待创面感染和创基条件改善后,行皮瓣移植或植皮术。

Wagner 3 级:深部组织的溃疡创面,常影响骨组织,并有深部脓肿或骨髓炎,创面感染严重,伴有骨组织或者肌腱组织的病变。对于这类糖尿病足溃疡,需要在良好的麻醉监护条件下行扩创手术,清除死骨、坏死的肌腱组织及破坏的关节,尽可能采用邻近的皮瓣或肌瓣、肌皮瓣转移修复创面,彻底消灭死腔,闭合创面。

Wagner 4 级:特征为缺血性溃疡,为局部的或足特殊部位的坏疽,通常合并神经病变。对于这类溃疡,应通过手术清创切除坏疽足趾或部分坏疽创面后,使用负压技术改善创基条件,然后通过植皮或皮瓣进行修复。

Wagner 5 级:大动脉阻塞是主要的病因学,坏疽影响到整个足。同时伴有神经病变和血管病变,并存在明显感染。患者常伴有严重下肢动脉狭窄或闭塞,应先通过介入手术或血管外科治疗,使血管再通,改善趾端血供后,视情况采用外科修复。

3. **糖尿病足截肢**　据美国最权威的糖尿病治疗中心 Joslin Diabetes Center 统计,即使经过最佳的外科治疗,仍有 5% 的糖尿病患者接受膝上截肢,15%~20% 接受膝下截肢,5%~10% 接受前足切除手术。Marjolis 等随访了 24 616 例患者,总体截肢率为 6.7%,10 年随访者截肢率在 5.6%~8.4%,已行截肢术的患者再行小离断术的概率由初期的 4% 上升至后期的 60%,因此,糖尿病足溃疡发展到深部感染或坏疽时,为防止感染进一步扩散,危及患者生命,必须选择截肢术。

(1)截肢的基本原则:在保证截肢效果的前提下,尽可能降低截肢平面。糖尿病足的截肢成功率与截肢平面的判断密切相关。截肢平面过低,会使神经、血管病变和坏疽继续向肢体近端蔓延,导致皮肤坏死进一步加重,发生渐进性坏死,发生新溃疡、感染、创口不愈合等并发症。如截肢平面过高,会影响患者的自主步态、生活方式,以及生活质量及预后。

(2)截肢平面选择:一般可根据患者的全身状况、局部供血、感染情况及肢体血液供应情况来决定截肢平面,争取残端达到一期愈合,尽最大可能保留患肢功能。采用经皮氧分压($PtcO_2$)测定可以评估残端愈合情况,通常 $PtcO_2 < 20mmHg$ 时,预示着截肢残端无法愈合;若 $PtcO_2 > 40mmHg$,预示截肢残端可以愈合;介于二者之间即有愈合的可能,需要采取相应的措施来改善血供。

(3)小范围截肢术:小范围截肢术包括截趾术、跖骨水平切除术及部分足截肢术。为确保小范围截肢术取得良好效果,术前需对患肢进行血液灌注评估。对单纯的神经性溃疡,截肢平面以上必须触及动脉搏动,并经彩色多普勒超声血流探测仪证实有血流通过。当足背动脉的经皮氧分压 $\geq 30mmHg$,节段性灌注压 $\geq 70mmHg$ 时,提示创口的愈合概率较大。当有临床证据提示患者糖尿病足发生缺血坏疽时,应对患足远端行动脉造影检查,否则失败率较高。若患肢软组织条件适合,闭塞的血管接受旁路手术后有再通的可能,可先行血管成形术,再考虑行小范围截肢术。侧支血管无法重建的患者其临床预后相对较差,创口难以愈合,需行更高平面的二次截肢。

(4)大范围截肢术:行小范围截肢术后,如果创口愈合的可能性较小或坏疽、感染扩散至跗跖关节处,或患者已失去活动能力,可考虑行大范围截肢术。大范围截肢包括膝下截肢术、膝上截肢术及髋关节离断术。大范围截肢术截肢平面的选择以患者能否在假肢的帮助下,恢复自主步态并适应户外活动,作为主要考量因素。保留的膝关节有助于假肢安装并最大限度地保留患者步行能力,有利于患者康复。对无法安装假肢的老年患者,保留膝关节能明显改善患者生活质量,但对于体质差、行动不便、需要长期卧床的糖尿病足患者,如果足部已发生坏疽或慢性感染,宜行根治性的膝上截肢术,大多数患者经膝上截肢术后创口愈合较快,大大缩短住院时间。初次截肢,即行膝上截肢术的适应证还包括:腘动脉完全闭塞而腘下动脉无法修复重建的患者;膝关节屈曲挛缩畸形的患者及无法经受多次手术的老年患者。

第三节　静脉性溃疡的临床特征与治疗原则

各种原因引起的静脉系统反流、回流不畅等,造成远端肢体淤血、组织缺氧,从而皮肤发生营养障碍性改变,形成的皮肤溃疡定义为静脉性溃疡。下肢是静脉性溃疡的好发部位,常由静脉逆流、静脉阻塞、静脉壁薄弱和腓肠肌泵功能不全所致的持续性静脉高压所致。静脉高压造成足踝部静脉充盈,随后导致毛细血管膨胀及渗漏引发水肿。由于渗漏出的含铁血黄素沉积在皮肤组织,导致局部色素沉着。渗漏及水肿造成下肢皮肤张力增大,表面干燥,进而诱发皮肤破损和溃疡。小腿下 1/3 处内踝上方是下肢静脉性溃疡的好发部位,约占 65.6%。溃疡多略显凹陷,位于色素沉着中央区域。病程通常是先有色素沉着,后逐渐出现溃疡。

一、临床特征

（一）病史

患者一般均伴有下肢静脉曲张病史。

（二）临床表现

1. **水肿**　可以是最早出现的症状,常见于踝周,久站后可波及小腿中下段,具有指凹性、卧床休息(尤其在抬高肢体)后消退的特点。在皮下组织出现纤维性改变或炎症后,水肿可表现为非指凹性。

2. **浅静脉扩张或曲张**　是最常见的症状,初发部位多见于小腿内侧,可以伴有内踝区小静脉扩张。久站时曲张静脉更为明显,妊娠期可加重。病情进展可累及整个大隐静脉系统。

3. **疼痛**　多数患者有不同程度的疼痛,以小腿沉重或胀痛为多见。久站或久走后出现,抬高患肢可缓解。久站后小腿胀痛及沿曲张静脉径路的胀痛感是本病累及浅静脉系统的特征,与曲张静脉内血流淤滞致静脉壁扩张有关。严重的深静脉瓣膜功能不全可能出现站立后小腿的突然沉重感,由血液快速逆向充盈所致。在下肢静脉系统流出道,尤其是髂、股静脉阻塞时,可出现静脉性间歇性跛行。当皮肤伴有感染、继发性皮炎及活动性溃疡时,也可引起局部疼痛。

4. **皮肤改变**　包括:①皮肤脂质硬皮病,系由白细胞渗出、积聚并释放蛋白水解酶,毛细血管周围纤维组织沉积,纤维蛋白水解酶活性降低,炎症反应等综合因素引起。多见于足靴区,皮肤硬化、固定、表面发亮;皮下脂肪增厚变硬,与深层组织粘连;曲张静脉表面皮肤无色素沉着,与周围皮肤色素沉着呈明显对照。②皮肤白色萎缩,由于毛细血管供血障碍使局部皮色苍白,周围皮肤有明显的色素沉着及扩张的毛细血管。③湿疹,由静脉高压与白细胞聚集活化引起的非特异性炎症,常伴有局部皮肤变薄、干燥。

5. **溃疡**　静脉高压使微循环压力增高、血流缓慢,是溃疡形成的潜在原因。发生率与年龄相关,≥ 60 岁者的发生率明显增加,可达 2.7%。常发生于局部皮肤创伤、感染、曲张静脉破裂出血后。溃疡常表现为大小不一、形态不规则,色素沉着,皮肤萎缩变薄、变脆,溃疡较浅、基底不平,周围皮肤硬化,多见于足靴区。

（三）辅助检查

适当的辅助检查有利于准确地判断病变性质,包括判断 CVD 的原因是阻塞性还是倒流性,以及病变的部位及严重程度等,为选择合理的治疗方案提供依据。一般首选多普勒超声、CT 静脉成像检查,必要时行下肢静脉压测定和静脉造影检查等。

1. **多普勒超声** 可以反映浅静脉和深静脉系统是否存在阻塞或反流,能动态观察瓣膜活动情况以及瓣膜形态,也可以显示腓肠肌收缩时交通静脉是否存有外向血流。双功能彩超是血管外科重要的无创检查设备,其价值越来越得到临床医生的肯定。

2. **下肢静脉造影检查** 静脉造影在诊断静脉疾病方面仍具有不可替代的地位。下肢静脉造影是一种有创性检查方法,可以直观地反映深、浅静脉主干通畅程度,静脉变异,静脉瓣膜的位置、数量、形态和结构,以及显示交通静脉是否存在逆向血流和与静脉性溃疡的关系,特别是静脉造影对辨别交通静脉病变具有非常重要的价值,是下肢静脉系统疾病诊断的"金标准"。静脉造影有顺行及逆行两种方法。

3. **下肢活动静脉压测定(AVP)** 测量浅静脉压力在静息状态与活动后的变化,可以反映整个下肢静脉系统的静脉血流动力学状态。正常下肢 AVP 为 10~30mmHg,静脉功能不全时,AVP 不能降低至正常水平。AVP 与涉及的静脉范围、病因及静脉性溃疡的发生率相关。AVP 方法简便,虽然不能做出确切的病因、定位及形态学诊断,但对静脉逆流及其范围、是否伴有流出道阻塞以及预后可以做出初步判断。

4. **X 射线检查** 病变局部 X 射线摄片是下肢静脉溃疡另一项不可或缺的检查,可以发现骨髓炎、骨肿瘤或异物残留等一些影响溃疡愈合的因素。此外,对影响腓肠肌泵功能的踝关节限制性病变的诊断也有明确的帮助,对治疗具有指导意义。

5. **病理活检** 对溃疡时间长、溃疡性质判断存疑的患者,应考虑行组织病理学活检,以排除癌性溃疡可能。

6. **实验室检查** 主要用于鉴别非静脉性因素导致的下肢溃疡,包括血糖和免疫指标检测等。此外,必要时需要检测凝血相关指标,特别是纤维蛋白原、第Ⅷ因子、血管性血友病因子(vWF)和纤溶酶原激活物抑制物(PAI-1)等。

上述检查的目的在于明确静脉逆流的程度与范围、是否伴有静脉回流障碍及其定位、病因为原发或继发性,以及有肢体水肿是否由淋巴系统疾病所引起。

(四)临床分级

CEAP 分类法,即根据临床(C, clinical)、病因(E, etiology)、解剖部位(A, anatomy)和病理发病机制(P, pathology),将静脉性溃疡分为 C0~C6 级。

C0:无静脉疾病体征。

C1:有 3 种不同表现。①毛细血管扩张:持久性扩张的真皮内毛细血管,红色,内径< 1mm,呈线状或丝状。②网状静脉:持久性扩张的真皮内小静脉,蓝色,内径> 1mm,但< 3mm,通常呈扭曲状。③冠状静脉扩张:足内外侧近内外踝的真皮内毛细血管扩张,呈扇形排列,往往是慢性静脉功能不全进展的临床表现,且与溃疡好发部位一致。

C2:有静脉曲张,为皮下浅静脉持久性扩张,在直立位时内径> 3mm,并呈扭曲状,可累及膝下或膝上隐静脉系统或非隐静脉系统。

C3:出现水肿,通常发生于踝周,应与其他原因引起的下肢水肿相区别。

C4:出现皮肤改变。①色素沉着:早期的皮肤改变为浅黑色色素沉着,常发生于踝周,可向小腿或足部扩展。②湿疹:表现为红斑、水疱,有渗出,或鳞屑状红斑,常发生在邻近曲张静脉的皮肤或整个下肢,甚至全身,又称淤积性皮炎。③脂质硬皮症:表现为患肢皮肤局限性硬化,可伴有瘢痕挛缩,涉及皮肤皮下组织,甚至筋膜,是严重的皮肤改变。伴有急性皮下组织炎症时,局部皮肤发红、触痛,与丹毒或蜂窝织炎不同,不伴有发热及淋巴管炎征象。④白色萎缩:为圆形苍白色,周围有扩大的毛细血管或深褐色色素沉着环绕的皮肤损害。溃疡愈合后的瘢痕不属于此。

C5:皮肤有已愈合的溃疡,同时伴有 C4 所列的皮肤改变。

C6:皮肤有活动性溃疡,好发部位在踝周及小腿下 1/3,尤以内踝和足靴区内侧最多见,同时伴有 C4 的皮肤改变。

二、治疗原则

下肢静脉性溃疡是下肢静脉高压的结果,针对解除静脉高压的病因治疗是关键,在此基础上辅以有效的局部处理,才可能促使溃疡愈合。如果没有从根本上解除病因,则治疗所需时间长、愈合慢、治愈率低,愈合后的复发率高。

(一)非手术治疗

对于早期、轻度、面积较小而浅表的溃疡可考虑保守治疗。

1. 卧床休息 抬高患肢,避免长时间下肢下垂及长时间行走或站立,以减轻下肢静脉淤血和肿胀。

2. 压力治疗 是下肢静脉性溃疡保守治疗的重要方法之一,目的是降低静脉高压。压力治疗的原理是利用特殊材料的袜子或绷带,通过加压和使下肢肌肉收缩,增加浅静脉系统向深静脉和心脏回流,减轻皮下水肿,促进血液畅通,改善局部愈合环境。压力治疗可以减轻肢体的淤血和水肿,使下肢疲惫、沉重等症状得到缓解,并能促进下肢静脉曲张溃疡的愈合。但若患者存在慢性心力衰竭时,不推荐采用压力治疗。

接受压力治疗前,必须排除动脉系统疾病。若患者同时存在动脉系统病变时,压力治疗可导致动脉血管闭塞、组织坏死,甚至截肢。因此,在接受压力治疗前,应首先检查患者的足背或胫后动脉,当存在搏动减弱或消失时,应利用多普勒超声检查患者的踝肱指数(ABI, ankle-brachial index,即踝部动脉收缩压与肱动脉收缩压之比,正常人 ABI 为 0.9~1.3)。若患者的 ABI < 0.8,则应在压力治疗前先推荐患者接受血管外科医生的进一步检查(表 6-3)。

表 6-3 踝肱指数与压力治疗的关系

踝肱指数	压力治疗
> 1	压力治疗可以达到 60mmHg
0.8~1	轻度外周血管病变,压力治疗可以达到 40mmHg
0.5~< 0.8	压力治疗只能达到患者能耐受的程度
< 0.5	不采用压力治疗

压力治疗的方法有多种,常用的包括弹力袜和弹力绷带的治疗方法。使用弹力绷带的方法是自肢体远端开始包扎,压力自远心端至近心端递减,于早晨下床前穿戴包扎好,晚上上床前脱下。当患者下肢水肿或已发生溃疡时,推荐采用弹力绷带;当患者下肢水肿消退或溃疡愈合时,推荐采用医用弹力袜。

医用弹力袜的选择方法:

(1)根据症状选择弹力袜压力:一级低压预防保健型(15~25mmHg),适用于静脉曲张、血栓高发人群的保健预防；一级中压初期治疗型（25~30mmHg），适用于静脉曲张初期患者；二级高压中度治疗型（30~40mmHg），适用于下肢已经有明显静脉曲张（站立时静脉血管凸出皮肤表面），并伴有腿部不适感的患者（如下肢酸乏肿胀、湿疹瘙痒、抽筋发麻、色素沉着等），静脉炎、怀孕期间严重静脉曲张、静脉曲张手术后（大／小隐静脉剥脱术）患者，深静脉血栓形成后综合征患者；三级高压重度治疗型（40~50mmHg），适用于下肢高度肿胀、溃疡、皮肤变黑变硬、高度淋巴水肿等患者。

（2）根据病变部位选择弹力袜长度：分为中筒袜（膝下）、长筒袜（及大腿）和连裤袜（及腰部）。如果患者只是膝盖以下部位患有静脉曲张，穿中筒弹力袜即可；如果患者膝盖以上部位也有症状，建议穿长筒袜或者连裤型弹力袜。

（3）根据体型选择合适的尺码：弹力袜分为小号（S）、中号（M）、大号（L）、加大号（XL）。量出患者腿部的 3 个主要尺寸：足踝周长、小腿围最大周长及大腿围最大周长，以确定合适的尺码。购买连裤袜时，要根据患者的身高、体重选择尺码。足踝周长：足踝最细处的周长，此处是弹力袜最高压力值的部位，压力为 100%；小腿周长：小腿围最大周长，此处的压力值为最高压力的 70%~90%；大腿围周长：大腿的最粗周长，此处的压力值为最高压力的 25%~45%。

3. **创面治疗**　在压力治疗的基础上，按照创面处理原则进行局部治疗，包括清创、保湿及功能性敷料的使用等。

4. **药物治疗**　药物治疗在静脉性溃疡中的应用十分有限。若患者合并下肢动脉缺血，则可考虑使用血管活性药物，但必须同时配合使用弹力绷带。在未采取压力治疗时，不建议使用扩血管药物，因为扩张动脉造成动脉充血只会加重下肢静脉高压。

（二）手术治疗

1. **血管外科手术治疗**　即对病变血管进行手术治疗，属于病因治疗，目的是解除静脉淤积，应根据病因采取不同的手术方式。主要有下列 3 种手术方式：①浅静脉手术，大部分静脉溃疡肢体存在浅静脉反流，切除反流的浅静脉可以促进溃疡愈合，减少溃疡复发。随着技术的进步，新的治疗方法不断涌现，包括曲张静脉抽剥结合溃疡周围环形缝扎、电凝法、激光或射频腔内闭塞等，都取得了较好的治疗效果。浅静脉抽剥术创伤大，而激光、射频等腔内治疗更为安全。②深静脉瓣膜成形术，针对深静脉反流的患者，降低下肢深静脉因瓣膜功能不全引起的静脉高压。对确定有深静脉瓣膜关闭不全的患者，可以采用瓣膜修补、瓣膜重建或替代瓣膜等手术方法予以纠正。目前，重建瓣膜功能大都选择在股浅静脉第 1 对瓣膜，这对瓣膜结构坚韧，能够承受近侧静脉主干中血柱的重力作用，并且能阻挡由股深静脉汇入股总静脉内的血液倒流，在保持下肢深静脉正常血流动力学方面起着重要作用。③交通支静脉阻断，针对交通静脉功能不全的患者，阻断交通支静脉内的异常反流。静脉性溃疡好发于小腿内侧，因此离断小腿内侧功能不全的交通支对于治疗静脉溃疡和皮肤营养障碍性改变具有重要的临床意义。传统的手术方式创伤大，现在已较少应用。近年发展起来的腔镜下深筋膜交通支离断术（SEPS）可以避免传统手术的并发症，而且损伤小、恢复快。无论采用何种手术方式，术后均应使用弹力袜或弹力绷带加压。

2. **创面的手术治疗**　长期不能自愈的创面经过创面床准备，感染得以控制、局部微循环改善后，可以采用手术修复创面。手术方法包括皮片移植和皮瓣移植。临床上应根据创面大小、深度和局部血供情况，选择皮片或者皮瓣移植。由于慢性创面的基底多已形成明显的纤维板结构，血供差，受皮率较低，因此术中应适当扩创，彻底切除溃疡、纤维板和瘢痕组织后行皮片移植。术后应继续使用弹力绷带加压包扎，以避免溃疡复发。

第四节　放射性溃疡的临床特征与治疗原则

放射性溃疡是指经放射线照射后引起的皮肤、神经、血管、肌肉及骨骼发生的不同程度的变性坏死。目前可引起损伤的射线有高速的带电粒子如 α/β 粒子,以及不带电粒子如 X/γ 射线等。一次大剂量或多次照射均可引起放射性损伤。损伤程度与射线的种类、剂量密切相关。放射线照射使细胞的酶和染色体功能发生障碍,局部血管内膜发生炎症,管壁增厚、管腔狭窄,甚至闭塞,导致血供障碍,愈合力差。临床多见的慢性难愈性放射性溃疡多因恶性肿瘤切除术后接受放疗所致,常见于头颅、胸骨前、乳腺和锁骨上等部位。溃疡大小不一、深浅不等,基底凹凸不平,肉芽组织生长不良且污秽,常有纤维素样物覆盖,多伴细菌感染,边缘不整,呈潜行性,周围有硬似"皮革状"的瘢痕组织,外周皮肤变薄、色素沉着。

一、临床特征

（一）病史

具有明确的局部放射治疗或射线照射病史。

（二）照射量效关系与病理改变

皮肤是辐射中度敏感组织之一。Borak 在 1936 年指出,表皮致死剂量为 20Gy。多数研究认为,如果皮肤吸收总剂量超过 30Gy 将发生溃疡。Teloh 于 1950 年首先对放射性皮肤损伤的组织学改变做了较详细的描述,将皮肤效应分为早期（开始照射后 0~6 个月）和晚期（6 个月以后）效应。早期变化分为 4 度:Ⅰ度为毛囊性丘疹与脱毛;Ⅱ度为可复性病变的红斑反应,并出现皮肤色素沉着;Ⅲ度为水疱形成,愈后留下瘢痕和色素沉着;Ⅳ度为坏死性溃疡。病程分初期反应期、潜伏期（假愈期）、基本反应期（症状明显期）和恢复期。晚期变化亦可分为 4 度:Ⅰ度为萎缩性皮炎或增生性皮炎;Ⅱ度为皮肤皮下组织放射性纤维化;Ⅲ度为晚期放射性溃疡;Ⅳ度为放射性肿瘤。

（三）临床表现

放射性皮肤损伤可分为急性放射性皮肤损伤和慢性放射性皮肤损伤。

1. **急性放射性皮肤损伤**　一般分为 4 期,即初期反应期、潜伏期、基本反应期及恢复期。①初期反应期:患者的皮肤、黏膜无明显的皮肤粗糙、毛囊丘疹、红斑等改变。②潜伏期:Ⅰ度皮肤损伤 10~65 天,Ⅱ度皮肤损伤 8~34 天。③基本反应期:最初皮肤有胀感、瘙痒,之后皮肤粗糙,或出现散在粟粒大小毛囊丘疹。或初期为斑点、斑片状红斑,逐渐扩大、融合,色泽加深呈暗紫色,压之不褪色。红斑形成后 7~16 天出现性质不同的水疱,破溃后局部表浅糜烂或形成溃疡。④恢复期:进入恢复期以后,Ⅰ度皮肤损伤开始脱屑,色素沉着,无明显自觉症状;浅Ⅱ度创面脱痂后色素沉着,无瘢痕形成;深Ⅱ度愈合后色素脱失,呈花斑状。

2. **慢性放射性皮肤损伤**　有较长的潜伏期,病情有明显的潜在性、进行性、反复性和持续性等特点。临床表现可分为慢性放射性皮炎、硬结性水肿、慢性放射性溃疡及放射性皮肤癌 4 种类型,其中以慢性放射性皮炎最为常见。皮炎表现为皮肤萎缩,腺体和毛囊均萎缩或消失,皮肤干燥、失去弹性,色素沉着与色素脱失相间并存,表皮变薄、浅表毛细血管扩张,脱屑,皮肤瘙痒。硬结性水肿表现为局部皮肤水肿变厚,表面如橘皮状,触之坚硬如板,水肿波及皮下组织极易破溃。慢性放射性溃疡创面污秽苍白，有不同程度的感染，溃疡四周呈放射性皮炎或瘢痕增生表现。放射性皮肤癌在临床中并不少见，以鳞状上皮细胞癌和基底细胞癌为主，也有在慢性放射性皮炎基础上发生肉瘤、黑素瘤和皮脂腺癌的报道。随着癌瘤放射治愈率的提高、癌症患者生存年龄的延长，放射性损伤组织癌变发生率可能会增加。

二、治疗原则

（一）非手术治疗

非手术治疗是采用外科修复放射性溃疡之前的重要手段，目的是为手术治疗准备良好的创面床。持续负压封闭引流（VSD）技术或负压创面治疗技术是非手术治疗放射性溃疡的重要辅助手段，已广泛应用于临床。此外，富血小板血浆（PRP）技术在放射性溃疡治疗的疗效也得到公认。PRP 中含有多种促进组织和细胞再生的生长因子，可刺激和加速创伤组织愈合。PRP 具有制备相对简便、生物活性安全、创伤小等优点。对于慢性溃疡伴有创面基底坏死纤维组织的患者，可用糜蛋白酶或弹性酶软膏促进组织脱落，促进肉芽生长和愈合。

（二）手术治疗

放射线损伤血管，可引起局部组织缺血缺氧，影响成纤维细胞增殖合成，组织坏死呈进行性和不可逆性，局部再生修复能力差。目前对于放射性溃疡最有效的治疗方法，仍是对损伤组织进行手术彻底清创，包括坏死骨的去除，然后利用血供丰富的皮瓣填充，覆盖创面。

1. 慢性溃疡的切除范围　切除范围应足够大，边缘超出正常皮肤 1~2cm，将溃疡周围萎缩、变薄、有色素改变的病变皮肤与溃疡一并切除；理想深度为清创后创面基底露出正常质地和有活跃出血的组织。对变性的软骨或骨组织也应予以清除。不过，对于深部有重要脏器、血管、神经的部位，如颈部、胸部等，难以彻底清创，可将此部位的病变组织行有限的保留切除，以免出现意外。清创不够彻底的创面，选用血供丰富的肌皮瓣修复，可改善局部营养状况，取得"生物性清除"的作用。

2. 创面的修复方法　修复方法要依据创面的性质、切除的范围和深度，以及创面基底情况和所在部位而选用不同方法，较常见的有皮片移植、局部皮瓣移植、轴型皮瓣移植、肌皮瓣移植、大网膜移植等。

（1）皮片移植：放射性溃疡局部组织的再生能力差，溃疡基底无健康肉芽组织，移植的皮片一般难以成活。如局部软组织损伤较轻，彻底切除病变组织后，创面基底血供良好，又不在功能部位，可选用薄的断层皮片移植。如皮片移植后未成活，则果断清除坏死皮片，改用皮瓣移植。

（2）局部皮瓣移植：适用于局部病变范围较小的放射性溃疡。术中将溃疡及其周围病变组织彻底切除后，创面可用局部旋转皮瓣、推进皮瓣等方法修复。此法操作简单，选用恰当可取得较好的效果。术中注意勿将有潜在放射性病变组织包含于皮瓣内，否则影响愈合，造成手术失败。

（3）轴型皮瓣移植：对于组织损伤较深、病损范围较大或累及深部组织的溃疡，根据剖面情况选用带蒂轴型皮瓣和游离皮瓣移植可取得较佳的效果。血供充沛的轴型皮瓣移植修复创面后，可以增加病变部位的血供，改善局部营养，利于创面愈合。如采用游离皮瓣移植修复创面，则应尽量选用血管蒂较长的皮瓣，吻合血管时，受区供吻接的血管必须选用病变区以外的未受辐射损伤的健康血管，否则因受辐射的血管内膜存在损伤，血管吻接后易形成血栓，导致皮瓣游离移植失败。

（4）肌皮瓣移植：肌皮瓣血供良好，组织丰厚，抗感染能力强，既可改善局部血供，促进组织新陈代谢，利于创面愈合，又可充填修复清创后的大块组织缺损，对于累及深部组织如神经、血管、骨骼等的严重放射性溃疡,应属首选方法,但不宜选用曾受过放射线损伤的肌肉。

(5)大网膜移植:大网膜具有丰富的血管和淋巴组织,抗感染能力强,经裁剪后血管蒂较长,带蒂移植可修复头、颈、胸部等处放射性溃疡。如采用吻合血管游离移植,则可用大网膜移植后表面植皮修复创面。但大网膜移植需要开腹,易引起腹腔粘连,因此一般不作为首选,仅在局部条件差、溃疡大、局部皮瓣或远位皮瓣因故无法使用时应用。

(三)身体特殊部位放射性溃疡的修复

1. **头部放射性溃疡**　常伴有颅骨坏死感染,术中应将死骨清除,如颅骨内板也坏死,亦应清除。头皮缺损可用轴型带蒂或游离皮瓣修复,如无条件行皮瓣移植,也可用大网膜移植加表面植皮予以修复。颅骨全层缺损可于创面愈合后 6 个月再予修复。皮肤软组织扩张术是另一种修复头皮缺损的方法,可一期修复溃疡切除后创面。

2. **面颈部放射性溃疡**　多见于面颈部肿瘤放疗所致,严重的颈部放射性溃疡常累及深部血管、神经等重要组织,在切除病变组织时不可强行清除彻底,以免损伤深部重要血管和神经,造成不良后果。胸大肌、背阔肌、斜方肌肌皮瓣和胸肩峰动脉穿支皮瓣等是修复面颈部放射性溃疡的较好选择。

3. **胸部放射性溃疡**　多见于乳腺癌或其他胸壁恶性肿瘤根治后放疗的患者,特点是创面大、损伤深,常伴有深部胸骨、肋骨的损伤坏死,甚至有胸膜、心、肺等损伤,创面常伴有严重感染。仅累及皮肤、软组织的溃疡可用背阔肌、腹直肌、胸大肌肌皮瓣等修复。如累及胸骨、肋骨则需行胸廓整形术,可选用聚四氟乙烯或自体肋骨做支撑组织。也有主张支撑组织无须修复的观点,创面予以皮瓣修复后,早期虽有胸壁摆动,但很快即能够稳定。

4. **腹部放射性溃疡**　多为盆腔肿瘤放疗后所致,较小的溃疡可切除后直接缝合或局部皮瓣转移修复;而下腹部大面积溃疡可采用腹壁整形术的方法,既可治愈迁延不愈的溃疡,又可达到腹壁整形的目的。对于腹股沟区的溃疡,可选用阔筋膜张肌皮瓣修复。

5. **臀部、骶尾和会阴部放射性溃疡**　该处溃疡常侵及骶尾骨。创面易受大小便污染,感染严重,有时还合并瘘管。治疗时彻底切除坏死组织,选用血供丰富的皮瓣或肌皮瓣如臀大肌、阔筋膜张肌等修复创面,存在的腔穴须以肌皮瓣填充修复。较小或较浅的创面也可以局部旋转、推进皮瓣修复。此外,术前准备必须充分,包括必要的肠道准备、膀胱造瘘,有时需行结肠造口,以免术后大小便污染,导致手术失败。

第五节　压力性溃疡的临床特征与治疗原则

压力性溃疡是指由于受到压力和 / 或剪切力而引起的局部皮肤 / 皮下组织的局限性损伤,常发生在骨隆突处。压力性溃疡曾有多种的不同命名,如褥疮、压疮、压力性损伤等,目前国际上统一命名为压力性损伤。压力性溃疡源于有害力学因素的持续作用,常由于受到持续压力或压力加上剪切力的组合而引起。例如:皮肤组织中毛细血管压力为 2.1~4.3kPa,当外在压力大于毛细血管压力时,毛细血管和淋巴管内血流减缓;若组织承受 8kPa 外部压力 1 小时以上,即可发生微循环病理损伤和压力性损伤。剪切力是压力性溃疡发生发展过程中的另一重要因素。剪切力是引起软组织在横切方向上变性的机械力。剪切力造成组织间的血管被拉伸、扭曲和撕拉,使其在较小压力下可造成血流阻断,切断较大区域的血液供应,引发深部组织坏死。

部分研究认为,剪切力的危害大于垂直方向压力,可独立诱发压力性损伤。此外,老年患者因本身组织血液供应水平下降、软组织萎缩、组织再生能力下降等因素,即使短时间受压也可导致压力性溃疡。

一、临床特征

（一）病史

具有明确的局部受压病史,包括长期卧床或被动体位、一定时期内不能自行调整体位等。

（二）临床特点

1. **好发人群**　压力性溃疡主要见于长期卧床、强迫体位、感觉缺失、严重营养不良等患者;脑血管意外、昏迷、脊髓损伤、股骨或骨盆骨折以及消瘦卧床的患者是压力性溃疡的高危人群,其中老年人是压力性溃疡的易患人群。

2. **好发部位**　压力性溃疡常发生在骨性隆突部位,包括头颅的颞部和枕部、耳、肩胛、脊柱、肘、骶尾部、股骨大转子、坐骨结节、膝、踝、足跟以及其他受压部位的皮肤。其中,骶尾部发生率最高,约占46%;其次是足跟部,约占30%;再次为股骨大转子部,约占12%。

3. **高危因素**　压力性损伤非单一病因导致,而是病因和高危因素共同作用的结果。压力性溃疡的主要高危人群是脊髓损伤患者、脑血管病患者、老年体弱者、营养不良者、腹泻及大小便失禁者等。

4. **临床分期与表现**　根据压力性溃疡的发生发展和损伤程度,2014年美国国家压疮咨询委员会（NPUAP）和欧洲压疮咨询委员会（EPUAP）在临床实践指南中将压力性溃疡分为6期。

（1）Ⅰ期:皮肤出现局部不可变白的红斑,通常在骨隆突处。深色皮肤局部红斑可能不明显,但肤色与周围皮肤有明显不同。

（2）Ⅱ期:损伤累及真皮组织,表现为无腐肉的、红色或粉红色基底的开放性浅层溃疡。

（3）Ⅲ期:皮肤全层缺失坏死,可见皮下脂肪组织,但未达骨骼、肌腱或肌肉。创面可能存在潜行腔隙或窦道。

（4）Ⅳ期:皮肤全层缺失坏死,并有骨、肌腱或肌肉外露,常伴有潜行腔隙或窦道。

（5）不可分期:皮肤全层缺失坏死,但创面被黄色、棕褐色、灰色、绿色或棕色的腐肉掩盖,或被棕褐色、褐色或黑色的焦痂覆盖。

（6）疑似深部组织损伤期:深度未知。由于压力和／或剪切力造成皮下软组织受损,皮肤呈紫色或褐红色改变,或形成充血性水疱,伴有疼痛、硬肿、潮湿、皮温升高或降低等。

（三）辅助检查

通过辅助检查了解局部微循环情况,有利于判断创面损伤程度和创面愈合的可能性。常用的方法包括毛细血管充盈试验、皮温检测、局部氧分压监测、激光多普勒成像等。

1. **毛细血管充盈试验**　患者取卧位,用手指压迫皮下组织表浅部位,片刻后去除压力,观察按压局部皮肤颜色变化。局部皮肤颜色由白转红的时间≤2s为正常,试验阴性。由白转红时间>3s或呈斑点状发红为试验阳性,说明循环功能障碍。该检测简便易行,可在社区卫生服务中心实施。

2. **皮温检测**　借助数字测温仪器可精确测量皮肤温度。有经验的医生、护士也可通过触诊比较检测部位皮肤与周围皮肤的温度差别。

3. **局部氧分压监测（$TcPO_2$）**　这是一项无创性、安全的检测技术,检测部位为创缘皮肤,通过加热皮肤来测量组织氧分压,是目前检测皮肤组织活力最有效的方案。$TcPO_2$在

30mmHg 时表示局部组织处于安全状态,低于 20mmHg 表明组织难以维持活力。

4. 激光多普勒成像(laser Doppler imaging, LDI) 激光多普勒成像系统能发射激光束扫描待检区域,搜集组织反射,通过计算机处理,生成组织血液灌注图谱,红色表示灌注良好,蓝色表示灌注不足。这项技术的优势在于能应用于广泛的组织区域进行成像。

(四)鉴别诊断

结合病史和创面发生部位,压力性溃疡的诊断不难做出。但是在某些部位,需与其他创面鉴别,如足跟部压力性溃疡需与糖尿病足鉴别;臀部压力性溃疡需与失禁性皮炎、臀部感染性溃疡或溃疡癌变等鉴别;骶尾部压力性溃疡需与骶尾部囊肿或藏毛窦鉴别等。

二、治疗原则

(一)创面部位及风险部位的有效减压

使用减压支持面(pressure-relieving support surface)减轻局部受压是压力性溃疡治疗中的重要环节。通过使用减压支持面使原本集中于较小面积的身体压力尽可能地分散在更大的面积,即压力重新分配,改善局部微循环,以预防压力性溃疡或促进压力性溃疡愈合。减压支持面主要分为两类:低技术含量的减压支持面(low-tech devices)和高技术含量的减压支持面(high-tech devices)。前者包括标准泡沫床垫、交互式泡沫床垫/覆盖物、凝胶床垫/覆盖物、水垫/覆盖物、纤维填充垫/覆盖物、气垫/覆盖物;后者包括交替减压装置、低气压支持系统、翻身床、悬浮床等。临床使用的三管交替型气垫床垫,能在 9.6 分钟内通过每组 3 根充气管循环充气,有效缓解局部受压。三管交替型气垫床的使用,不仅提高了患者的舒适度,同时减轻了护理人员的工作量。目前相关指南已禁止采用环形气圈、中空环状气圈等传统减压产品。环形气圈能将皮肤的静脉回流阻断,加重局部水肿,不利于中心部位皮肤血液循环;同时,气圈易漏气,充气太足又会压迫局部皮肤,易引起新的皮肤损伤。无论是否采用减压工具,目前仍然推荐每 2 小时两侧轮换 30° 翻身以作为有效减压的基础。

(二)结合全身和局部情况制订合理的治疗方案

治疗方案需基于患者全身情况、创面大小/深度、深部组织累及、创面周围组织营养状态等系统评估考量。对于全身情况,需要考虑是否合并其他疾病,如糖尿病、肾病、心脏病等;评估患者的活动能力,是否存在强迫体位;评估患者的感觉能力,是否存在温度觉、痛觉、压力觉丧失;评估患者的排泄能力,是否存在大小便失禁;评估患者的营养状况等。对于创面情况,需要重点检查创面是否有窦道和潜在腔隙形成、创面分泌物的特点、创面周围皮肤情况,是否存在创面感染等。坐骨结节部位压力性溃疡需仔细探查有无滑液囊;股骨大转子部位需探查有无关节累及;较深创面通过清创探查及辅助检查需了解有无骨质破坏等。

(三)创面的保守治疗

压力性溃疡的创面保守治疗与其他创面类型在原则上并无不同,包括清创、引流、保湿、功能性敷料的使用等。压力性溃疡保守治疗的适应证:①各种部位、不同分期的压力性损伤在治疗的不同阶段均需要规范的保守治疗;②经系统评估,无法耐受外科手术或手术风险极大的患者;③经过评估考虑外科手术治疗的,前期先行实施以保守治疗为主的创面床准备,待创面床准备完成后,采取适用的创面覆盖技术,如皮片移植、皮瓣移植、组织瓣移植等,完成修复。

(四)创面的手术治疗

手术清创是压力性溃疡治疗的重要方面,除了传统的锐性清创,目前还包括水动力清创术、超声清创术等。这些技术均以清除阻碍愈合及修复手术的不良因素为目的。清创的对象包括坏死组织、感染组织、纤维化组织、坏死骨质、残留滑囊组织等。一些严重的压力性溃疡类型往往需接受多次外科清创或一次外科清创后的多次保守清创。较大组织缺损或过大面积的压力性溃疡一般需借助外科修复手术完成创面覆盖。对修复后功能有一定要求的压力性溃疡也通常需要外科手术修复。常用的外科修复手术包括皮片移植、皮瓣移植、组织瓣移植等。此外,对于清创后宽度＜10cm、深度较浅且软组织纤维化轻微的创面,可采用皮肤组织牵张器进行一次或多次牵张后予以缝合封闭,也可以通过多次负压创面治疗使创面逐渐缩小,直至封闭。

（张家平　姜玉峰　苏永涛　隋颖）

思 考 题

1. 慢性创面的局部治疗方法有哪些?
2. 糖尿病足溃疡的临床分级及其在治疗中的意义是什么?
3. 简述放射性溃疡的主要治疗方法与原则。

参考文献

[1] 付小兵,王德文.现代创伤修复学[M].北京:人民军医出版社,1999.

[2] 付小兵.进一步重视体表慢性难愈合创面发生机制与防治研究[J].中华创伤杂志,2004,20(8):449-451.

[3] 赵渝,刘洪.下肢静脉淤血性溃疡的诊断与治疗[J].临床外科杂志,2014,22(8):552-555.

[4] 薛耀明,邹梦晨.中国糖尿病足防治指南(2019版)解读[J].中华糖尿病杂志,2019,11(2):88-91.

[5] 姜玉峰,付小兵.体表慢性难愈合创面的研究进展[J].感染、炎症、修复,2011,12(1):59-61.

[6] 何璐,王雅文,牛文彦.糖尿病足感染的病原菌特征及耐药性分析[J].天津医科大学学报,2021,27(6):637-641.

[7] 沈余明.慢性放射性溃疡的修复策略[J].中华损伤与修复杂志(电子版),2022,17(1):92.

[8] MORRISON A, MADDEN C, MESSMER J. Management of chronic wounds[J]. Prim Care, 2022, 49(1):85-98.

[9] JIN L W, WANG X C, QIAO Z H, et al. The safety and efficacy of mesenchymal stem cell therapy in diabetic lower extremity vascular disease: a meta-analysis and systematic review[J]. Cytotherapy, 2022, 24(3): 225-234.

[10] KIM S Y, KIM H J, AN J W, et al. Effects of alternating pressure air mattresses on pressure injury prevention: a systematic review of randomized controlled trials[J]. Worldviews Evid Based Nurs, 2022, 19(2):94-99.

[11] MANNA B, COOPER J S. Radiation therapy induced skin ulcer[M]. Treasure Island (FL): Stat Pearls Publishing, 2022.

第七章
传统医学在创面治疗中的作用

创面是外科临床常见病、多发病,具有病因复杂、病程长,反复发作,治愈难,少数可能癌变,医疗负担重等特点,极大降低了患者的生活质量,是外科临床亟待解决的难题。促进创面的修复愈合是当今医学领域研究的重要课题之一。创面属中医学"顽疮""臁疮""席疮""脱疽"等范畴。中医学采用辨病与辨证相结合、整体与局部辨证相结合、宏观辨证与微观辨证相结合、内治与外治相结合的分期辨证的序贯综合治疗方案,取得了良好疗效,能加速创面愈合,减少瘢痕形成,改善局部和全身症状,提高生命质量。

第一节 传统医学治疗创面历史

中医学治疗创面具有悠久的历史,起源于原始社会,形成于春秋战国时期,发展于两晋、隋、唐、宋、元时期,成熟于明清时期,深化提升于当代。中医药防治创面,积累了丰富的临床经验,总结了卓有疗效的大量方药和外治技术,并且上升到理论高度,确定创面形成的病因病机和辨证论治的方法,形成极具特色的理论体系。中医学历代文献总结出"腐去肌生""肌平皮长"等创面愈合规律,"腐去肌生"的治疗原则,以及"拔毒提脓""煨脓长肉"及内外合治等治疗方法,提出分阶段治疗创面的理论,即早期提脓祛腐、中期祛腐生肌、后期煨脓长肉。

一、起源和形成

医学从某种程度上可谓起源于外科。原始社会,人类生存环境恶劣,易遭受创伤、烧伤、冻伤、动物咬伤等,且当时战事纷争,创伤、流血现象普遍,人们在自救的过程中逐渐掌握了原始的外科治疗方法,如局部清创、伤口包扎、压迫止血、清除异物等,中医创面治疗就已经开始。商代开始有了中医外科疾病的文字记载,殷墟出土的甲骨文中载有外科病名及按摩、针、灸、砭等外治方法。《山海经》记载了我国最早的外科手术器械,即用于切开排脓及针刺放血的砭针。周代(公元前1066—公元前256年),外科成为独立专科,《周礼·天官篇》中有食医、疾医、疡医、兽医之分,疡医即外科医生,并指出"疡医掌肿疡、溃疡、金疡、折疡之祝,药、劀、杀之齐。"(溃疡即指一切外科疾病溃破的疮面;祝药即敷药;劀即用各种器械刮除脓血坏死组织;杀即用腐蚀剂等药物清除坏死组织;齐指使创面平复);另有"凡疗疡以五毒攻之,以五气养之,以五药疗之,以五味节之"的记载。郑玄注五毒说:"今医方有五毒之药,作之合黄堥,置石胆、丹砂、雄黄、矾石、磁石其中,烧之三日三夜,其烟上着,以鸡羽扫取用以注疮,恶肉破骨则尽出也",说明当时已应用五毒之药(炼制的外用药,亦即升丹的炼制方法和应用)外治溃疡。这些记载充分体现了中医外科内外合治的特点,是中医治疗创面的起源。

春秋战国时期,中医治疗创面有了较大的进步。1973年出土于湖南长沙马王堆汉墓的《五十二病方》,是目前发现最早的一部医学文献。书中已有痈、疽、创伤、冻疮、痔漏等30余种外科疾病的记载,载有砭法、灸法、熏法、敷贴法等多种外治疗法。战国时期出现的我国第一部医学巨著《黄帝内经》(公元前100年),奠定了中医外科学的理论基础,《素问·生气通天论》云:"营气不从,逆于肉理,乃生痈肿。"《灵枢·痈疽》:"营卫稽留于经脉之中,则血泣而不行,不行则卫气从之而不通,壅遏而不得行,故热。大热不止,热胜则肉腐,肉腐则为脓。"说明营卫气血是否瘀滞与疮疡疾病发生密切相关。《素问·至真要大论》曰:"诸痛痒疮,皆属于心。"提示脏腑失调是疮疡疾病发生的病理基础。《灵枢·痈疽》记有"寒邪客于经络之中则血泣,血泣则不通,不通则卫气归之,不得复反,故痈肿。寒气化为热,热胜则腐肉,肉腐则为脓,脓不泻则烂筋,筋烂则伤骨,骨伤则髓消",说明对创面的病因病机及病势已有深刻的认识,并最早提出用截趾术治疗脱疽:"发于足趾,名脱痈。其状赤黑,死不治;不赤黑,不死。治之不衰,急斩之,不则死矣。"《素问·生气通天论》中"膏粱之变,足生大疔",提示饮食失调与疮疡疾病发生的重要因素,必须忌口。这些均说明当时创面修复从理论到实践都有较大的提高。汉代外科学家华佗被后世尊为"外科鼻祖",以"麻沸散"作为麻醉剂进行开颅术、死骨剔除术、剖腹术、肠切除吻合术等,开创了应用全身麻醉进行外科手术的先河,而"麻沸散"也成为世界医学史上最早的麻醉剂。

二、发展历程

两晋、隋、唐、宋、元时期,战争连绵不断,创伤、疮疡等疾病增多,客观上增加了外科手术及外用药物的使用,促进了中医治疗创面的全面发展。东晋《肘后备急方》(公元317—420年)有"烫火灼伤用年久石灰敷之,或加油调"和"猪脂煎柳白皮成膏外敷"的记载,是中国记载烧伤较早的著作;并论述了对开放创口进行早期处理的重要性,同时记载有烧灼止血法及薄贴的制作和用法,对中医外科急症治疗学的发展做出了极大贡献。晋末《刘涓子鬼遗方》是我国现存的第一部外科学专著,提出了根据疮疡发病不同阶段立法用药的理论,对辨别有脓无脓和脓肿切开引流的操作要点等的论述至今仍有实用价值;首次较为明确地提出"提脓祛腐"的概念、方法及适应证,并载有抽脓散等提脓祛腐药物,以及温洗去除腐肉的叙述。隋代《诸病源候论》阐述了于疮疡久治不敛和愈后再发的原因:"诸疮及痈疽……久不瘥者,多生恶肉,四边突起,而好肉不生。此由毒热未尽,经络尚壅,血气不到故也""凡痈脓溃之后……若脓血未尽,犹挟余毒,疮口便合,当时虽瘥,而后终更发"。唐代《备急千金要方》载有"夫痈坏后,有恶肉者,宜猪蹄汤洗去秽,次敷蚀肉膏散,恶肉尽后,敷生肌膏散,及摩四边,令好肉速生"等使用药物清创祛腐及生肌的方法,明确提出先祛腐后生肌的观点,并有纸捻引流治疗瘘管等记载,广泛开展了五官整形术等多种手术疗法;采用葱管导尿,比1860年法国发明橡皮管导尿早1 200年。

宋代诊治外科疾病,强调整体观念和辨证论治的应用,辨证上重视整体与局部的关系,治疗上注重祛邪与扶正相结合、外治与内治并重。如《圣济总录》在去腐方面指出:"痈肿……未能溃化,或已穿穴,经久不瘥,在外者须以药蚀,在里者须以药绖,令毒气发泄,荣卫流通,则痈疽得瘥矣,所以有追引蚀痈之方",在生肌方面提出"内温其气血,外温其皮肉,内外得温,新肌自生,恶液尽去,无不瘥矣";《外科精要》认为气血虚弱是创面久治不敛的重要原因,并载有托里排脓的多个方药;《卫济宝书》提出创面周围瘀滞是久治不愈的原因;《仁斋直指方论》最早提出去腐生肌的概念:"秘授仙方万应膏药……已溃贴则去腐生肌";《医说》有采用烧灼法消毒医疗器械的记载。

三、成熟阶段

明清时期,中医外科名家辈出,百家争鸣,中医外科治疗创面发展进入了全盛时期。明代指出气血不足,风湿热毒邪,壅阻脉络,气血凝滞,经络阻隔为慢性疮面的基本病因病机,并认识到慢性疮面治疗必须内治与外治相结合,重视外治法的应用。《外科启玄》(1604年)提出溃疡后期煨脓长肉:"大凡疮毒已平,脓水未少,开烂已定,或少有疼痒,肌肉未生,若不贴其膏药,赤肉无其遮护,风冷难以抵挡,故将太乙膏等贴之则煨脓长肉,风邪不能侵,内当补托里,使其气血和畅,精神复旧,至此强壮诸疮,岂能致于败坏乎?"。同时注意到补益虚损、健运脾胃、活血化瘀等内治法对疮面愈合的重要性。《外科正宗》提出疮面愈合不同阶段的局部演变规律:"脓出方自腐脱,腐脱方自生肌,肌生方自收敛,收敛方自疮平。"内治重视脾胃,认为治疗慢性溃疡日久不愈主要依靠补益中气,健脾胃,补气血的内治方法;外治倡用针刀或腐蚀性药物去除腐肉,或破皮溃脓,并载有熏、洗、熨、湿敷、挂线、垫棉、结扎等外治法及"截肢""除死骨""切开引流""手术复位"等手术方法(14种);详述升丹制剂的炼制,将红丹、三仙丹用于溃疡创面以提脓祛腐,记载的生肌玉红膏至今仍在临床应用,取得显著疗效;并要求换药室应"净几明窗"、对患者冲洗疮口应注意卫生等,可见当时的外科学无菌观念已见萌芽。《外科准绳》认识到预防感染在外科手术中的重要性,同时还介绍了以"川乌、草乌、南星、半夏、川椒为末调擦"镇痛用于局部手术的经验,这也是世界上局部麻醉的首次报道。《外科理例》提出治疗溃疡及时祛腐的重要性,注重丹剂祛腐,并提出余毒未清是复发的重要原因。

清代《医宗说约》认为疮面辨治,既要重视疮面的局部辨证,亦要重视疮周的辨证,"臁疮,红者多热,肿者多湿,痒者多风,痛者多实,早宽暮肿者,属气虚下陷;初起者,风热湿毒为多;日久者,下陷湿热为胜。"重视外治法在临床的应用,《医学源流论》:"外科之法,最重外治""治表者,如呼脓去腐、止痛生肌并遮风护肉之类,其膏宜轻薄日换",强调提脓去腐、生肌护肤的重要性。《医宗金鉴·外科心法要诀》注重溃疡早期祛腐,同时要掌握正确应用去腐生肌药物的时机,并载有清凉油、乳化油治疗烫伤。同时指出外治法亦需辨证论治,《理瀹骈文》指出:"外治之理,即内治之理,外治之药即内治之药,所异者法耳"。《外科大成》提出把握应用祛腐生肌的时机,同时重视补益正气及脾胃的重要性。

当代李竞教授注重"祛腐生肌",认为"腐去即可肌生",用于治疗急性、慢性疮面;唐汉钧教授认为祛腐生肌法可用于急性皮肤溃疡,但慢性溃疡存在着"久病必虚、久病必瘀",提脓祛腐后新肌不生或难生,必然有"虚""瘀"的存在,且常常"因虚致瘀、因瘀致虚",互为因果,成为创面难以愈合的两大原因。认为慢性溃疡的病机以"虚""瘀"为本,"腐"为标,"虚甚瘀重""瘀甚虚重"作为基本病机。提出"补虚生肌""祛瘀生肌"的学术观点。吕培文教授认为慢性疮面多属阴证溃疡,倡导回阳生肌治疗。奚九一教授提出糖尿病足与筋疽理论,显著降低了糖尿病足的高位截肢率。阙华发教授倡导"从络病治疗慢性疮面",认为正气虚损、络脉虚滞、邪毒损络为基本病机,补虚养络、通络解毒生新为主要治则;主张"祛瘀生新、祛瘀化腐、活血生肌、煨脓湿润、煨脓祛腐、煨脓生肌"。

第二节　治疗原则

创面的发生、发展、变化是"因虚感邪,虚邪致瘀,瘀阻伤正,化腐致损"的过程,形成了虚、邪、瘀、腐相互作用,互为因果的变化。一般认为,"虚"是受邪条件及血瘀伤正的结果,为发病的根本原因及决定因素;"邪"既可以是在"虚"的基础上的外因,又可以是血瘀后的病理产物,造成和加重"瘀",为发病的重要条件;"瘀"为虚、邪的病理产物及生腐之源,为发病的关键;"腐""损"为疾病发展的必然结果及转归,从而出现各种不同的病证。其病机特点是虚实夹杂,本虚标实,其中"虚""瘀"为本,"邪""腐"为标,损为果。虚、邪、瘀为关键因素,且贯穿于疾病发生、发展、变化的全过程,并在不同阶段有所侧重。起病之初以标实为主,湿、热、毒、风、瘀血、气滞、寒凝、痰浊等邪实较为突出,湿热毒瘀是关键,后期多虚实夹杂,气虚、血虚、阴虚、阳虚等虚象逐渐显现,多出现脾胃虚弱,肾精不足。

一、分期论治

创面在发生发展变化过程的不同阶段,其病机不断演变。临证必须把握病机演变规律,根据不同阶段的病机侧重点进行分期分型辨证施治,序贯治疗。创面的病机关键在"虚""邪""瘀""腐""损",临证当分"邪""腐""瘀""虚"的性质、轻重和主次等,在疾病不同阶段应有所侧重,动态联合应用"清""通""补"及祛腐祛瘀、补虚、活血生肌的序贯疗法,并注重煨脓湿润疗法适时应用,以保持创面湿润。一般分为祛腐、生肌两个阶段及急性进展期、缓解期、愈合期三期分型论治。

祛腐阶段,治疗当从祛邪入手。急性进展期,疮面腐肉未尽,脓水淋漓,疮周皮肤红肿,此时邪毒炽盛为主,正邪相争剧烈,急则治其标,治标以固本,治宜从祛邪入手,以"清(清热解毒)"为主。以温病学说为指导,除使用大剂量凉血清热解毒之品外,同时重视和营活血之品的应用,两者相伍,促使热毒清解,经络疏通,气血调和通畅,则毒疏邪散,以截断瘀久化热的病机演变,扭转病势的发展转化;同时主张"急下存阴",早用大黄、玄明粉等通腑攻下之品,使毒从下泄,邪有出路,釜底抽薪才能熄火。缓解期,腐肉渐尽,正虚邪退为主,火热邪毒渐退,以"湿、瘀"为主,正气亏耗,正虚难以鼓邪外出和推动血行,此时用药,当中病即止,以"清(清热利湿)""通"为主,凉血清热、利湿解毒之品渐减并渐停,和营活血、祛瘀生新之品渐增。外治当根据疮面腐肉组织多少及脱落难易,脓液的形质、色泽、气味及量的多少,疮周红、肿、热、痛及肿势等特点,选用提脓祛腐、煨脓湿润、煨脓祛腐、祛瘀化腐等法,或配合蚕食清创、贴敷疗法、箍围疗法、熏洗疗法、湿敷疗法、浸渍疗法、砭镰法等。在保持引流畅通的基础上,促邪外出,给邪出路而邪毒不内陷或扩散,促进疮周肿势局限,护场形成,从而使腐肉迅速脱落,出现新生肉芽组织。

生肌阶段,愈合期,腐肉已尽,新物难生或不生,提示邪毒已去,正气不足,脉络瘀阻、正虚血瘀为主,治疗以"补""通"为主,并辅以少量"清利"之品,以清除残存的湿热毒邪,防止疮面复溃。当据虚和瘀的性质与程度,或补虚为主兼以祛瘀生新,或祛瘀生新为主兼以补虚,使脉道气血充盈,宿邪陈瘀清除,达到正胜邪退而收功。外治当根据疮面肉芽生长及疮周上皮爬生的情况,选用生肌敛疮、煨脓生肌、补虚生肌、祛瘀生新、活血生肌、回阳生肌等法,或配合熏洗疗法、缠缚疗法、垫棉疗法、热烘疗法、艾灸疗法以保护和促进新生的肉芽组织以及上皮的增殖,加速疮面愈合。

二、内外合治,最重外治

创面治疗方法有内治和外治两大类。在患者全身情况较好之际,可以专用外治疗法收功。但慢性创面单纯用外治法治疗,常常起效缓慢,必须立足整体,外治与内治并举,内治通过整体调节以改善局部,外治通过药力直达病所以改善局部而调节整体,如此,才能明显提高疗效,缩短疗程。慢性创面治疗,当以补虚、祛瘀、祛邪为大法,通过去除“虚”“瘀”“邪”的关键因素,使气血运行流畅,推陈致新,既助气血生化,又利邪毒清解,则疮面得到精气血津的濡养滋润,修复得以进行,如此腐去肌生,疮面愈合。结合《医林改错》“元气既虚,必不能达于血管,血管无气,必停留而瘀”等理论,确立益气化瘀治疗法则,主张益气化瘀贯穿治疗始终。确立内治与外治相结合的分期辨证的序贯治疗方案,主张在同一治疗原则指导下,适时应用内治、外治法。通过内治,以调节整体而达到改善局部的目的;通过外治,药力直接作用于局部而达到改善局部的目的。

慢性疮面位置表浅,外治可使药力直达病所,故外治是主要治疗方法,也是提高疗效的关键。根据疾病不同阶段或不同证候,动态联合应用祛腐祛瘀、补虚、活血生肌的外治序贯疗法,并注重煨脓湿润疗法适时应用以保持疮面湿润。在创面愈合早期(祛腐阶段),根据创面脓腐多少,腐脱难易,予拔毒提脓祛腐之升丹制剂外用及清热利湿解毒中药煎剂湿敷或熏洗,外敷以清热解毒消肿的膏药为主,配合扩创、蚕食等疗法;在创面愈合后期(生肌阶段),根据创面肉芽生长及创面周围上皮爬生的情况,予生肌长皮的生肌散等外用及益气养荣、祛瘀生肌法中药煎剂湿敷,外敷以补虚活血生肌之膏药为主,配合热烘疗法、垫棉、缠缚疗法等。如此,创造在不同阶段局部疮面达到愈合的实际需求和条件的微环境,促进疮面愈合,减少瘢痕形成。

三、外病内治,重视整体

人体是一个协调统一的有机整体。《丹溪心法》云:“有诸内者形诸外。”慢性疮面多发生于机体体表局部,局部表现明显。但局部病变往往是脏腑内在病变的局部反应,因此,疮面的诊治常常呈现整体辨证多属虚、局部辨证多属实的状态,必须局部与整体兼顾,即整体的局部观与局部的整体观相结合,前者着眼于局部,重视整体,注重从内调治;后者从疾病的整体性分析,不但要重视多因素致病,多种治疗方法综合应用,而且必须从疾病发生发展变化的整个过程着手,把握疾病阶段性的关键病机。在此基础上进行辨证施治,同时注重保护局部的整体形态与功能,才能取得良好疗效。例如,慢性疮面,腐肉已尽,新肌难生或不生,脓少清稀,疮面不敛,患者多伴面色不华、神疲乏力、胃纳呆滞等症。在单从局部疮面着手、单纯使用生肌敛疮收口的外治药物无法取得良好疗效时,应考虑到“脓为气血所化”“脾为气血生化之源”“脾主肌肉”,生肌长皮、敛疮收口有赖于气血充足,可从整体考虑,给予补益气血、健运脾胃、托里生肌的方药内服,以加速疮面愈合。

慢性疮面,“虚”是创面难以愈合的根本及始动环节,依据《素问》“虚者补之,损者益之”的原则,确立补益虚损,促进机体正气恢复,修复组织缺损为治病求本之大法。中医学认为,脾胃为后天之本,气血生化之源,五脏六腑皆受其荣养。脾主肌肉,脾胃旺则元气足,气血生化充盛,肌肉得其濡养而发达、丰满、健壮,疮面易于修复;肾为先天之本,肾藏精,主生长发育,“五脏之阳气,非此不能发,五脏之阴气,非此不能滋”,以及“久病及肾”“虚者补之”“损者益之""下者举之""陷者升之",补益虚损中,尤其重视益气健脾、补肾益精、升阳举陷之品的使用,选用四君子汤、补中益气汤、桂附地黄丸等,药物如生黄芪、党参、柴胡、升麻、葛根、荷叶、淫羊藿、熟附子、熟地黄、黄精、山萸肉等;此外,久病入络,久瘀入络。络脉是营卫气血津液输布贯通的枢纽和通道,"络以通为用",临证常用水蛭、地龙等虫类搜剔,或忍冬藤、鸡血藤等藤类药物以及丝瓜络、路路通等络状物,使络脉通利,血行畅达,进而促进络脉新生,以期通络生新,加速疮面修复,减少复发。

四、祛腐生肌

"腐去肌生"是溃疡向愈的规律,"祛腐生肌"又是治疗溃疡的法则。腐者,坏、朽、陈、烂也。祛腐,即是清除这些变性、坏死、失去活性的病理产物或有碍于疮面愈合的组织。肌者,包括皮肤、黏膜、肉、筋、脉、骨、神经。"生肌",可运用中药内服或外用,促进皮肤、黏膜、肉、筋、脉、骨、神经等再生,加速组织修复愈合。

中医学认为,凡有腐肉组织的溃疡疮面,在腐肉组织脱尽之前,就不可能出现肉芽组织的生长,即使在同一个溃疡中,某一范围的腐肉组织脱尽,肉芽组织从脱尽的疮面上迅速生长出来;而另一范围的腐肉组织未脱尽,就看不到肉芽组织生长。腐肉未尽,提示邪毒未尽,而生肌之品多有濡养、收敛之功,若早用生肌敛疮之品,易敛邪毒,则不仅无益,反增局部溃烂,疮面难愈或愈后复溃,甚至引发毒邪内攻之变;腐肉脱尽,提示邪毒已净,单靠机体的再生能力来敛疮收口,常常较为缓慢,可外用生肌收口之品,促进新肌生长,若过用祛腐之品,则腐蚀好肉,促使瘀滞区化为脓腐,即祛腐伤正。祛腐生肌是个先后进行的连续序贯过程,临床正确使用祛腐生肌法必须把握腐去肌生的适宜时机,应根据疮面"脓、腐、肌"及疮周状况,分别使用祛腐生肌的药物,避免祛腐伤正,生肌敛邪之弊。一般在溃疡肉色转健,疮周有白色上皮生长之际,外用生肌敛疮之品,既无敛邪之弊,又能助养新肌生长。

五、祛瘀生新

局部疮面由内至外、由浅入深一般可分为疮面区、瘀滞区、正常区。瘀滞层是邪毒与气血搏结所致,为疮面治疗的关键所在。局部经络瘀滞,一则瘀久化火,热盛肉腐,血肉腐败,则液化成脓,瘀滞区向里发展,溃疡进一步加深;二则妨碍气血运行,阻碍气血生化之机,以致新血不生,正气无由恢复,使疮面难以得到精气血津濡养滋润,新肌不能生长。如此,腐肉不脱,新肌不生,导致疮面久不愈合。腐在浅表,瘀在深里,腐乃瘀所化,腐易祛而瘀难除。外用祛腐生肌之法,必须注重活血化瘀、祛瘀生新之品的运用,即祛瘀化腐,活血生肌,促使局部溃疡疮面气血运行,才能断生腐之源,恢复正气,促使腐肉组织逐渐化脱,新物化生,激活失活的受损组织,从而促进组织的再生修复。祛瘀生新是两个同时进行的过程。强调祛瘀可生新,生新可去瘀。临证当祛瘀生新两者兼顾,不可偏废,才能取得最佳效果。

六、煨脓湿润

"煨脓长肉",首见于申斗垣《外科启玄·明疮疡宜贴膏药论》,云:"凡疮毒已平,脓水未少,开烂已定,或少有疼痒,肌肉未生,若不贴其膏药,赤肉无其遮护,风冷难以抵挡,故将太乙膏等贴之则偎脓长肉,风邪不能侵,内当补托里,使其气血和畅,精神复旧,至此强壮诸疮,岂能致于败坏乎?"可见,"煨脓长肉"主要用于疮毒脓泻后,新肉不长,经外敷膏药,托脓拔毒外出,促进疮口生长愈合。而其重点在于"煨脓"。

中医学认为,脓是由皮肉之间热胜肉腐蒸酿而成,也是由气血所化生。《外科全生集·痈疽总论》更进一步指出:"毒之化必由脓,脓之来必由气血。"脓,是正气载毒外出的正常现象,气血充足,则脓出色黄稠厚,量多,疮口易于愈合,预后良好;反之,则预后不良。

"煨脓湿润"法,是指运用外敷中草药膏(散),经皮肤和创面对药物的吸收作用,促进局部的气血通畅,使创口脓液渗出增多,保持疮面湿润,从而达到促进疮面修复愈合目的的方法。不但运用于疮面愈合的后期,促进肉芽及上皮的生长,而且可运用于疮面愈合的早期,能拔毒提脓祛腐,促进腐肉组织的脱落。提出煨脓湿润疗法,包括煨脓祛腐及煨脓生肌/煨脓长肉。

溃疡创面修复需要一个有津液的湿性环境,津液有滋润和濡养皮肤肌肉等作用,疮面干性,津液不足,则皮毛、肌肉、骨骼、脏腑失其濡润之功,一切药物难以到达靶组织,创面修复难以进行;津液过多而不化,则水湿内生,产生各种病理改变,阻碍创面修复的进行。因此,临证时应注意保持创面湿润,以主动创造一个在不同阶段适宜局部创面生理性修复愈合的条件或微环境,以促使腐脱肌生,加速疮面愈合。在祛腐阶段,若创面牢固覆盖较多黑色、干性坏死组织或焦痂,宜用油膏厚敷,或油性制剂清凉油乳剂以煨脓祛腐,促使局部创面脓液分泌增多,干性坏死组织或焦痂软化,出现溶解、脱落,促使创面基底部暴露;若创面渗出液多,创面周围水肿较明显,可用清热利湿、解毒收敛的中药煎液湿敷,减少渗液,促进新肌生长;在生肌阶段,若创面渗出液少,呈干性,肉芽组织及上皮组织生长缓慢,换药时疼痛较剧,创面易再受损伤,宜用油性制剂如复黄生肌愈创油等以煨脓生肌。

七、审因治疗

慢性疮面病因复杂,常继发或伴发于感染、血管性病变(静脉曲张、闭塞性动脉硬化症)、代谢异常(糖尿病、痛风)、免疫性疾病(血管炎)、外伤(毒蛇咬伤、烧伤等)、放射损伤、神经病变、营养不良、局部压力性改变、药物影响(激素、化疗药物、免疫抑制剂、羟基脲等)、恶性肿瘤等。临证必须重视慢性疮面的病因学治疗,审证求机,审机论治,才能促进创面愈合,缩短疗程,减少复发。如臁疮(静脉曲张性溃疡),下肢静脉曲张与静脉壁薄弱、深静脉瓣膜功能不全、腓肠肌泵功能不足以及静脉高压、静脉郁血密切相关。前者中医辨证为气虚下陷,"脾主肌肉",临证当重视使用益气健脾、升阳举陷之品,如生黄芪、党参、柴胡、升麻、葛根、荷叶等,在一定程度上可改善静脉壁、腓肠肌泵及深静脉瓣膜的功能;后者中医辨证为瘀血,当注重通络生新之品使用,配合缠缚疗法,以期改善静脉高压及郁血的病理状态,加速疮面修复,减少复发,同时积极治疗下肢静脉曲张,有助于缩短疗程,减少复发。又如,脱疽(糖尿病足病),其病机的特点是"因虚感邪,邪气致瘀,瘀阻伤正,化腐致损","虚""瘀"为本,"邪""腐"为标。确立益气化瘀治疗法则,建立"益气化瘀法"贯穿疾病治疗始终的观点,形成益气化瘀法为主治疗糖尿病足内外结合的综合治疗方案。临证当分清虚、瘀、邪(毒)的性质、轻重和主次等,在疾病不同阶段应有所侧重。外治细化局部辨证,动态运用祛腐化瘀、补虚活血生肌中药外治,注重煨脓湿润疗法保持疮面湿润及拖线疗法的应用。同时积极治疗糖尿病。再如,脱疽(下肢动脉硬化性闭塞症),脾肾阳虚、痰瘀互结为核心病机,温肾健脾、化痰活血为治疗大法;局部多呈干性坏疽,缺血严重,不宜过早清创,否则易于导致坏死范围扩大,甚至有截肢危险。当注重煨脓湿润疗法(煨脓祛腐)的适时应用,可用油膏厚敷或油性制剂外敷,使局部疮面脓液分泌增多,干性坏死组织或焦痂软化,出现溶解、脱落,促使疮面基底部暴露,再行蚕食清创治疗;或用清热利湿解毒中药煎剂或复方黄柏液等湿敷,保持局部充分干燥,待其坏死端自行脱落,创面结痂后再使用祛腐生肌敛疮药物。同时积极改善肢体血供。

第三节 治疗方法

一、内治法

创面的内治,当分期分型辨证论治(treatment based on syndrome differentiation)。一般分急性进展期、缓解期、愈合期三期论治。急性进展期以清热解毒为主,缓解期以清热利湿、和营活血为主,愈合期以益气健脾、补肾益精、活血生肌为主;分湿热毒蕴证、湿热瘀阻证、热毒伤阴证、余毒未清证、气虚血瘀证(气血两虚/气阴两虚、血脉瘀阻)等分型论治。具体治法有清热利湿、清热解毒、活血化瘀、益气养血、养阴生津、益气健脾、升阳举陷、补肾填精、补肺宣肺、温阳通经、化痰软坚、通络、祛风等。

(一)湿热毒蕴证

1. 证候 多见于急性进展期。局部痒痛兼作,疮面腐肉较多,脓水浸淫,或秽臭难闻,疮周皮肤漫肿灼热。恶寒发热,口干苦,小便短赤,大便秘结,舌红,苔黄,脉数。

2. 治法 凉血清热解毒。

3. 方药 犀角地黄汤、五味消毒饮、黄连解毒汤加减。常用药物如生地黄、赤芍、牡丹皮、半枝莲、地丁草、蒲公英、败酱草、金银花、黄连、薏苡仁、丹参、忍冬藤、生黄芪、皂角刺、生甘草。

(二)湿热瘀阻证

1. 证候 多见于好转缓解期。局部破溃,疮面腐肉未脱,脓水淋漓。恶寒发热,口干苦,小便短赤,大便秘结,舌质偏红、苔薄黄腻,脉数。

2. 治法 清热利湿,和营通络。

3. 方药 三妙丸、萆薢渗湿汤加减。常用药物如苍术、黄柏、薏苡仁、土茯苓、萆薢、当归、赤芍、丹参、葛根、忍冬藤、生黄芪、皂角刺、生甘草。

(三)热毒伤阴证

1. 证候 局部干枯焦黑,疼痛。舌质红,舌苔黄或黄腻,脉细数或弦细数。

2. 治法 养阴清热解毒。

3. 方药 顾步汤或四妙勇安汤和增液汤加减。常用药物如生地黄、赤芍、丹参、玄参、麦冬、石斛、黄柏、薏苡仁、金银花、蒲公英、生黄芪、皂角刺、生甘草。

(四)余毒未清证

1. 证候 局部破溃,腐肉未全尽,疮面肉芽色暗不鲜,脓水淋漓,疼痛较轻。舌质淡胖或暗红,舌苔薄或腻,脉细数或弦。

2. 治法 益气化瘀,清解余毒。

3. 方药 补阳还五汤、四妙汤、托里消毒散等加减。加减常用生黄芪、党参、苍术、白术、茯苓、当归、赤芍、丹参、葛根、忍冬藤、土茯苓、薏苡仁、皂角刺、生甘草等。

(五)气虚血瘀证

多见于愈合期。局部破溃,腐肉已尽,脓液清稀,疮面经久不敛,肉芽暗红,色淡不鲜,上皮生长缓慢,疼痛较轻。

1. **气血两虚、血脉瘀阻证**

（1）证候：兼见面色无华，神疲乏力，胃纳减退，心悸气短，舌质淡红，舌苔白润，脉沉细等。

（2）治法：益气健脾，托里生肌。

（3）方药：补阳还五汤、四君子汤、桂附地黄丸加减。常用药物如生黄芪、党参、白术、茯苓、薏苡仁、当归、赤芍、熟地黄、川芎、丹参、桃仁、升麻、淫羊藿、山萸肉、炙甘草。加减：如畏寒，肢冷，舌质淡红，舌苔白润，加熟附子、干姜、桂枝、肉桂、鹿角片等。

2. **气阴两虚、血脉瘀阻证**

（1）证候：兼见神疲乏力，咽干口燥，舌质红，苔少，脉细数等。

（2）治法：益气养阴，托里生肌。

（3）方药：补阳还五汤、四君子汤、六味地黄丸加减。常用药物如生黄芪、太子参、白术、茯苓、薏苡仁、黄精、当归、赤芍、川芎、丹参、桃仁、升麻、淫羊藿、山萸肉、炙甘草。加减：如口干，舌质红，舌苔少者，加生地黄、玄参、麦冬、石斛等。

二、外治法

创面的外治，应用祛腐祛瘀、补虚活血生肌的序贯疗法，主要有贴敷疗法、祛腐疗法、清创疗法、引流疗法、生肌疗法、溻渍疗法、煨脓湿润疗法、垫棉疗法、涂擦疗法、箍围疗法、中药熏洗疗法、滴灌疗法、切开疗法、砭镰疗法、挂线疗法、拖线疗法、祛瘀生新疗法、针灸疗法等。

（一）贴敷疗法

贴敷疗法（sticking therapy）是一种将药物和油类煎熬或捣匀成膏的制剂贴敷于患处的治疗方法。

1. **适应证**　各种创面。

2. **用法**　首辨阳证及阴证。阳证，疮周红肿灼热明显者，外用金黄膏；疮周红肿灼热不甚，或伴疮周湿疮、糜烂，或金黄膏过敏者，外用青黛膏。阴证，疮周肤色暗黑，皮肤发凉者，外用冲和膏。此外，白玉膏生肌敛疮收口，适用于腐肉已尽，新肌生长之际；红油膏祛腐生肌，适用于一切疮面。

3. **注意事项**　创面腐肉未尽，宜厚敷；腐肉已尽，宜薄敷。

（二）祛腐疗法

祛腐疗法（remove putrefaction therapy）是一种将具有提脓祛腐作用的制剂外掺创面，能促使脓毒排出，腐肉脱落的治疗方法。

1. **适应证**　创面腐肉未脱，或脓水不净，新肉未生之时。

2. **用法**　主药是升丹，常用的升丹有九一丹、八二丹、七三丹。在腐肉已脱，脓水已少的情况下，更宜减少升丹含量。此外尚有不含升丹的提脓祛腐药，例如黑虎丹，可用于对升丹过敏者；活血化瘀药外用能祛瘀化腐，能促使坏死组织脱落。

3. **注意事项**　凡对升丹有过敏者，则应禁用；如病变在眼部、唇部附近的，宜慎用；对大面积创面，宜慎用；凡见不明原因的高热、乏力、口有金属味等汞中毒症状时，应立即停用；升丹越陈越好，并宜用黑瓶装置。

（三）清创疗法

清创疗法是一种利用器械将创面坏死组织清除的治疗方法。有鲸吞清创疗法与蚕食清创疗法（nibbling debridement therapy）。

1. **适应证**　鲸吞清创疗法适用于创面坏死组织较多，局部血液循环较好，感染已局限的创面；蚕食清创疗法适用于慢性难愈合、坏死组织不易清除、局部血液循环不良的创面。

2. **用法**　鲸吞清创疗法是将坏死组织一次性、大范围清除的方法。蚕食清创疗法适用于腐肉组织多者,主张在感染控制及血液循环改善的基础上,应分期分批蚕食清创。对已明确无活性的黑色坏死组织宜及早适时清除;对难以确定是否完全坏死的组织、有部分活性或恢复活性可能的组织可暂时保留;对有碍肉芽、上皮生长的组织逐步修除即可,并尽量保护筋膜及肌腱组织,确保组织向疮面修复方向发展。

3. **注意事项**　慎用于癌性创面。鲸吞清创疗法慎用于局部缺血严重、体质虚衰、不能耐受手术者。

（四）引流疗法

引流疗法是一种运用药线、导管或扩创等使脓液畅流,腐脱新生,防止毒邪扩散,促使溃疡早日愈合的治法。包括药线引流（medicated thread drainage）、导管引流和扩创引流等。

1. **适应证**　创面疮口过小,脓水不易排出者;或疮口过深,脓液不易畅流者;或已成瘘管、窦道者。

2. **用法**　药线引流有外粘药物法和内裹药物法。其是借着药物及物理作用,插入溃疡疮孔中,引导脓水外流;同时利用药线之绞形,能使坏死组织附着于药线而使之外出的治疗方法。外粘药物法适用于溃疡疮口过深过小、脓水不易排出者;内裹药物法适用于溃疡已成瘘管或窦道者。导管引流是将导管或橡皮管插入管腔中、引导脓水外流的治疗方法。扩创引流是用手术的方法扩大切口,以利脓腔引流的治疗方法。冲洗引流适用于脓腔较深或筋膜下、肌间隙感染灶相通,或创口小而基底腐肉未尽,药捻引流无法到位者,可用清热利湿解毒中药煎液灌注冲洗。

3. **注意事项**　药线插入疮口中,应留出一小部分在疮口之外,并应将留出的药线末端向疮口侧方或下方折放,再以膏药或油膏盖贴固定。如脓水已尽,流出淡黄色黏稠液体时,即使脓腔尚深也不可再插药线。导管引流时导管的放置应在疮口较低的一端,以使脓液畅流。导管必须固定,以防滑脱或落入疮口内。管腔如被腐肉阻塞,可松动引流管或轻轻冲洗,以保持引流通畅。扩创引流时,扩疮后须用消毒棉按疮口之大小,蘸上八二丹、七三丹嵌塞疮口以祛腐,并加压固定以防止出血,以后按一般溃疡处理。

（五）生肌疗法

生肌疗法（promote tissue regeneration therapy）是一种将具有生肌、收敛、促进新肉生长作用的药物,掺布到疮面能使疮口加速愈合的治疗方法。

1. **适应证**　创面腐肉已脱之际。

2. **用法**　生肌散、八宝丹均可用于溃疡（阴证、阳证）。

3. **注意事项**　脓毒未清,腐肉未尽时不宜早用;已成瘘管之证,宜配合手术疗法;若溃疡肉色灰淡而少红活,新肉生长缓慢,则宜配合内服药。

（六）溻渍疗法

溻是将饱含药液的纱布或棉絮湿敷患处,渍是将患处浸泡在药液中。溻渍疗法（wet compress and immersion therapy）是一种通过湿敷、淋洗、浸泡对患处的物理作用,以及不同药物对患部的药效作用,而达到治疗目的的治疗方法。

1. **适应证**　各种创面。

2. **用法**　常用方法有溻法和浸渍法。

（1）溻法:用6~8层纱布浸透药液,轻拧至不滴水,湿敷患处。

（2）浸渍法:包括淋洗、冲洗、浸泡等。

1）淋洗:多用于溃疡脓水较多,溃疡发生在躯干部者。

2）冲洗：适用于腔隙间感染,如窦道、瘘管等。

3）浸泡：适用于溃疡生于手、足部及会阴部患者。

3. **注意事项**　用渍法时,药液应新鲜,渍敷范围应稍大于疮面。淋洗、冲洗时,用过的药液不可再用。局部浸泡,浸泡液温度 40℃,每次 15~30 分钟,一般每日 1~2 次。

（七）煨脓湿润疗法

煨脓湿润疗法（simmer pus to keep the wound moist therapy）是指一种运用外用中草药膏,经皮肤和创面对药物的吸收作用,使创口脓液渗出增多,并保持创面湿润,创造一个适宜在不同阶段局部创面达到愈合的实际需求和条件的环境,以利于坏死组织的脱落,并促进肉芽组织和上皮组织的新生,加速创面愈合的治疗方法。包括煨脓祛腐及煨脓生肌/长肉。

1. **适应证**　各种创面。

2. **用法**　煨脓祛腐,适用于溃疡腐肉组织未尽,尤其是创面牢固覆盖较多黑色、干性坏死组织或焦痂,宜用油膏或油性制剂外用,促使局部脓液分泌增多,干性坏死组织或焦痂软化,出现溶解、脱落,促使疮面基底部暴露。煨脓生肌/长肉,适用于创面腐尽肌生阶段,疮面渗出液少,呈干性,肉芽组织及上皮组织生长缓慢,宜用油膏或油性制剂外用,促进肉芽组织及上皮组织新生。

3. **注意事项**　保持创面湿润度,煨脓祛腐时油膏宜厚敷（4mm）,煨脓生肌/长肉时油膏宜薄贴（1mm）。注意观察创面局部分泌物及腐肉组织的变化。

（八）垫棉疗法

垫棉疗法（local therapy with material pad）是用棉花或纱布折叠成块以衬垫疮部的一种辅助疗法,它的作用是借着加压的力量,能使溃疡的脓液不致下坠而潴留,或使过大的溃疡空腔皮肤与新肉得以粘合而达到愈合的目的。

1. **适应证**　创面脓出不畅、有袋脓现象者;或疮孔窦道形成脓水不易排尽者,或创面腐肉已尽,新肉已生,而皮肤与肌肉一时不能粘合者。

2. **用法**　有袋脓现象者,使用时将棉花或纱布衬垫在疮口下方空隙处,并用阔带绷住;对窦道深而脓水不易排尽者,用棉垫压迫整个窦道空腔,并用绷带扎紧;溃疡空腔的皮肤与新肉一时不能粘合者,使用时可将棉垫按空腔的范围稍为放大,满垫在疮口之上,再用阔带绷紧。不同部位,在垫棉后并采用不同的绷带予以加压固定,如项部用四头带,腹壁用多头带,会阴部用丁字带,腋部、腘部用三角巾包扎,小范围的用阔橡皮膏加压固定。

3. **注意事项**　局部红、肿、热、痛、化脓者禁用;如运用垫棉疗法无效,则宜采取扩创引流手术;在腋部、腘部的脓疡,应早日加用垫棉疗法。

（九）涂擦疗法

涂擦疗法是一种将单味药或复方加水煎熬至一定浓度,将滤药渣所得的液体涂擦于患处的治疗方法。

1. **适应证**　疮周渗出较多或脓性分泌物多的创面。

2. **用法**　将溶液涂擦于患处。

3. **注意事项**　涂擦前必须充分和匀。涂药次数依据病情、药物而定。涂药后观察局部皮肤,如有丘疹或局部肿胀、奇痒等过敏现象,停止用药,对症处理。面部、会阴部皮肤慎用刺激性强的药物。

（十）箍围疗法

箍围疗法是一种将药粉和各种相应的液体调制成的糊剂敷于局部,以其箍集围聚、收束疮毒的作用,促使初起肿疡消散;毒已结聚者肿疡疮形缩小局限,或早日成脓和破溃;破溃后余肿未消溃疡消其余肿,截其余毒的治疗方法。

1. **适应证** 各种创面,疮周红、肿、热、痛,或局部肿胀难消者。

2. **用法** 阳证,可用金黄散;阴证,可用冲和膏。箍围药的调制法,以醋调者,取其散瘀解毒;以酒调者,取其助行药力;以葱、姜、韭、蒜捣汁调者,取其辛香散邪;以菊花汁、丝瓜叶汁、银花露调者,取其清凉解毒;以鸡蛋清调者,取其缓和刺激;以油类调者,取其润泽肌肤。总之,阳证多用菊花汁、银花露或冷茶汁调制,半阴半阳证多用葱、姜、韭捣汁或用蜂蜜调制,阴证多用醋、酒调敷。

3. **注意事项** 保持敷药的湿润。敷贴应超过肿势范围。阳证不能使用热性药敷贴,阴证不能用寒性药敷贴。

(十一)中药熏洗疗法

中药熏洗疗法是一种利用药物煎汤,趁热在患处进行熏蒸、淋洗的治疗方法。

1. **适应证** 各种创面。

2. **用法** 根据病证选定用药处方。暴露熏洗部位,根据熏洗部位安排患者体位,患者先把病灶局部搁于熏洗盆口上,或用中药熏蒸治疗仪熏疗,待药液不烫手时,或把患部浸于药液中洗浴。

3. **注意事项** 熏洗时温度适中(约40℃),掌握好患部与熏洗的距离(约20cm),以免烫伤;熏洗时注意观察患者反应,如有不适应立即停止。熏洗的药液组成、时间等因人、因病而异。

(十二)滴灌疗法

滴灌疗法是一种借着药物作用及液体特性,将药液缓慢注入管腔,促使腐脱肌生,管腔闭合的外治方法。

1. **适应证** 腔隙性疾病的管腔分支较多,管道狭长或走向弯曲,管道狭长、外端狭小或内端膨大成腔的窦道,药线无法引流到位,又不宜做扩创者。

2. **用法** 常规消毒。用球头银丝探针探明窦道走向。①滴注法:将一次性输液器去除过滤器,剪去输液针头,一端插入装有药液的输液瓶内,另一端缓缓插入窦道底部,打开输液开关,以60滴/min的滴速将药液注入,每日1次。②灌注法:将一次性输液器去除过滤器,剪去输液针头,一端与装有药液的注射器相接,另一端缓缓插入窦道底部,缓慢将药液注入,每日1次。滴注、灌注结束后,窦道外端留输液器3cm或内置药捻引流,用橡皮膏固定,外敷油膏。

3. **注意事项** 一次性输液器一端插入窦道时,手法宜轻柔,切勿用力,避免使探针插入正常组织内,从而形成假性管道。随着窦道的渐渐变浅,应及时缩短一次性输液器长度,使窦道基底部肉芽充分快速生长。滴灌的药液剂量、时间、速度等因人、因病而异。保持引流通畅。如疮面渗出较多时宜勤换药,预防疮周湿疮的形成。

(十三)切开疗法

切开疗法就是运用手术刀进行脓肿切开的一种手术方法,以使脓液排出,从而达到疮疡毒随脓泄,肿消痛止,创面逐渐愈合的目的。

1. **适应证** 一切创面,已新形成脓肿者。

2. **用法** 使用刀法之前,应当辨清脓肿的程度、脓腔深浅、患部的经络位置情况,然后决定切开与否。

(1)选择有利时机:当肿疡成脓之后,且脓肿中央也有透脓点(即脓腔中央最软的一点)即到了脓熟阶段。

(2)切开位置:应尽量选择在脓肿稍低的部位。

(3)切开方向:一般宜循经直开,刀头向上;乳部宜放射形切开;面部脓肿宜与皮肤的自然纹理方向一致;手指脓肿,宜从侧方切开;关节区附近的脓肿切开,切口应尽量避免越过关节;

关节区一般实行横切口,或 Z 形切口。

(4)切开深浅:以得脓为度。如脓腔浅的,或疮疡生于皮肉较薄的头、颈、胁肋、腹壁等处,必须浅浅切开;如脓腔深的,或者疮疡生于皮肉较厚的臀、臂等部位,可稍深切开。

(5)切口大小:应视脓肿范围大小,以及病变部位的肌肉厚薄而决定。凡是脓肿范围大、肌肉丰厚而脓腔较深,切口宜大;如脓肿范围较小、肉薄而脓腔较浅,切口宜小,但总以达到脓流通畅为度。

(6)操作方法:手术时一般以右手握刀,刀锋向外,拇指和示指两指夹住刀口要进刀的尺寸,其余三指握住刀柄,并把刀柄的末端顶在鱼际上 1/3 处,同时左手拇指和示指两指按在所要进刀部位的两侧,进刀时,刀口一般宜向上,在脓点部位向内直刺,深入脓腔即止。

3. **注意事项** 在关节、筋脉部位宜谨慎开刀;血瘤、岩肿等证不宜开刀;如患者过于体弱,应先内服调补药物,然后开刀;凡颜面疔疮,尤其在鼻唇部位,应忌早期切开。切开后,由脓自流,切忌用力挤压。手术操作过程中,注意严格消毒,操作切忌粗暴;进刀时刀头要求向上挑起。同时预防刀晕发生。

(十四)砭镰疗法

俗称飞针,是用三棱针或刀锋在患处、皮肤或黏膜上连续快速浅刺,放出少量血液,促使热毒随血外泄的一种治疗方法。

1. **适应证** 慢性创面,创面触之坚硬或疮周皮肤瘀滞暗黑等。

2. **用法** 常规消毒下,用三棱针或刀锋直刺创面基底部或疮周局部,迅速移动击刺,以患部少量出血为度。

3. **注意事项** 注意无菌操作,以防感染。击刺时宜轻、准、浅、快,出血量不宜过多,应避开神经和大血管,刺后可再敷药包扎。头、面、颈部不宜施用砭镰法,阴证、虚证及有出血倾向或癌性创面者禁用。

(十五)挂线疗法

挂线疗法是采用普通丝线、药制丝线、纸裹药线或橡皮筋线等来挂断瘘管或窦道的治疗方法。使用之后,利用线的紧力促使气血阻绝,肌肉坏死,达到切开目的。

1. **适应证** 凡疮疡溃后,脓水不净,虽经内服、外敷等治疗无效而成瘘管或窦道者,或疮口过深,或生于血管处,而不宜采用切开手术者,均可使用。

2. **用法** 先在银丝球头探针一端缚扎橡皮筋 1 根,再将探针另一端从瘘管外口(或瘘管甲孔)轻轻向内口(或瘘管乙孔)探入,使银丝探针从内口(或乙孔)穿出(若内口封闭,可在局麻下用硬性探针顶穿,再从顶穿处穿出);再将探针自内口处完全拉出,使橡皮筋经瘘管外口进入管腔,又从内口引出。然后拉紧两端橡皮筋并用止血钳夹住固定,在止血钳下方用粗丝线扎紧,并以双重结结扎固定,在结扎线以上 2cm 处剪去多余的橡皮筋。

3. **注意事项** 如瘘管管道较深较长,发现挂线松弛时,则必须加线收紧,以免不能达到切开的目的;探查管道避免使用暴力,防止假道形成。

(十六)拖线疗法

拖线疗法是用球头银丝探针导引,到达管腔基底部,以粗丝线或纱条贯穿于瘘管、窦道管腔中,将祛腐药物掺于丝线上,通过拖拉引流,排净脓腐,从而达到治疗瘘管、窦道的一种治疗方法。

1. **适应证** 各种难愈性窦瘘类创面,如包括各种先天性发育异常形成的窦瘘,皮肤感染性疾病、糖尿病性坏疽、浆细胞性乳腺炎、复杂性肛瘘及各种手术后形成的窦道、瘘管;对邻近心、肝、脑、肺等重要脏器,颅骨、胸骨等骨骼、肌肉以及血管而行手术扩创风险大的病灶尤其适用。

2. **用法**　常规麻醉,局部常规消毒。以球头银丝探针自外口处探入,探明内口的位置后,将探针从内口穿出,贯通内外口,如无明显内口者,可在管腔基底部做辅助切口。以刮匙清除管道内的褐色坏死组织及虚浮的肉芽组织。将6~10股医用丝线(7号)引入管腔内,两端打结,使之呈圆环状并保持松弛状态,以来回能自由拖动为度。检查手术区无出血点后,常规包扎固定。术后创面处理:手术次日起每日换药1次;换药时拭净溃口、管腔及丝线上的腐肉组织;先用生理盐水灌注冲洗;用干燥的棉球吸干管道及疮面的分泌物;将提脓祛腐药物九一丹撒在丝线上,拖动丝线,将丹药引入管道蚀管脱腐并引流。拖线时间一般为2~3周;后根据局部管腔腐肉组织脱落状况、肉芽组织色泽及脓液性状,采用"分批撤线法"撤除丝线,配合"垫棉法",至创面愈合。

3. **注意事项**　应根据管壁的大小、厚薄及坏死组织的多少等,采用纱条或多股丝线的拖线技术。换药时,必须注意将祛腐药物撒在丝线上及去除疮口及拖线周围的脓腐,保持引流畅通,必要时做辅助切口实施拖线法,可配合用生理盐水或呋喃西林溶液灌注冲洗。拖线一般保留1~2周,以局部分泌物转纯清,无脓腐污秽,脓液涂片培养提示无细菌生长为度。可一次性撤除或分批撤除拖线,拖线拆除后,应垫棉压迫7~10天,当均匀压迫整个管道空腔,并用阔绷带扎紧,封闭管腔。管腔闭合后,仍应继续垫棉加压一段时间,以巩固疗效。

(十七)祛瘀生新疗法

祛瘀生新疗法是一种将具有祛瘀生新作用的药物掺布疮面而使疮口腐肉组织脱落,新肌生长,从而加速创面愈合的治疗方法。有祛瘀化腐及活血生肌两种治疗方法。

1. **适应证**　各种创面。

2. **用法**　活血化瘀药物外掺创面。

3. **注意事项**　凡对所用药物有过敏者,则应禁用。

(十八)针灸疗法

针灸疗法(acupuncture therapy)包括针法与灸法。各种创面均可配合针刺治疗而提高临床疗效。灸法是用药物在患处燃烧,借药力、火力的温暖作用,达到温阳祛寒、活血散瘀、疏通经络、拔引蓄毒的治疗方法。

1. **适应证**　各种创面。

2. **用法**　针刺的用法,一般采取病变远离部位辨证取穴。灸的方法主要有两类,一种是明灸,单纯用艾绒做艾炷,置创面上方施灸;一种是隔灸,捣药成饼,或切药成片(如豆豉、附子等做饼,或姜、蒜等切片),上置艾炷,于辨证取穴灸之。

3. **注意事项**　凡针刺一般不宜直接刺于病变部位。合并感染时等实热阳证,不宜灸之;头面、颈项、手指等慎用灸法。在针灸的同时,根据病情应与内治、外治等法共同施治。

第四节　典型药物

一、膏药

膏药(plaster)古代称薄贴,现称硬膏。膏药是将按照辨证处方的药物浸于植物油中煎熬,去渣存油,加入赋形剂黄丹再煎,利用黄丹在高热下发生物理变化,溶解后离火凝结而成药肉,再将药肉摊在纸或布上的制剂;或不用煎熬,经捣烂而成的制剂。

(一)适应证

创面等一切外科病证初起、已成、溃后各阶段,均可应用。

(二)用法

太乙膏性偏清凉,功能消肿、清火、解毒、生肌,一般适用于阳证,为肿疡、溃疡通用之方;阳和解凝膏性偏温热,功能温经和阳,祛风散寒,调气活血,化痰通络,一般适用于阴证未溃者;千捶膏性偏寒凉,功能消肿、解毒、提脓、祛腐、止痛,初起贴之能消,已成贴之能溃,溃后贴之能祛腐,一般适用于痈、有头疽、疖、疔等一切阳证;咬头膏具有腐蚀性,功能蚀破疮头,一般适用于肿疡已成,不能自破,同时不愿接受手术治疗者。

(三)注意事项

凡疮疡使用膏药,有时可能引起皮肤焮红,或起丘疹,或发生水疱,瘙痒异常,甚则糜烂等现象,此为皮肤过敏,形成膏药风,或溃疡脓水过多,浸淫皮肤而引起湿疹;此外,膏药不宜去之过早。一般薄型的膏药,多适用于溃疡,宜勤换;厚型的膏药,多适用于肿疡,宜少换,一般5~7天换1次。

二、油膏

油膏(ointment)现称软膏,是将药物和油类煎熬或捣匀成膏的制剂。

(一)适应证

一般适用于肿疡、溃疡,皮肤病的糜烂结痂渗液不多,或一切慢性皮肤病具有结痂、皲裂、苔藓样变等皮损者等。尤其适用于凹陷折缝之处的病灶或大面积的溃疡。

(二)用法

金黄膏、玉露膏有清热解毒、消肿止痛、散瘀化痰之效,适用于疮疡阳证。金黄膏长于除湿化痰,对肿而有结块,尤其是急性炎症控制后形成的慢性迁延性炎症更为适宜;玉露膏性偏寒凉,常用于清热解毒,对焮红灼热明显、肿势散漫者效果较佳。冲和膏有活血止痛、疏风祛寒、消肿软坚之效,适宜于半阴半阳证。回阳玉龙膏有温经散寒、活血化瘀之效,适用于阴证。生肌玉红膏有活血祛腐、解毒止痛、生肌收口之效,适用于一切溃疡或烧伤,腐肉未脱,新肉未生之时,或日久不能收口者。红油膏有防腐生肌之效,适用于一切溃疡。生肌白玉膏有润肤生肌收敛之效,适用于溃疡腐肉已净,疮口不敛者,以及乳头皲裂、肛裂等病。青黛散油膏有收涩止痒、清热解毒之效,适用于蛇串疮、急慢性湿疮等皮肤焮肿痒痛,出水不多之症。

(三)注意事项

皮肤湿烂,疮口腐化已尽,摊贴药膏,油膏宜薄而勤换;如引起皮肤皮炎时,应改用植物油或动物油调制油膏;油膏用于溃疡腐肉已脱、新肉生长之时,亦应薄摊薄贴。凡滋水较多、糜烂较重的皮损,不宜外涂或敷贴软膏。皮肤病去痂时宜涂得厚些,用于皲裂、苔藓样变皮损时,如加用热烘疗法效果更好。

三、箍围药

古称敷贴,箍围药(encircling paste)是处方药的药粉和各种相应的液体调制成的糊剂,敷于局部,以其箍集围聚、收束疮毒的作用,用于肿疡初起,促其消散;毒已结聚者,能促使疮形缩小,趋于限局,达到早日成脓和破溃;破溃后余肿未消者,可消其余肿,截其余毒。《医学源流论》曰:"外科之法,最重外治,而外治之中,尤重围药……",说明箍围药在临床上应用是很普遍的。

（一）适应证

疮疡或创面周围肿势散漫不聚,而无集中之硬块者。

（二）用法

金黄散、玉露散,药性寒凉,功能为清热消肿、散瘀化痰,适用于红、肿、热、痛的一切阳证。金黄散对肿而有结块者,尤其对急性炎症控制后形成慢性迁延性炎症时更为适宜;玉露散对焮红、灼热、漫肿无块,如锁喉痈、丹毒、毒虫咬伤等病效果更佳。回阳玉龙膏药性温热,功能为温经活血、散寒化痰,适用于不红不热的一切阴证。冲和膏药性平和,功能为行气疏风、活血定痛、散结消肿,适用于肿而不高,痛而不甚,微热微红,介于阴阳之间的半阴半阳证。

（三）注意事项

保持敷药的湿润,敷贴应超过肿势范围。疮疡初起时,宜敷满整个病变部位;假使毒已结聚,或溃后余肿未消,宜敷于患处四周;阳证不能使用热性药敷贴,阴证不能使用寒性药敷贴。

四、掺药

掺药（dusting powder medicine）古称散剂,现称粉剂。将各种不同的药物研成粉末,根据制方规律,并按其不同的作用配伍成方,用时掺布于膏药或油膏上或直接掺布于病变部位的制剂。

（一）消散药

消散药是将具有渗透和消散作用的药粉掺布于膏药、油膏或箍围药上,贴于患处,促使疮疡蕴结之毒移深居浅、肿消毒散的制剂。

1. **适应证** 适用于肿疡初起,而肿势局限于一处者。

2. **用法** 阳毒内消散、红灵丹,功能为活血止痛、消肿化痰,适用于一切阳证。阴毒内消散、桂麝散、黑退消,有温经活血、破坚化痰、散风逐寒之功,适用于一切阴证。

3. **注意事项** 病变肿势不限于局者,宜用箍围药。有明显全身症状时,必须和内治法共同配合使用。

（二）提脓去腐药

提脓去腐药（promote pus and expel decay drug）是指具有提脓祛腐作用,能促使脓毒排出、腐肉脱落的制剂。

1. **适应证** 溃疡初期,脓栓未落,腐肉未脱,或脓水不净、新肉未生之时。

2. **用法** 主药是升丹,常用的升丹有九一丹、八二丹（二宝丹）、七三丹。在腐肉已脱,脓水已少的情况下,更宜减少升丹含量。此外尚有不含升丹的提脓祛腐药,例如黑虎丹,可用于对升丹过敏者;活血化瘀药外用能祛瘀化腐,促使坏死组织脱落。

3. **注意事项** 凡对升丹有过敏者,则应禁用;如病变在眼部、唇部附近的,宜慎用;对大面积疮面,宜慎用;凡见不明原因的高热、乏力、口有金属味等汞中毒症状时,应立即停用;升丹越陈越好,并宜用黑瓶装置。

（三）腐蚀药及平胬药

腐蚀药又称追蚀药,是具有腐蚀组织的作用,掺布患处,能使不正常的组织得以腐蚀枯落的制剂。平胬药具有平复胬肉的作用,能使疮口增生的胬肉回缩。

1. **适应证** 肿疡脓成未溃,或痔疮、瘰疬、赘疣、胬肉等证,或溃疡破溃以后疮口太小,或疮口僵硬,或胬肉突出,或腐肉不脱等妨碍收口之际。

2. **用法** 白降丹,适用于溃疡疮口太小、脓腐难去者,或肿疡脓已成而不能穿溃,同时素体虚弱,而不愿接受手术者;枯痔散一般用于痔疮。三品一条枪适用于瘘管、内痔、瘰疬。平胬丹适用于疮口胬肉突出,掺药其上能使胬肉平复。

3. **注意事项** 腐蚀药一般含有汞、砒等腐蚀力较强物质,在应用时必须谨慎。尤其是头面、指(趾)等肉薄近骨处不宜使用,即使需要使用,必须加赋型剂降低其药力,以不损伤周围正常组织为原则,待腐蚀目的已达,即应改用其他提脓祛腐或生肌收口之药。对汞、砒等过敏者,则应慎用。

(四)生肌收口药

生肌收口药(promote tissue regeneration drug)是具有敛疮收口、促进新肉生长作用,掺布疮面能使疮口加速愈合的制剂。

1. **适应证** 溃疡腐肉已尽之际。

2. **用法** 生肌散、八宝丹,均可用于溃疡(阴证、阳证)。活血化瘀药物外用能活血生肌,促使肉芽组织和上皮组织的生长。

3. **注意事项** 脓毒未清,腐肉未尽时,不宜早用;已成瘘管之证,宜配合手术疗法;若溃疡肉色灰淡而少红活,新肉生长缓慢,则宜配合内服药。

(五)止血药

止血药具有收涩凝血的作用,掺布于出血之处,外用纱布包扎固定,可以促使创口血液凝固,达到止血的目的。

1. **适应证** 溃疡或创伤出血,凡属小络损伤而出血者。

2. **用法** 桃花散一般适用于溃疡出血;圣金刀散一般适用于创伤性出血;云南白药适用于溃疡或创伤性出血;三七粉调成糊状涂敷局部,也有止血的作用。

3. **注意事项** 如大出血,必须配合手术与内治方法急救。

(六)清热收涩药

清热收涩药具有清热收涩、止痒的作用,掺扑于皮肤病糜烂渗液不多的皮损处,达到消肿、干燥、止痒目的。

1. **适应证** 一切皮肤病急性或亚急性皮炎而渗液不多者。

2. **用法** 青黛散清热止痒的作用较强,一般用于皮肤病大片潮红丘疹而无渗液者;三石散收涩生肌作用较好,一般用于皮肤病糜烂、稍有渗液而已无红热之时。

3. **注意事项** 一般不用于表皮糜烂、渗液较多的皮损处;也不宜用于毛发生长的部位。

五、酊剂

酊剂(tincture)是将各种不同的药物浸泡于乙醇溶液内,根据制方规律,最后倾取其药液形成的溶液。

(一)适应证

疮疡未溃及皮肤病等。

(二)用法

红灵酒,活血、消肿、止痛,用于冻疮、脱疽未溃之时;10% 土槿皮酊、复方土槿皮酊,杀虫止痒,适用于鹅掌风、灰指甲、脚湿气等皮肤病。

(三)注意事项

凡疮疡破溃后或皮肤病有糜烂者,以及头面、会阴部皮肤薄嫩处均应禁用。

六、洗剂

洗剂(lotion)是将各种不同的方药先研成细末,然后与水溶液混合在一起而成的制剂。因加入的粉剂多系不溶性,又名混悬剂、悬垂剂;用时须加以振荡,故也称混合振荡剂或振荡洗剂。

（一）适应证

无渗液性的急性或亚急性皮炎类皮肤病等。

（二）用法

洗剂有清凉止痒、保护、干燥、消斑解毒之功。三黄洗剂,清热收涩、止痒,适用于一切急性皮肤病及疖病有红肿焮痒出水者。炉甘石洗剂,燥湿止痒,适用于瘙痒性皮肤病。

（三）注意事项

凡皮损处糜烂渗液较多,或脓液结痂,或深在性皮肤病者,均应禁用。

七、溶液

溶液（solution）是将单味药或复方加水煎熬至一定浓度,滤药渣所得的液体。

（一）适应证

急性皮肤病,或渗出较多,或脓性分泌物多的皮损或创面;或伴轻度痂皮性损害。

（二）用法

溶液具有清洁、止痒、消肿、收敛、清热解毒的作用。可用于湿敷、熏洗、洗涤、浸浴或涂搽等。黄柏溶液清热解毒,祛腐止痛,适用于烫伤糜烂,或疮疡溃后,脓腐不脱、疼痛不止、疮口难敛者。

（三）注意事项

湿敷时将 5~6 层消毒纱布置于药液中浸透,稍挤拧至不滴水为度,敷于患处,一般每 1~2 小时换 1 次即可;如渗液不多,可 4~5 小时换 1 次。

八、油剂

油剂（oil）包括将药物放在植物油中煎炸的油剂和用植物油或药油与药粉调和成糊状的油调剂。

（一）适应证

亚急性皮肤病中有糜烂、渗出、鳞屑、脓疱、溃疡的皮损或局部结痂或干燥、皲裂的创面。

（二）用法

油剂具有润泽保护、解毒收敛、止痒生肌的作用。常用药物有蛋黄油、紫草油等。常用的植物油为麻油、菜籽油、花生油、茶油等,以麻油最佳,有清凉润肤之功。用法为每天外搽 2~3 次。

（三）注意事项

凡皮损处糜烂渗液较多者,均应禁用。

九、草药

草药（herb）又称生药,是指采集的新鲜植物药,多为野生。

（一）适应证

一切外科疾病之阳证,具有红、肿、热、痛者;创伤浅表出血;皮肤病的止痒等均可应用。

（二）用法

蒲公英、紫花地丁、马齿苋、芙蓉花叶、七叶一枝花、丝瓜叶等,有清热解毒消肿之功,适用于阳证肿疡,将鲜草药洗净,加食盐少许,捣烂敷患处,一日调换 1~2 次;旱莲草、白茅花、丝瓜叶等,有止血之功,适用于浅表创伤之止血,洗净捣烂后敷出血处,并加压包扎,白茅花不用捣烂,可直接敷用;徐长卿、蛇床子、地肤子、泽漆、羊蹄根等有止痒作用,适用于急、慢性皮肤病,用时洗净,凡无渗液者可煎汤熏洗,有渗液者用捣汁或煎汤冷却后湿敷等。

（三）注意事项

用鲜草药外敷时,必须先洗净,再用 1∶5 000 高锰酸钾溶液浸泡后捣烂外敷,敷后应注意干湿度,干后可用冷开水时时湿润,以免患部有紧绷等不适。

（阙华发　姜玉峰）

思 考 题

1. 简述祛腐生肌与祛瘀生新的异同点。
2. 对中医药促进创面修复愈合的两种愈合方式进行比较。
3. 如何根据创面病程演变的病机特点辨证论治和选用外用药?

参考文献

[1] 陆德铭,陆金根. 实用中医外科学 [M]. 2 版. 上海:上海科学技术出版社,2010.

[2] 国家卫生健康委员会能力建设和继续教育中心. 创面修复科专科能力建设专用系列教材(第三册):创面修复科全科医师分册 [M]. 郑州:郑州大学出版社,2021.

[3] 姜玉峰,曹烨民,付小兵. 传统医药在创面治疗中的应用 [M]. 郑州:郑州大学出版社,2019.

[4] 阙华发. 医师考核培训规范教程:中医外科分册 [M]. 上海:上海科学技术出版社,2016.

[5] 张朝晖,徐强."去腐生肌"理念在慢性创面治疗中的应用 [J]. 辽宁中医杂志,2017,44(2):265-266.

[6] 贾连城,吕培文. 吕培文应用回阳生肌法治疗慢性难愈性皮肤溃疡经验总结 [J]. 中国医药导报,2015,12(28):85-88.

[7] 郑勇,唐汉钧. 唐汉钧教授辨证治疗臁疮规律拾萃 [J]. 中医药学刊,2005,23(3):404-406.

[8] 奚九一. 糖尿病足肌腱变性坏死症(筋疽)的临床研究 [J]. 上海中医药杂志,1996,42(5):1-4.

[9] 阙华发,徐杰男,王云飞,等. 从络病论治慢性难愈性创面 [J]. 中西医结合学报. 2008,6(10):995-999.

[10] 阙华发. 慢性皮肤溃疡的中医诊治 [J]. 环球中医药,2010,3(2):96-100.

[11] 阙华发,唐汉钧,向寰宇,等. 中医药内外合治合并铜绿假单孢菌、甲氧西林耐药金黄色葡萄球菌感染之慢性难愈性创面 251 例 [J]. 上海中医药大学学报,2006,20(4):51-53.

[12] 阙华发. 祛瘀生新法在下肢静脉性溃疡治疗中的应用 [J]. 北京中医药,2017,36(11):977-980.

[13] 王云飞,徐杰男,向寰宇,等. 祛腐化瘀补虚生肌外治法治疗慢性下肢溃疡的临床研究 [J]. 世界中西医结合杂志,2020,15(1):29-35.

[14] 阙华发. 糖尿病足感染的中西医结合治疗策略 [J]. 世界中西医结合杂志,2019,14(5):724-727.

[15] 阙华发. 创面床准备理论与糖尿病性足溃疡的中医干预策略 [J]. 中国中西医结合外科杂志,2013,19(3):346-348.

[16] 阙华发,唐汉钧,王云飞,等. 拖线技术、垫棉法治疗难愈性窦瘘类疾病的临床研究 [J]. 中医外治杂志,2012,21(6):5-7.

第八章
中西医结合在创面治疗中的应用

第一节　中西医结合治疗创面历史

一、中西医结合治疗概述

中西医结合是将传统的中医中药知识和方法与西医西药知识和方法结合起来,在提高临床疗效的基础上,阐明机制进而获得新的医学认识。中西医结合治疗(therapeutics of integrated Chinese and western medicine)是在中西医结合诊断指导下,使用中医诊疗技术和方法、西医诊疗技术和方法,以及两种方法相结合的治疗方式。中西医结合是中华人民共和国成立后政府长期实行的方针。中西医结合是中、西医学的交叉领域,也是中国医疗卫生事业的一项工作方针。中西医结合发轫于临床实践,以后逐渐演进为有明确发展目标和独特方法论的学术体系。

中医药是传统医学,所谓西医学是在西方传统医学与生物科学发展的基础上建立起来的近现代医学。因此,在现代生物科学、医学与中医学的基础上发展起来的是系统医学,也就是基于后基因组时代的系统生物学与技术的个性、转化与基因组医学。我国提倡中西医结合,它的精髓是在坚实地掌握国际先进的诊断和治疗的基础上,如有必要,再结合使用我国传统医学治疗。这样才会源于西医,高于西医;源于中医,高于中医。

中西医结合治疗疾病的核心是利用好中西医结合诊断理论和方法,处理好疾病与证候的关系。中医重视整体的辨证论治,注意调整全身功能状态,但对病因及病症的针对性不强;西医重视局部辨病论治,治疗针对病变局部和病因,针对性较强。中西医结合治疗就是要将辨病论治和辨证论治相结合,形成一套中西医结合的治疗方案,以起到取长补短、提高临床疗效的目的。

二、中西医结合发展史

历史的脚步跨入 20 世纪的时候,几千年来传统中医学一统天下的格局已经被打破了。中西医学的碰撞、交流与互补形成了中国医学发展的时代特征。中西两种异质医学体系的交流并非一帆风顺。具有不同历史背景和知识结构的学者,先后提出了"中西医汇通""废止中医""中医科学化"等多种不同的主张,形成了长期而激烈的学术争鸣,争鸣的焦点在于面对西医学在中国的迅猛发展,应当对中国传统医学采取怎样的态度。

中华人民共和国成立初期,国家政府继承延安时期的卫生政策,注重扶持和保护中医,逐步确立了中西医结合的正确方针,在对待中医药学的态度方面,实现了思想认识上及方针政策上的统一。

中西医结合,就是在中西医团结合作的基础上,主要由中西医兼通的医学人才,用现代科学知识和方法发掘、整理、研究祖国医药学遗产,丰富现代医学科学,发展具有中华民族特点的统一新医学的过程。在几十年的实践过程中,中西医结合临床和实验研究取得了不少可喜的成就和宝贵经验,事实证明中西医结合是发扬中医药学的重要途径之一,中医药学可以沿着传统的和现代的两条道路不断进步。

中西医结合研究大体经历了3个阶段:① 20世纪60—70年代的临床与实验研究开创阶段。其特点是临床各学科开展中西医结合防治研究,全面显示出中西医结合的优势。在临床上主要采用辨证分型的方式分析疾病,并开展实验研究,已经出现一批如针刺麻醉、中西医结合治疗骨折和治疗急腹症等方面的研究成果。② 20世纪80年代的临床研究与基础研究深化发展阶段。初步运用动物模型和实验研究观察手段,把证和经络的研究推到一个更为深入的层次。③ 20世纪90年代以后,是中西医结合学科建设发展阶段。1982年国务院学位委员会将"中西医结合"设置为一级学科,招收中西医结合研究生,促进了中西医结合学科建设;1992年,国家标准《学科分类与代码》又将"中西医结合医学"设置为一门新学科,促进了中西医结合研究把学科建设作为主要发展方向和历史任务。

近年来已创立或正在酝酿一些新的学科领域,如中医病理学、实验针灸学和针刺麻醉学等。对中西医结合的认识,除自身的实践外,还依赖于科技水平的进步。20世纪80年代以后,中西医结合突破了统一论,把中西医结合作为一种创新,在中西医各自向前发展的前提下,使中西医结合工作获得新的发展。

三、中西医结合治疗创面历史

20世纪50年代以后,中西医结合工作不仅在临床医疗和预防保健等方面广泛开展,而且涌现出一批优秀的研究成果。在临床中,用中西医结合诊治常见病、多发病、难治病已较普遍。大量事实说明,用中西医结合治疗某些疾病有明显的疗效。例如,治疗心脑血管病、再生障碍性贫血、月经不调、病毒性肺炎、肛肠疾病、骨折、中小面积烧伤、血栓闭塞性脉管炎、硬皮病、系统性红斑狼疮等疗效显著。中西医结合还注重运用非创伤性疗法治疗疾病,把西医的某些诊治手段与中医的气功、针灸、按摩相结合,以其无损伤、简便易行、疗效切实而受到广泛的重视。

中西医结合自华佗和关云长刮骨疗伤时就开始了,华佗的手术做得很好,因此它并不是当代才有的医学技术,只不过近20年才开始系统化地结合,因为当前西医和中医中药的发展都非常快,结合的形式和深度也就更加广泛了。尤其是在手术、肿瘤治疗等领域,中西医结合有着巨大的贡献。

第二节　中西医结合治疗原则

中医治疗则通常分为两类:一类是治疗所有疾病的总原则或治疗某一类疾病的总原则,如"治病求本""急则治其标,缓则治其本""三因(因时、因地、因人)制宜""因势利导""治未病

（未病先防,既病防变）"等;另一类是专论各种不同病证的治疗原则,如"虚则补之""实则泻之""寒者热之""热者寒之""劳者温之""燥者濡之"等。中西医结合医学治疗观高度概括了疾病诊断,是在辨证思想指导下中、西医治疗观的有机结合,为中西医结合医学治疗疾病提供了重要的指导原则,具体如下。

一、治未病

"治未病"源自中医治疗观,包括未病先防和早治防变。在中西医结合医学中,未病先防是指在健康未发现疾病时,采取各种措施,做好预防工作,以防止疾病的发生。措施既包括中医传统的养生保健方法,如气功、太极拳、五禽戏、保健按摩、保健灸、食疗等,也包括西医的预防方法,如营养、疫苗等。早治防变,又称既病防变,是指针对已经发生的疾病,早期进行中西医结合治疗,截断病传,防止疾病的深入发展和并发症发生,防止合并其他疾病,以促进患者早日康复。

二、治病求本

在治疗疾病时,必须寻找出疾病的本质,并针对其本质进行治疗。治病求本是贯穿于中医治疗学、西医治疗学和中西医结合医学治疗学始终的重要观念。机体内在的病理变化,无论是西医疾病的病理还是中医证候的病机,总会表现出一定的症状、体征。但病理和病机变化的本质,有显而易见者,有幽隐难明者,有真假疑似者,有症见于彼而病在乎此者,有内在微观病理改变而症状体征暂缺如者。因此,临床就必须借助望、闻、问、切及现代检测手段,仔细收集资料,并根据中西医结合医学理论,准确辨析。只有抓住并解决病变的根本机制,才能做到治病求本。

三、知常达变

"常"与"变"反映了矛盾的普遍性与特殊性、共性与个性的关系。临床上,各种疾病和证候演变过程,其表现和机制是错综复杂的,有时又掺杂着多种特殊变因。面对错综复杂的疾病过程,在抓住疾病共性的同时,还要做到"药贵合宜,法当应变",即在知常的同时,还要考虑不同患者和疾病的具体特点,如患者年龄、性别、体质、证候的差异,所处的空间与时间环境的区别,以及不同个体可能存在和主病相关的其他病变与并发症等,而灵活权变。中医基本治则中的治标与治本、三因制宜等,在中西医结合医学中也都体现着知常达变的原则。

四、因势利导

"因势利导"是顺应疾病和证候发生、发展过程中邪正斗争的势态,及时地导邪外出,保存正气的一种治疗原则。中西医结合医学因势利导需综合考虑各种因素,顺应病程、病位、病势特点,以及阴阳消长、脏腑气血运行的规律,把握最佳时机,采取最适宜的方式加以治疗,以最小的治疗成本达到最佳的疗效。此外,因势利导尚需考虑人体气机升降、脏腑苦欲喜恶、经气运行、天时阴阳消长、天时五行变化、月相盈亏变化、地理差异以及患者体质情欲之势,充分调动和利用机体"阴阳自和"的抗病、祛病、愈病的机制和能力,推动其自主进行自我调节,使阴阳、气血由失衡态转化为正常态。

五、以平为期

所谓疾病,就是人体在邪正斗争作用下阴阳出现失衡的状态,医生的治疗就是调整阴阳的偏盛偏衰和病理过程中致病和抗病的强弱,通过扶强抑弱、补虚泻实、温寒清热和相应的西医治疗方法来调理气血、疏通经络、和调脏腑,以及使用去除病因和纠正病理等西医方法,以期达到新的平衡。中西医结合治疗疾病的手段也同样需要调理阴阳,保持平衡的正负反馈,通过促进"阴阳自和"的自我调节机制,达到"阴平阳秘"。

六、整体调治

临床治疗要有整体的观点、联系的观点,正确处理好局部与整体的关系,不能"只见树木,不见森林""头痛医头、脚痛医脚"。中医认为,天地万物是以气为一元而不可分割、不断变化的自然整体,以天地阴阳之气的运转为个体,人与天地是一个统一的整体,人体是一个以脏腑为中心,经络气血相联系的形神统一体。它主要表现为形体与神气、脏腑之间,脏腑与组织、器官之间相互联系,相互影响。西医的社会生物医学模式也十分强调人与自然的关系,也重视系统观点。因此,中西医结合在临床上也必须利用上述整体调治为治疗服务。

七、三因制宜

"三因制宜"指疾病不是孤立存在的,它要受到人的体质禀赋、性情习惯、地域环境、时令气候等多种因素的制约影响。所谓"三因制宜",即要充分考虑到"人、时、地"三方面因素的作用和影响,从而做到因人、因时、因地制宜。中医讲"天人相应",强调治病"必先岁气,无伐天和";西医强调环境,体质。人的体质有厚薄,禀赋有强弱,年龄有长幼,性别有男女,所以疾病的相同是相对的,不同是绝对的,故治疗用药应当区别对待。

八、病治异同

病治异同包括同病异治、异病同治。中西医结合医学诊治模式是疾病诊断治疗和辨证论治的结合。同病异治,是指相同的疾病诊断,但不一样的中医证候分类,因此中医治疗不同;异病同治,是指不同的疾病诊断,但一样的中医证候分类,因此中医治疗可以相同。从辨病的角度来看,是属于不同的病,但从辨证的角度来看,则属于同一性质的证候,是为异病同证;从辨证的角度来看,是属于不同性质的证候,但从辨病的角度来看,则属于相同的疾病,这是同病异证。因此,临床治疗不能被疾病诊断所惑,需要结合中医辨证,合理使用中西医结合治疗方法。

九、对抗性治疗

西医主要利用对抗的办法,针对外在因素侵袭人体,内在因素或活性因子产生过多造成的组织、器官功能损坏(或紊乱)的一类疾病的治疗。西医对抗性治疗决策具有明显的规范化、逻辑化和程序化的特征。在疾病诊断明确的情况下,一般采用对因、对症、对病理环节进行治疗,从而促进患者康复。中医的"寒者热之"和"热者寒之"也是常用的治疗观。

1. **对病因治疗** 针对引起疾病的致病因素,包括西医疾病的致病因素和中医引发证候的病因要素,进行针对性的治疗,或消除致病因素,阻止或延缓致病因素对机体的危害;或根据致病因素的致病特点进行针锋相对、有预见性的治疗。

2. **对症治疗** 利用中西医结合治疗方法,重点在于减轻或消除不良症状对身体和心理的创伤与痛苦。症状是疾病过程中机体内的一系列功能、代谢和形态结构异常变化所引起的患者主观上的异常感觉或某些客观病态改变。症状的表现有多种形式,有的只有主观才能感觉到;有些不仅能主观感觉到,客观检查也能发现;也有主观无异常感觉,通过客观检查才发现,还包括一些异常变化引起的现象,需要用客观检查(体格检查)方法检出的体征。一般所说的症状是广义症状,包含症状和体征两方面,指疾病引起患者的主观不适、异常感觉、功能变化或明显的病态改变。

3. 对发病环节治疗　对发病环节中的特殊病理特征进行治疗。有些疾病的病因或症状表现比较明了,但针对病因和对症治疗没有合适的治疗手段,需要针对发病环节进行治疗,以从根本上抑制疾病的进展。如甲状腺功能亢进症(甲亢)临床上 80% 由格雷夫斯病又称毒性弥漫性甲状腺肿引起,而格雷夫斯病是甲状腺的自身免疫性疾病,治疗手段十分有限。针对甲状腺疾病表现出来的高代谢症状进行对症治疗也不能根本解决问题。甲亢是由甲状腺激素水平过高引起,临床上针对这一因素进行治疗,包括使用抗甲状腺药物和碘剂抑制甲状腺合成、放射性 ^{131}I 破坏甲状腺细胞或手术切除甲状腺,才能从根本上改善甲亢症状。

十、支持性治疗

支持性治疗与对抗性治疗相对。对由于某些因素缺乏引起的发病或疾病治疗过程中出现的其他症状或副作用、心理认识和承受不足而进行的治疗。与对抗性治疗采取的拮抗方式相反,它采取的是一种补充、替代的激动方式,帮助机体恢复健康状态。支持性治疗实质上也可分为对因治疗、对症治疗、对发病环节的治疗。如恶性肿瘤患者,经过放、化疗及手术治疗后,患者身体各脏器功能下降、免疫力下降、电解质紊乱等,通过对症支持疗法保护肝肾功能、补液以纠正电解质紊乱、用升白药促进白细胞的成熟释放或使用一些保健用品促进功能的恢复,以改善一些因治疗引起的不良反应。同时,要给予患者心理支持,深入了解患者的人格特征、心理状态、家庭与社会环境,对患者表示积极的关注,给予足够的尊重和温暖,以缓解患者对疾病的紧张和恐惧。对于疾病晚期的患者,要给予合理的营养支持,促进食欲、改善饮食,逆转恶病质,维持患者的基础代谢和生理活动需求,改善生活质量。

第三节　中西医结合治疗创面的优势和方法

一、中西医结合治疗创面的优势

首先应该认识到中医学和西医学在创面治疗方面各有优缺点。

(一)西医治疗创面的长处和短处

西医学对创面的病因病位、药物或手术的作用机制比较明确,对治疗手段的循证依据也较为充分。但是由于创面病因病理的复杂性,很多情况下,西医学的治疗手段还不能满足临床需求,有时存在着重视局部病灶而忽视整体的弊端、重视疾病而忽视个体的缺陷。

(二)中医治疗创面的长处和短处

中医学对于创面的诊治具有悠久的历史,积累了丰富的临床经验,治疗方法也比较多样。在诊治中,中医学重视整体观念,善于通过辨证施治进行个体化治疗,擅长调动患者身体内部潜在的抵抗力、免疫力、抗损害力和修复自愈能力。中医药治疗已经成为现代创面治疗中的重要组成部分,已经被行业指南纳入并给予肯定,也是目前国内临床一线治疗的主要方法之一。但是中医药理论强调个体化诊疗,使其循证医学证据采集困难,缺少高质量的符合循证医学要求的临床证据；中药化学成分复杂、主要作用成分不明确以及用药的安全性问题也饱受争议；中药的剂量标准以及可重复性的问题同样有待现代科学的论证与解决。

（三）中西医结合治疗创面的优势

由上可见，无论中医学还是西医学，在治疗创面中都存在着一定的瓶颈，有必要相互借鉴，取长补短，尤其对于慢性难愈合创面，需要研发更加有效的诊治方法。那么，发挥我国的优势，将中西医有机地结合，实现中西医的优势互补，在西医治疗的基础上结合中医药辨证论治，发挥中药复方多组分、多靶点的特长，辨证施治，更有利于提高创面治疗效果。同时现代医学诊疗技术的发展也需要吸取中医药理论中的精华，应用现代药理学技术提取出的中药活性物质，进一步阐明了中医药疗效机制，促进了医学的发展进步。另外，中西医结合还具有卫生经济学优势，效益、效价、效能更佳，可节约医疗资源。

二、中西医结合治疗创面的方法

（一）中西医疗法联用

中西医疗法联用是指在疾病诊断和证候分类理论指导下，综合中医和西医两种疗法的优势，联合使用的治疗方法。联用也被称合用、配伍。中医治疗方法包括药物疗法和非药物疗法，中药药物治疗具有药物形式多样、剂型各异、给药途径多样化的特点。其中常用的药物剂型有丸、散、膏、汤、酒、丹，此外尚有胶囊剂、灸剂、熨剂、灌肠剂、气雾剂等，临床应用也较为广泛。非药物治疗包括针灸、推拿、按摩、刮痧、拔罐、导引等。西医治疗方法根据治疗手段的不同，分为物理疗法、药物疗法、手术疗法、免疫疗法、心理疗法、饮食疗法、自然疗法、作业疗法、血液净化疗法、介入疗法等。在中西医结合医学理论指导下，联合使用上述中西医疗法，以达到更有效、更安全和更经济的临床效果。主要联用的方式包括：①按照中西医各自理论把中药与西药分别放于不同处方中，施用于同一患者同一疾病的模式，临床应用较为普遍。②根据患者在发病过程中的不同阶段，按照中西医结合医学理论使用中药和西药模式。

在临床中，根据患者的病情需要，选择一种或多种适合的中西医疗法联合使用，可增强疗效，缩短疗程。同时，中西医疗法联用对于某些难治性疾病多了一种处理手段。对于术后或肿瘤放、化疗后的患者，配合中医疗法可以减少并发症，促进康复。

中药、西药联用并非中药、西药临床上的简单叠加使用，而是在中西医结合医学理论指导下，发挥联用的协同作用。同时，中药、西药联用应该重视联用禁忌，详细了解中药及西药的药理作用，充分利用中药、西药相互作用的研究成果，合理、有效地进行中药、西药联用。不确定中药、西药是否有具体的相互作用时，一般情况下，中药、西药服用时间间隔建议为 1~3 小时，以防止中药、西药在胃内发生理化反应，确保用药安全有效。对于毒副作用比较大的西药，中西医疗法联用可以减少毒副反应，具有减毒、增效的作用。

（二）中医药治疗方法

外科疾病的治疗方法分内治和外治两大类。内治之法与内科相同，应从整体观念出发，进行辨证施治。而外治中的外用药物、手术疗法和其他疗法中的药线、垫棉等，则为外科所独有。在具体应用时，必须根据患者的体质、致病因素和疾病的轻重缓急、阶段的不同，辨别阴阳及经络部位，确定疾病的性质，然后确立内治和外治的法则，运用不同药物和方法，才能获得满意的治疗效果。

1. **中医内治法** 中医内治法在外科疾病的发展过程中，一般可以分为初起、成脓、溃破三个阶段，按照这三个阶段的不同特性，中医外科学总结出了"消、托、补"三个总的内治原则。

（1）消法：适用于肿疡初起。根据肿疡的病因病机，运用不同的治疗方法和处方，使初起的肿疡消散而治愈。即使不能消散，也可使病情移深而居浅，转重为轻。消法有解表法、通里法、清热法、温通法、祛痰法等。

（2）托法：适应于肿疡中期，邪毒亢盛，正气较弱，邪毒不能外达，应用补益气血和透脓外出的处方，托毒外出，以免毒邪内陷入里。此法运用得当，可使病邪脓出毒泄，肿消痛减，不仅使病情早日痊愈，还可以减少以后复发。托法有透脓托毒法与补虚托毒法两种。

（3）补法：适用于外科疾病溃破的后期，邪毒已去，精神衰疲、元气虚弱、脓水清稀、疮口不易收口者，用补养的药物恢复其正气，助养其新肉生长，使疮口早日愈合。补法有补益气血、补益肝肾、调理脾胃、调摄冲任等法。

"消、托、补"的内治法原则，体现了中医外科学根据疾病发生的不同阶段、不同证候的特点，灵活变化，辨证治疗的原则。

2. **中医外治法**　中医外治法是运用药物、手术、物理方法或配合一定的器械等，直接作用于患者体表某部或病变部位以达到治疗目的的一种治疗方法。外治法是指与内治法相对而言的治疗法则，是中医辨证施治的另一种体现。《理瀹骈文》说："外治之理，即内治之理；外治之药，即内治之药，所异者法耳"，指出了外治法与内治法治疗机制相同，但给药途径不同。外治法是将药物直接作用于皮肤和黏膜，使之吸收，从而发挥治疗作用，这也是具有外科特色的治疗方法。外治法的运用同内治法一样，除了要进行辨证施治外，还要根据疾病不同的发展过程，选择不同的治疗方法。

（1）敷贴疗法：是将药物敷在体表的特定部位以治疗疾病的一种方法，也是依赖药物在局部的直接作用而治疗外科疾病的一种外治法。如果选用的鲜品药物其自身含有汁液，只需捣烂外敷即可。如果药物为干品，则需将药物研为细末，然后加入适量的赋形剂，如鸡蛋清、酒、水、蜂蜜、醋、姜、葱、蒜、韭汁等，调成糊状敷用。当外科肿疡初起时，宜敷满整个病变部位并稍超过肿势范围；当邪毒已结聚，或溃后余肿未消，宜敷于患处四周，中间留出溃口。对于已溃破的溃疡，一般敷贴药以刚好覆盖疮面为宜，外用消毒纱布包扎。疮疡使用敷贴疗法，有时可能引起局部皮肤起丘疹、水疱，瘙痒异常，甚则湿烂，这是皮肤过敏所致，要及时停用或改用其他外敷药。

（2）药线疗法：又称"药捻疗法""纸捻疗法"，是用桑皮纸、丝绵纸或拷贝纸蘸药或内裹药物后，插入病变部位，用于治疗痈疽疮疡的一种方法。本疗法多用于引流与祛腐，以治疗病变部位较深、排脓困难的疮疡及瘘管等。药线的类别有外蘸药物及内裹药物两类，目前临床上多应用外蘸药物的纸捻。外蘸药物一般多用含有升丹成分的方药，取其提脓祛腐之效，适用于疮口过深过小、脓水不易排出者。

（3）垫棉压迫疗法：是将棉花或纱布折叠成块，以衬垫疮部，借助加压之力使脓液不致坠留形成袋脓，或使溃疡空腔皮肤与新肉得以黏合而达到愈合目的的一种治疗方法。当溃疡疮面较深，内有脓液聚集、排出不畅现象时，将棉花或纱布垫衬在疮口下方空腔脓液聚集处，用胶布或阔绷带固定。对窦道深而脓水不易排尽者，用棉垫压迫整个窦道空腔，并以绷带扎紧。对溃疡空腔的皮肤与新肉一时不能黏合者，可将棉垫按空腔的范围，将棉垫压在疮口之上，再用阔胶布固定或阔绷带缠紧。腋部、腘窝部脓疡易于袋脓或形成空腔，应早日加用垫棉法，以使创口早日愈合。垫棉压迫疗法操作简便，疗效显著，可减轻患者经受较大手术的痛苦，用之得当可收事半功倍之效。直肠会阴部窦道、肝脓疡术后腹部窦道、阑尾炎术后窦道、传囊性乳痈形成袋脓及窦道等，应用本法，均可取得明显的疗效。

（4）切开法：中医外科化脓性疾病，当脓液已成而尚未溃破时，可行切开法，以排出脓液，达到疮疡毒邪随脓而外泄、肿消痛止、痊愈的目的。使用切开法时，应当辨清脓成的程度、脓的深浅、脓疮所在经络位置等情况，切开时还要注意选择切口位置、方向、深浅、大小，以及注意出血情况等。一切疮疡如颈痈、腿痈、乳痈、臀痈、肛痈、肌肉深部脓肿、化脓性骨髓炎、骨结核寒性脓肿、颈淋巴结结核等，凡属已成脓者，均可选择在脓肿成熟时使用本疗法切开排脓。中医外科切开法的特点是切口小，对患者正常机体损伤小，收口愈合时瘢痕也小，广受患者欢迎。

（5）浸泡法：浸泡法是用药物煎汤或取其水溶液浸洗患处的方法。其具有清洁疮口、解毒祛邪、杀虫止痒的作用，临床可用于痛疽疮疡溃后、脓水淋漓或腐肉不脱，疮口难敛者或毒蛇、毒虫咬伤后，疮口余毒残留未尽者。浸泡时应注意：急性病证见有局部红、肿、热、痛，脓多质稠者，需待药液凉后浸洗；慢性病证见有局部不红、不热，皮肤瘀暗，脱屑干燥者，可温热浸泡（药液温度不宜超过60℃）。浸泡时，冬季应该保暖，夏令宜避风凉，以免感冒。

（6）针灸法：针法与灸法常相提并论，有时则统称针灸，其实针与灸各有其适应证。在外科方面，古代则多采用灸法，但近年来针法较灸法应用广泛，很多疾病均可配合针刺治疗而提高临床疗效。灸法是用药物在患处燃烧，借着药力、火力的温暖作用，可以和阳祛寒、活血散瘀、疏通经络、拔引郁毒等，如此则肿疡未成者易于消散，既成者易于溃脓，既溃者易于生肌收口。用针刺时一般采取病变远隔部位取穴，手法大多应用泻法，不同疾病取穴各异。灸的方法虽多，但主要有两类，一种单纯用艾绒做艾炷着肤施灸，称明灸，此法因有灼痛并容易引起皮肤发生水疱，所以比较少用。一种捣药成饼，或切药成片（如豆豉、附子等做饼，生姜、蒜等切片），上置艾炷，于疮上灸之，称隔物灸。此外，还有用艾绒配伍其他药物做成药条，隔纸燃灸，称雷火神针灸。豆豉饼灸及隔姜、蒜灸等适用于疮疡初起，毒邪壅滞之证，取其辛香之气以行气散邪。隔附子饼灸适用于气血俱虚、风邪寒湿凝滞筋骨之证，取其温经散寒、调气行血。雷火神针灸适用于风寒湿侵袭、经络痹痛之证，取其香窜经络、祛风除湿。至于灸炷的大小、壮数的多少，须视疮形的大小及疮口的深浅而定，总的原则是务必使药力达到病所，以痛者灸至不痛、不痛者灸至觉痛为止。凡针刺一般不宜直接刺于病变部位。疔疮等实热阳证不宜灸之，以免以火济火；头面为诸阳之会，颈项接近咽喉，灸之恐逼毒入里；手指等皮肉较薄之处则灸之更增疼痛。

中医外治法常用的方法可以归纳为药物疗法、手术疗法和其他疗法三大类。在治疗创面时，除以上方法，还包括：膏药、油膏、箍围药、掺药、酊剂、草药等药物疗法；烙法、砭镰法、挂线法、结扎法等手术疗法；引流法、药筒拔法、熏法、熨法、热烘疗法、滚刺疗法、洗涤法等其他疗法。

第四节　中西医结合对不同创面的诊断治疗

一、内分泌与代谢疾病（糖尿病足）

糖尿病足是糖尿病患者由于合并神经病变及各种不同程度末梢血管病变导致下肢感染、溃疡，形成和/或深部组织破坏的疾病。早期表现为肢端麻木、疼痛、发凉和/或有间歇性跛行、静息痛，继续发展则出现下肢远端皮肤变黑、组织溃烂、感染、坏疽。其属于中医学的筋疽、脱疽等范畴。

1. 病因病机　糖尿病足创面病因病机复杂,中西医结合专家在理论上已经达成共识,认为糖尿病足创面具有"毒浸迅速、腐肉难去、新肌难生"的特点。该病多因糖尿病日久耗伤气阴,五脏气血阴阳俱损,肌肤失养,血脉瘀滞,日久化热,灼伤肌肤和/或感受外邪致气滞、血瘀、痰阻、热毒积聚,以致肉腐骨枯所致。病位在血、脉、筋。病性为本虚标实,以气血阴阳亏虚为本,以湿热、邪毒、络阻、血瘀为标。

2. 证候诊断　根据疾病的发生、发展可分为早、中、晚三期。①早期:气阴两虚,脉络闭阻。②中期:湿热瘀毒,化腐成疽。③晚期:以肝肾阴虚或脾肾阳虚夹痰瘀湿阻为主。

各期证候诊断要点为:①湿热毒蕴,筋腐肉烂证。足局部漫肿、灼热、皮色潮红或紫红,触之患足皮温高或有皮下积液,有波动感,切开可溢出大量污秽臭味脓液,周边呈实性漫肿,病变迅速,严重时可累及全足,甚至小腿,舌质红绛,苔黄腻,脉滑数,趺阳脉可触及或减弱。②热毒伤阴,瘀阻脉络证。足局部红、肿、热、痛,或伴溃烂,神疲乏力,烦躁易怒,口渴喜冷饮,舌质暗红或红绛,苔薄黄或灰黑,脉弦数或洪数,趺阳脉可触及或减弱。③气血两虚,络脉瘀阻证。足创面腐肉已清,肉芽生长缓慢,久不收口,周围组织红肿已消或见疮口脓汁清稀较多,迁延不愈,下肢麻木、疼痛,状如针刺,夜间尤甚,痛有定处,足部皮肤感觉迟钝或消失,皮色暗红或见紫癜,舌质淡红或紫暗或有瘀斑,苔薄白,脉细涩,趺阳脉弱或消失。④肝肾阴虚,瘀阻脉络证。病变见足局部、骨和筋脉,溃口色暗,肉色暗红,久不收口,腰膝酸软,双目干涩,耳鸣目聋,手足心热或五心烦热,肌肤甲错,口唇舌暗,或紫暗有瘀斑,舌瘦苔腻,脉沉弦。⑤脾肾阳虚,痰瘀阻络证。足发凉,皮温低,皮肤苍白或紫暗,冷痛,沉而无力,间歇性跛行或剧痛,夜间更甚,严重者趾端干黑,逐渐扩大,腰酸,畏寒肢凉,肌瘦乏力,舌淡,苔白腻,脉沉迟无力或细涩,趺阳脉弱或消失。

3. 治疗方法　治疗目的是减轻或消除患者的临床症状,延缓糖尿病足的进展,提高患者的生存质量。该病尚无特效的治疗方法,因此中西医治疗手段必须有机结合并贯穿于整个病程,关键是要把握好清创与血管重建时机与方式,判断创面与缺血、感染的关系。缺血性创面,清创宜迟不宜早,重建血管优先;感染性创面,清创宜早不宜迟,及时地减压引流是保肢和保命的关键;合并缺血和感染的创面,应遵循的次序是减压引流—血供重建—大清创。合理行外科清创引流、中药渍渍,使用抗菌敷料等。

(1)西医治疗:包括①基础病治疗;②神经性足溃疡的治疗;③缺血性病变的处理;④抗感染治疗。

(2)辨证论治:糖尿病足在糖尿病的各阶段均可起病,与湿、热、火毒、气血凝滞、阴虚、阳虚或气虚有关,为本虚标实之证。临证辨治要分清标本,强调整体辨证与局部辨证相结合,注意扶正与祛邪并重,要根据正邪轻重而有主次之分,或以祛邪为主,或以扶正为主。治疗原则为:①湿热毒蕴,筋腐肉烂证。治以清热利湿、解毒化瘀,方选四妙勇安汤(《验方新编》)合茵栀莲汤(吴九一验方)加减。②热毒伤阴,瘀阻脉络证。治以清热解毒、养阴活血,方选顾步汤(《外科真诠》)加减。③气血两虚,络脉瘀阻证。治以补气养血、化瘀通络,方选生脉散(《内外伤辨惑论》)合血府逐瘀汤(《医林改错》)加减。④肝肾阴虚,瘀阻脉络证。治以滋养肝肾、活血通络,方选六味地黄丸(《小儿药证直诀》)加减。⑤脾肾阳虚,痰瘀阻络证。治以温补脾肾、化痰通脉,方选金匮肾气丸(《金匮要略》)加减。

(3)中药外治:包括①清创术,分为一次性清创法和蚕食清创法两种。一次性清创法适用于生命体征稳定,全身状况良好,如湿性坏疽(筋疽)或以湿性坏疽为主,而且坏死达筋膜肌肉以下,局部肿胀明显、感染严重、血糖难以控制者;蚕食清创法适用于生命体征不稳定,全身状况不良,预知一次性清创难以承受,如干性坏疽(脱疽)分界清楚者或混合型坏疽,感染、血糖控制良好者。②外敷药,湿热毒盛,症见疮面糜烂、脓腔、秽臭难闻、肉腐筋烂,多为早期(炎症坏死期),宜祛腐为主,方选九一丹等;正邪纷争,症见疮而分泌物少、异味轻、肉芽渐红,多为中期(肉芽增生期),宜祛腐生肌为主,方选红油膏等;毒去正胜,症见疮面干净,肉芽嫩红,多为后期(瘢痕长皮期),宜生肌长皮为主,方选生肌玉红膏等。

(4)中成药治疗:包括①脉络宁口服液,清热养阴、活血祛瘀,用于阴虚内热,血脉瘀阻所致的脱疽。②九一散,提脓拔毒、去腐生肌,用于热毒壅盛所致的溃疡,外用。③生肌玉红膏,解毒、祛腐、生肌,用于热毒壅盛所致的疮疡,外用,症见创面色鲜,脓腐将尽或久不收口。

(5)中医辅助疗法:包括①推拿,用于阴虚火盛血瘀型,推脊柱上段夹脊穴,揉压曲池、肾俞、足三里;用于气虚血瘀型,推脊柱中段夹脊穴,揉压百会、中脘、关元、气海、脾俞、肾俞、足三里;用于阳虚血瘀型,推脊柱中、下段夹脊穴,揉脾俞、肾俞、命门、天枢、关元、足三里。推拿时采用双下肢向心性推法按压气冲穴。②中药浸泡熏洗,为清化湿毒法,适用于脓水多而臭秽重、引流通畅者,药用土茯苓、马齿苋、苦参、明矾、黄连、重楼等煎汤;温通经脉法,适用于阳虚络阻者,药用桂枝、细辛、红花、苍术、土茯苓、黄柏、百部、苦参、毛冬青、忍冬藤等煎汤;清热解毒、活血化瘀法,适用于局部红、肿、热、痛明显,热毒较甚者,药用大黄、毛冬青、枯矾、马勃、元明粉等煎汤。中药浸泡熏洗时,应特别注意药液的温度不超过42℃,以免引起烫伤。

二、皮肤病

1. **细菌性皮肤病——脓疱疮(impetigo)** 化脓性球菌所致的具有接触传染性的化脓性皮肤病。其特征为发生丘疹和潜在性水疱、脓疱,易破溃而结成脓痂。多在夏秋季节发病,尤以夏末秋初汗多闷热的天气发病率最高。好发于儿童(尤其是2~7岁儿童),多发于颜面、四肢等暴露部位,有接触传染和自身接种的特性,易在幼儿园或家庭中传播流行。该病属于中医学黄水疮、滴脓疮的范畴。

(1)病因病机:该病多因夏秋季节汗多闷热,湿热交蒸,外感毒邪,郁于肌肤所致。小儿脾胃未充,容易积食停饮,婴儿喂养不周及儿童饮食不节,脾失健运,积湿生热,以致湿热内蕴。若小儿机体虚弱,肌肤娇嫩,腠理不密,汗多湿重,暑邪湿毒侵袭肌表,以致气机不畅,疏泄障碍。内外邪气搏结肌肤,壅郁腠理,熏蒸皮肤而发病。该病病位在皮肤,与脾密切相关。

(2)证候诊断:该病临床大致可分为实证和虚实夹杂证。多为暑湿热邪蕴结肌肤,周围有红晕,脓液色黄,症状如高热、恶寒,热蕴证常见。虚实夹杂者多属本虚标实,正虚为脾气亏虚,邪实有口干、大便干结、小便黄,则为暑湿留滞。反复发作者邪毒久羁,可造成脾气虚弱,亦有直接表现为肝常有余、脾常不足的脾虚湿滞证。常见证候诊断要点为:①暑湿热蕴证。脓疱多,周围有红晕,脓液色黄,破后糜烂面鲜红;多有口干、大便干结、小便黄,或伴有发热,舌红,苔黄腻,脉濡滑数。②脾虚湿滞证。脓疱稀疏,脓液色淡白或淡黄,周围红晕不显,破后糜烂面淡红,多伴面部萎黄、纳呆、便溏,舌淡,苔薄微腻,脉濡细。少数患儿皮损泛发全身,病情严重者可出现中毒症状,如高热、恶寒、淋巴结肿大(淋巴结炎),面肿、尿少而继发"水肿"。

(3)治疗方法:患儿应进行隔离,对已污染的衣物及环境及时消毒,以减少疾病传播。关于脓疱疮的治疗,中西医各有所长,中医治疗强调整体调理,内外合治,标本兼顾,毒副作用较少,但对进展迅速、皮损泛发、全身症状较重的严重病例不如西药效果快。临床上对轻症者一般采用中医中药治疗,对一些重症者采用中西医结合治疗可取得较好疗效。

1）西医治疗：以外用药物治疗为主，皮损泛发或病情严重者辅以系统药物综合治疗。外用药物治疗以杀菌、消炎、干燥为原则，根据脓疱情况，选用不同外用药物，系统药物一般选用敏感性抗生素。同时注意水、电解质平衡，必要时予以支持疗法，可输注血浆或人血丙种球蛋白。

2）辨证论治：该病中医治疗的总法则是清暑利湿。实证以祛邪为主，虚实互见者应扶正与祛邪兼顾，对于表现脾虚的患儿，应注意健脾除湿。包括：①暑湿热蕴证。治以清暑利湿解毒，方选清暑汤（《外科全生集》）加减，常用中药有金银花、连翘、天花粉、滑石、赤芍、甘草、泽泻、淡竹叶、佩兰等。②脾虚湿滞证。治以健脾渗湿，方选参苓白术散（《太平惠民和剂局方》）加减，常用中药有党参、茯苓、白术、山药、炙甘草、白扁豆、莲子肉、薏苡仁、桔梗、砂仁、冬瓜仁、藿香等。

3）外治疗法：局部治疗原则为解毒、收敛、燥湿。脓液多者选用10%黄柏溶液或金银花、马齿苋、野菊花、蒲公英、千里光、紫花地丁、苦参、黄柏、白矾等适量煎水湿敷或外洗，脓液少者可用三黄洗剂或颠倒散洗剂外搽，局部糜烂者用青黛散油外涂，脓痂多而厚者用5%~10%硫黄软膏或黄连软膏外敷。

4）预防调护：炎热夏季宜每天洗澡1~2次，浴后扑痱子粉，保持皮肤清洁干燥，注意个人卫生，及时治疗各种瘙痒性皮肤病。患儿应适当隔离治疗，对其接触过的衣被、毛巾、用具以及居住环境等应进行消毒处理，以防止接触传染；病变部位应避免搔抓，以免病情加重及传播。可用金银花、生薏苡仁、绿豆煎水代茶预防。

2. 病毒性皮肤病——带状疱疹（herpes zoster）　是一种水痘－带状疱疹病毒再激活引起的伴有神经痛为特征的病毒性皮肤病。多见于成年人，发病无性别差异，好发于春秋季节，一般愈后不再复发。该病属于中医学的蛇串疮、缠腰火丹、火带疮、蛇丹、蜘蛛疮等范畴。

（1）病因病机：中医认为带状疱疹主要是由于情志内伤、饮食失调、肝胆不和、气滞湿郁、化热化火、湿热火毒、郁阻经络、外攻皮肤所致。挟风邪易上攻头面，挟湿邪易下注致下肢和外阴皮损；湿毒炽盛易致躯干发病。该病初期多为湿热困阻，中期多为湿毒火盛，后期多为火热伤阴，气滞血瘀，或脾虚湿阻，余毒不清。该病病位在皮肤，与肝、脾关系密切，病变日久不愈，邪气阻隔经络致气滞血瘀。

（2）证候诊断：临床大致可分为急性期和疾病后期。急性期以外感湿热风火，或情志内伤、心肝火旺，或脾失健运、水湿内蕴常见；疾病后期以邪阻经络、气机不畅、气滞血瘀、病后耗伤正气常见。

1）急性期：临床表现为①肝经郁热证，初起可见丘疹、丘疱疹或小水疱，疱壁紧张，后水疱多而胀大，基底鲜红，痛如火燎，夜寐不安；或水疱混浊溃破，或伴脓疱脓痂，或伴发热、头痛、全身不适；口干口苦，小便黄赤，大便干结，舌红，苔黄或黄厚干，脉弦滑或滑数。②脾虚湿蕴证，皮肤起大疱或黄白水疱，疱壁松弛易于穿破，渗水糜烂或化脓溃烂，严重者坏死结痂；纳呆，腹胀便溏，舌质淡胖，苔黄腻或白腻，脉濡或滑。

2）疾病后期：气滞血瘀证。水疱干燥结痂，但刺痛不减或减而不止，入夜尤甚，口干心烦，舌暗红有瘀点，苔薄白或微黄，脉弦细。

（3）治疗方法：带状疱疹中医早期治疗当从清热利湿、解毒止痛着手，预防后遗神经痛的出现；后期治疗以扶正祛邪、缓急止痛为重点。西医予抗病毒、消炎止痛、营养神经、局部对症处理，从而达到缩短病程、预防继发感染、阻止后遗神经痛的发生。

1）西医治疗：西医对该病的治疗原则主要为抗病毒、抗炎止痛、营养神经、缩短病程、预防继发感染和后遗神经痛。①抗病毒治疗：常用阿昔洛韦、伐昔洛韦、泛昔洛韦等；②消炎止痛治疗：常用非甾体类、阿片类、吗啡类等，对老年人和病情严重患者可考虑应用皮质类固醇；③营养神经药物：常用维生素 B_1、维生素 B_{12}、甲钴胺等。

2）辨证论治：包括①肝经郁热证：治以清肝泻火、解毒止痛，方选龙胆泻肝汤（《医方集解》）加减，常用中药有龙胆草、黄芩、栀子、泽泻、车前子、当归、生地黄、柴胡、生甘草、绵茵陈、板蓝根、赤芍。②脾虚湿蕴证：治以健脾利湿、解毒止痛，方选除湿胃苓汤（《医宗金鉴》）加减，常用中药有苍术、厚朴、陈皮、猪苓、泽泻、茯苓、白术、滑石、防风、山栀、肉桂、生甘草。③气滞血瘀证：治以理气活血、通络止痛，方选柴胡疏肝散（《医学统旨》）合桃红四物汤（《玉机微义》）加减，常用中药有柴胡、陈皮、川芎、香附、枳壳、赤芍、炙甘草、桃仁、红花、生地黄、当归、延胡索、丹参。

3）中成药治疗：包括①新癀片，清热解毒、活血化瘀、消肿止痛，用于该病肝经郁热证、气滞血瘀证或疼痛明显者；②龙胆泻肝丸，清肝胆、利湿热，适用于肝经郁热证、水疱较多、疼痛剧烈者；③抗病毒口服液，清热祛湿、凉血解毒，用于肝经郁热证、红斑水疱明显者。

4）中医外治法：包括①外洗，可用紫草、野菊花、蒲公英、地榆、苦参、大黄，每天 1 剂，煎水微温外洗患处。②湿敷，水疱溃破、糜烂渗液明显。③外搽，水疱未溃破者用三黄洗剂外搽；水疱已溃破者，在湿敷的间歇期外搽青黛油或紫草油；水疱已结痂消退仍痛者，用金粟兰酊或入地金牛酊外搽。

5）针灸治疗：包括①体针。皮肤损害所在部位循经取穴，常用穴位有合谷、曲池、内关、三阴交、阴陵泉、足三里、阳陵泉等。耳针：常用肝区、神门或皮疹分布之所属区。②艾条灸。点燃艾条一端，在皮损部位缓慢向左右、上下回旋移动。③穴位注射。邻近取穴或循经取穴，如内关、曲池、足三里、三阴交、肝俞、胆俞、脾俞等，采用丹参注射液、维生素 B_{12} 注射液等。

3. **真菌性皮肤病（fungal dermatosis）** 真菌感染所致的皮肤、黏膜及皮肤附属器病变。主要包括头癣、手足癣、甲真菌病、体股癣、花斑糠疹、马拉色菌毛囊炎、皮肤黏膜念珠菌病等。该病属于中医学的白秃疮、赤秃疮、肥疮、鹅掌风、臭田螺、鹅爪风、圆癣、紫白癜风、雪口疮、阴痒等范畴。

（1）病因病机：中医认为该病是由风、湿、热、虫侵袭皮肤黏膜而致。外感湿热，毒蕴皮肤；或相互接触，虫毒沾染；或心脾积热，循经上行，熏蒸口舌；或阴部卫生失理，湿热下注，虫毒郁阻皮肤黏膜。日久湿热化燥，肌肤失养；或气血不足，沾染虫毒，气血受损，肌肤失养。

（2）证候诊断：中医对真菌性皮肤病的辨证，初期以湿热毒蕴为主。但大多数真菌性皮肤病反复发作，主要是由于气血和肝、脾、肾功能失调所致，或脾虚肝郁，或气血不足，或脾肾两虚。

（3）治疗方法：真菌性皮肤病的治疗目标是清除病原菌，快速解除症状，防止复发。针对不同的致病菌，选用不同的抗真菌药物，外用药、口服药或两者联合，并配合对症处理以减轻症状，中西医结合治疗有助于快速缓解临床症状、减少复发。

1）西医治疗：以外用治疗为主，皮损泛发或外用药物治疗疗效欠佳时可考虑系统药物治疗或两者联合。①外用药物：如头癣可用碘酊、联苯苄唑溶液或霜剂或特比萘芬霜外搽；体股癣可用克霉唑霜、酮康唑霜、联苯苄唑霜或特比萘芬霜等外搽；手足癣应根据不同的临床类型，选择不同剂型的外用抗真菌药；甲真菌病外用治疗疗效有限，疗程长，一般使用 5% 阿莫罗芬涂剂或 8% 环吡酮外搽。②系统药物治疗：头癣可用伊曲康唑，体股癣可用特比萘芬，手足癣可用伊曲康唑和特比萘芬，甲真菌病可用伊曲康唑间歇冲击疗法，外阴、阴道念珠菌病可用氟康唑。系统治疗前及治疗过程中应定期检查肝功能，发现肝药酶异常应避免使用或及时停用。

2）辨证论治：中医对真菌性皮肤病的治疗以外治为主，内治法主要用于外阴阴道念珠菌病、鹅口疮，以清热化湿解毒为大法。①外阴、阴道念珠菌病：治以清热化湿、解毒止痒，方选萆薢渗湿汤（《疡科心得集》）合龙胆泻肝汤（《太平惠民和剂局方》）加减，常用中药有萆薢、薏苡仁、牡丹皮、赤芍、滑石、泽泻、苦参、地肤子、车前草等。②鹅口疮（小儿）：心脾积热，治以泻脾清心、解毒护阴，方选清热泻脾散（《医宗金鉴》）合导赤散（《小儿药证直诀》）加减，常用中药有黄芩、生地黄、茯苓、淡竹叶、玄参、麦冬、黄连、生石膏、灯心草等。虚火上炎，治以滋肾养阴、降火归元，方选知柏地黄丸（《景岳全书》）加减，常用中药有知母、黄柏、熟地黄、山药、山茱萸、牡丹皮、泽泻、茯苓、牛膝等。

3）中成药治疗：常用中成药包括两种，即根据传统方剂研制的中药复方制剂以及从单味中药中提取有效成分制成的中成药，前者需辨证应用于临床，后者大多具有抗炎及免疫调节作用。

4）中医辅助疗法：真菌性皮肤病还可以用足浴、涂搽法、吹烘疗法等辅助疗法。①足浴：多用中草药水煎汁浸泡双足，常用药物有苦参、明矾、蛇床子、黄柏、白鲜皮、地肤子、百部、大黄、土槿皮等。②涂搽法：是将药物制成煎剂、油剂、酊剂、洗剂、软膏等剂型，涂搽于病变部位的一种治疗方法。③吹烘疗法：是在病变部位涂药或在病变部位敷用吸透药液的纱块后，再加热烘的一种治疗方法。其利用热力作用，使患处气血流畅，腠理开疏，药力渗进，以达到痊愈。④穴位注射法：选合谷、内关穴，针刺得气后，注射当归注射液。

4. 特应性皮炎（atopic dermatitis） 与遗传过敏体质有关的慢性、复发性、瘙痒性皮肤病。皮疹的反复发作、剧烈的瘙痒、睡眠的紊乱严重影响患者的生活质量。该病属于中医学的四弯风、奶癣、胎敛疮等范畴。

（1）病因病机：特应性皮炎的发病多由于先天禀赋不耐、胎毒遗热，后天饮食不节，脾失健运，湿热内生，感受外界风湿热邪，郁于肌肤而发病，病久导致脾虚血燥，肌肤失养。该病与心、脾关系密切，脾胃虚和心火旺是主导病机。

（2）证候诊断：该病根据年龄可分为婴儿期、儿童期、青少年及成人期。临床辨证需要将局部皮疹与全身症状相结合。包括：①心脾积热证。面部常见红斑、丘疹、脱屑，或者头皮黄色痂皮，时伴糜烂渗液，可扩散至躯干和四肢，患儿哭闹不安，可伴有大便秘结，小便短赤，指纹呈紫色达气关或者脉数。②心火脾虚证。颈部、肘窝、腘窝或者躯干部红斑、丘疱疹、水疱，或伴有糜烂渗液，瘙痒剧烈，患者烦躁不安，睡眠差，纳呆，口干，或伴有大便秘结，小便短赤，舌尖红，苔薄白或微黄，脉偏数。③脾虚湿蕴证。四肢或其他部位红斑、丘疹，或轻度肥厚，皮疹色暗淡，搔抓后可伴少许渗液，瘙痒，面色萎黄，倦怠乏力，食欲缺乏，口淡不渴，大便溏稀，舌质淡，苔薄白或腻，脉缓或指纹色淡。④脾虚血燥证。皮肤干燥，四肢、颈项皮损粗糙、肥厚明显或见干燥性丘疹，伴有血痂或抓痕，色暗或色素沉着，瘙痒明显，食欲缺乏或伴有腹胀，舌质淡，苔白，脉细或沉缓。

（3）治疗方法：治疗的目的是控制病情，减少或延缓病情复发，改善患者的生活质量。治疗应从整体考虑，兼顾近期疗效和远期疗效。

1）西医治疗：局部外用药物包括①局部糖皮质激素，可快速控制皮肤炎症，症状改善后逐步过渡到每周2~3次的维持治疗，可减少复发；②钙调神经磷酸酶抑制剂，如他克莫司、吡美莫司也有较好的抗炎作用，病情改善后亦可维持治疗；③抗微生物制剂，局部细菌、真菌、病毒感染时，可使用相应的抗微生物制剂。

系统治疗包括①抗组胺药，明显或伴有睡眠障碍可选用第一代或第二代抗组胺药物；②抗生素，感染严重时可选用适当的抗生素；③糖皮质激素，对于病情严重者、常规药物难以控制者，可以考虑短期使用；④免疫抑制剂，病情严重、常规疗法无效者，可选用环孢素、甲氨蝶呤、硫唑嘌呤等药物，使用时需要注意适应证和禁忌证，并监测不良反应；⑤紫外线疗法，窄谱中波紫外线安全有效。

2）辨证论治：辨证论治基于特应性皮炎以心火脾虚为主导病机，治以清心培土为法。急性发作期以清心火为主，兼以健脾；慢性缓解期健脾为主，兼以清心火。包括：①心脾积热证。治以清心导赤，方选三心导赤散加减，常用中药有连翘心、莲子心、栀子心、玄参、生地黄、灯心草、车前子、蝉蜕、甘草、茯苓等。②心火脾虚证。治以培土清心，方选培土清心方加减，常用中药有连翘、淡竹叶、灯心草、钩藤、生地黄、薏苡仁、白术、山药、牡蛎、防风、甘草等。③脾虚蕴湿证。治以健脾渗湿，方选小儿化湿汤加减，常用中药有太子参、苍术、炒白术、茯苓、炒麦芽、陈皮、泽泻、滑石、甘草、炒薏苡仁。④脾虚血燥证。治以健脾除湿、养血润肤，方选健脾润肤汤加减，常用中药有党参、茯苓、苍白术、当归、丹参、鸡血藤、赤芍、白芍、生地黄、陈皮。

3）中成药治疗：参苓白术丸（或颗粒）具有健脾渗湿功效，适用于脾虚湿蕴所致的特应性皮炎患者。

4）外治疗法：依据不同的皮疹特点选择不同的药物及剂型。红肿、糜烂、渗出的皮损可选具有清热解毒收敛之功的中药水煎后冷湿敷，常用药物有马齿苋、黄柏、生地榆、野菊花等。潮红、丘疹、丘疱疹无渗液的皮损，选用清热解毒润肤的中药水煎，冷却后外洗，常用药物有金银花、黄精、甘草等。干燥、脱屑、肥厚苔藓样皮损，选用冰黄肤乐软膏、青鹏软膏、复方蛇脂软膏或其他润肤膏外搽或封包治疗。

5）中医辅助疗法：推拿治疗适合于12岁以下患者。发作期推拿基本手法：清天河水，清心经、揉中脘，沿两侧膀胱经抚背；缓解期推拿基本手法：补脾经，摩腹，捏脊，揉按足三里。

三、骨伤疾病（骨坏死）

骨坏死（osteonecrosis）是骨组织的结构破坏导致骨功能部分或全部丧失的疾病，又称无菌性骨坏死或缺血性骨坏死。无菌性骨坏死不是一种单独的疾病，是许多引起骨血供破坏疾病的最终结果。临床上以股骨头坏死最多见。引起骨坏死的原因很多，如创伤、过量饮酒、慢性肝病、应用肾上腺皮质激素类药物、肾移植、系统性红斑狼疮和其他结缔组织疾病、减压病、高空病、镰状细胞贫血、各种血红蛋白病和凝血功能障碍性疾病、胰腺炎、高脂血症、烧伤、痛风和高尿酸血症、动脉硬化和其他血管阻塞性疾病、放化疗和热损伤、过敏反应、白血病、血友病、骨骺滑脱、关节重建术后、关节脱位手法复位术后等，以及不明原因的特发性骨坏死。但临床上最常见的为创伤、应用肾上腺皮质激素类药物、过量摄入酒精、减压病和血红蛋白病。该病属于中医学的骨蚀、骨痹、髋枢痹、骨萎等范畴。

1. **病因病机**　中医认为骨坏死病的早期主要为"痹"证，日久则发为痿痹。其原因有创伤、内损和外邪侵袭。损伤是致病的主要原因，而正气虚弱、外邪侵袭则是该病发病的重要因素，肝肾不足、气滞血瘀、正虚邪侵均可导致该病发生。

2. **证候诊断**　需参照1994年由国家中医药管理局制定发布的《中医病证诊断疗效标准》和2002年由国家药品监督管理局编写的《中药新药临床研究指导原则》的诊断标准。诊断原则为：①气滞血瘀型，髋部疼痛或刺痛、舌暗、舌边有瘀斑；X射线片示股骨头内硬化带不明显，头内密度不均；MRI示2级关节积液。痛处固定，关节活动受限，腹股沟区压痛，心烦，苔白，脉弦。②肾虚血瘀型,髋部疼痛,神疲乏力,潮热盗汗,苔白,脉细数;X射线片示股骨头内存在连续硬化带,MRI示骨髓水肿。关节沉重,腰膝酸软,失眠、多梦。③痰瘀蕴结型,髋部酸痛,关节沉重,行走乏力,舌淡胖,苔腻,X线示股骨头内存在硬化带囊性改变;MRI示骨髓水肿。心烦、脉濡缓或脉滑;实验室检查多显示血清载脂蛋白(ApoB)含量增多、高密度脂蛋白(HDL)含量下降。

3. 治疗方法　骨坏死性疾病常发生在股骨头、腕舟骨、月骨、胫骨结节、跖骨、足舟骨、跟骨。对于骨坏死的治疗,总原则应为通痹化瘀、补肾健骨。对于早期患者僵痛,活动不适者,应以通痹化瘀为主;对于萎弱失用者,应以补肾健骨为主。现代医学保守治疗主要是限制负重,使用镇痛药和电刺激疗法,所占比例很小,主要用于全身有系统性疾病等不宜采用其他治疗方法者。在我国则主要是中医中药治疗。采用中西医结合的保守疗法进行治疗,在传统中医药内外兼治的基础上,使用抗凝和纤维蛋白溶解药物,纠正患者的血液状态,从而阻止骨坏死的疾病进展速度,避免手术治疗,取得更佳的疗效。

(1)西医治疗:包括①保守治疗:限制负重,功能锻炼,中药外洗;②手术治疗:钻孔或髓芯减压,植骨手术(缝匠肌带骨瓣植入、股方肌带骨瓣植入、旋髂深血管带骨瓣植入、带血管蒂的大转子骨瓣植入、吻合血管腓骨游离植入、游离植骨、游离植骨加血管束植入、松质骨植骨加多条血管束植入),截骨术;③人工关节置换术:是治疗晚期股骨头坏死的最后选择,主要采用的是全髋关节置换,其最主要的缺点是后期假体松动。

(2)辨证论治:包括①气滞血瘀型,治以行气活血、化瘀止痛,方选桃红四物汤加减,常用中药有当归、熟地黄、川芎、白芍、桃仁、红花。②肾虚血瘀型,治以补益肝肾、行气活血,方选独活寄生汤加减,常用中药有独活、防风、茯苓、土茯苓、红花、生地黄、田三七、五味子、葛根、菊花、桑寄生、枸杞子。③痰瘀蕴结型,治以祛痰化湿、活血化瘀,方选桃红四物汤合二陈汤加味,常用中药有当归、熟地黄、川芎、白芍、桃仁、红花、半夏、茯苓、广陈皮、昆布、海藻、生甘草。

(3)中成药治疗:包括通络生骨胶囊、复方生脉成骨胶囊、仙灵骨葆胶囊(偏肾阳虚)、知柏地黄丸(偏肾阴虚)、伤科健骨片等。

(4)中医辅助疗法:包括中医辅助疗法包括按摩、针灸、拔罐、敷贴、熏洗、牵引、导引等外治法。

四、周围血管疾病(下肢静脉炎)

下肢静脉炎(phlebitis of lower extremities)为下肢特别是小腿静脉曲张引起的炎症反应。该病临床表现常以患肢肿胀、疼痛、皮肤增厚和色素沉着以及浅表静脉曲张为主要症状,同时伴有条索状物或是硬结节,以及存在明显触痛感等,是较为常见的周围血管疾病之一,多见于从事持久体力劳动或站立工作的人员。该病最常见的是小腿慢性溃疡,难愈合、易于复发,属于中医学臁疮、脉痹、筋瘤的范畴。

1. 病因病机　中医认为下肢静脉炎是由于情志不畅、肝气郁结,日久郁而化热,致肝胆湿热,湿热下注,气血瘀滞,脉络不通而致。该病急性期多因肝胆湿热下注,湿热蕴结,气机受阻致使瘀血阻络,急性期以湿热、血瘀为主。慢性期多因肝肾不足,寒湿乘虚侵袭机体而伤及脉络,导致气滞血瘀;慢性期则以气虚、瘀热为主。

2. 证候诊断　该病多见湿热瘀阻证、寒湿凝筋证、气虚寒凝证等。各型证候诊断要点为①湿热瘀阻证:患肢瘀肿,疼痛,青筋隐现,紫红色索条或肿硬区;或见小腿瘀肿溃烂,疮口色暗,伴烦躁不安,发热口渴,尿赤,便干,舌质暗红或紫,伴瘀斑瘀点、苔黄或白、脉滑数或弦数。

②寒湿凝筋证：患肢瘀肿，疼痛，得暖则减，患处皮色紫暗，形寒肢冷，口淡不渴，小便清长，舌淡暗，伴瘀斑瘀点、苔白腻、脉弦细。③气虚寒凝证：患肢肿胀久不消退，疼痛，沉重麻木，患处皮色暗黑；或皮色苍白，青筋露出，按之不硬、无明显凹陷，伴气短乏力，舌淡有齿痕，苔薄白，脉沉涩。

3. 治疗方法 许多医家将西医疗法作为基础治疗方法，再结合中医内外治法，可以取得更好的疗效。早期病情轻时以保守治疗为主，中医药对下肢静脉炎引发的疼痛、肿胀、溃疡、淤积性皮炎等有较显著的疗效；病情严重时可采取手术治疗，手术之前必须了解下肢深静脉及交通支瓣膜功能。中西医结合对下肢静脉炎及其并发症的治疗更加系统化。

（1）西医治疗：包括①手术治疗：凡是有症状的病例，只要没有禁忌证，控制感染后，均可行手术治疗。常见的手术方式有3种：高位结扎大隐静脉或小隐静脉，高位结扎大隐静脉加剥脱大隐静脉或小隐静脉，结扎功能不全的交通支。②非手术治疗：抗生素，可选青霉素、头孢菌素类等。扩血管、抗凝，可给予低分子右旋糖酐及阿司匹林片等。溶栓治疗，可用尿激酶等。

（2）辨证论治。中医内治适合于非手术治疗及术后恢复期的患者，具体治法及主方为①湿热瘀阻证：治以清热利湿、活血化瘀，方选三妙丸（《医学正传》）合桃红四物汤（《医宗金鉴》）加减，常用中药有黄连、黄芩、黄柏、大黄、栀子、当归、白芍、熟地黄、川芎、桃仁、红花、白术、薏苡仁、泽泻、防己、茯苓等。②寒湿凝筋证：治以温经散寒、活血化瘀，方选暖肝煎（《景岳全书》）合当归四逆汤（《伤寒论》）加减，常用中药有当归、枸杞子、小茴香、肉桂、乌药、沉香、茯苓、生姜、桂枝、白芍、木通、细辛、甘草、大枣等。③气虚寒凝证：治以益气活血、散寒解毒，方选补阳还五汤（《医林改错》）合阳和汤（《外科证治全生集》）加减，常用中药有黄芪、党参、当归、白术、桃仁、红花、人参、熟地黄、白芥子、炮姜炭、麻黄、肉桂、鹿角胶等。

（3）中成药治疗：包括①大黄䗪虫丸：活血祛瘀、消痞化癥，适用于下肢静脉炎血瘀脉络证的患者；②当归龙荟丸：清利肝胆、清热解毒，适用于下肢静脉炎湿热瘀阻证的患者；③通塞脉片：益气养阴清热、活血化瘀通络，适用于下肢静脉炎热毒蕴结证的患者。

（4）中医辅助疗法：下肢静脉炎还可运用针灸、外敷药物等辅助疗法。疗法包括①外敷药物：用白醋调如意金黄散，湿润状态下用桑皮纸包裹外敷；也可用冰片、芒硝，两药研为粗末，混匀，装入缝制有条格的布袋内，均匀地摊平，外敷于患肢并固定，待药袋湿后将药袋解下，晾干，然后揉为粉末，再外敷于患肢。溃疡者可应用珍珠散、白玉膏、生肌散、玉红生肌膏、紫草油等外敷。②洗疗法：常用药物有蛇床子、地肤子、白鲜皮、苦参、大黄、赤芍、黄柏、苍术等煎水，熏洗患肢。③针刺疗法：常取太冲、太溪、复溜、地机、阴陵泉、足三里、血海、三阴交、梁丘、伏兔、髀关及阿是穴等穴位，手法实者用泻法，虚者或实中夹虚者用平补平泻手法。

五、感染性创面

中西医结合治疗感染性创面，中医的辨证论治非常关键，既要注意局部，又要注意整体，既强调外用中药的重要性，又要重视内服汤药的必要性。

"唯脓长肉"是中医学千百年来的经验总结。应用中药外洗的创面虽然脓液较多，但上皮生长速度快，肉芽生长猛烈，并且部分病例会出现创面中央有皮岛生长。脓对创面生长有一定促进作用，这些脓并不是坏死组织溶解而产生的脓液，而是血浆内的多种成分自血管内向外渗出的物质，其中包含大量白细胞及蛋白质。创面因为无皮肤覆盖，肉芽卫气不固，无天然屏障。这种渗出物不但能稀释毒素，促进白细胞的吞噬作用，而且可以刺激创面四周上皮、肉芽生长。创面肉芽未生长满时，最忌用腐蚀性和刺激性大的药物冲洗（包括中药），如碘伏及过氧化氢溶液。

脓(渗出物)渗出是正常的病理过程,需要辨脓治疗。正气存内,邪不可干,邪之所凑,其气必虚。正常的感染性创面感染细菌等,可根据脓液的性质及形态变化,推断出患者体质。正如平乐正骨高云峰祖师所言:"人是一个小天地,牵一发而动全身,局部损伤会出现全身症状",要整体辨证。其实也是局部正邪相争的结果。脓汁稠厚者,患者体质必壮;脓汁稀薄、量多,则患者体质必衰;创面臭秽不化脓且流黑褐色污水,则更是正不胜邪的恶相。第一种必定正气充盛,其摄血、摄液功能强劲,局部外邪也不盛,少量的渗出液是与局部邪气抗争的结果。第二种正气亏虚。"正气充盛"必然正气亏虚,且邪气不盛,局部固摄作用不强,渗出多,并且渗出的东西不壮。战斗力不强,一是局部营养不够,二是"无用的东西太多"。整体来说是最耗正气的,易形成恶性循环。若不干预,则有可能转变为第三种亚型。第三种正气或充足或不充足,其关键是邪气盛,病情严重。祛邪为第一要务,其有可能在治疗过程中会转变成其余两型。可以按中医理论,把其分为三型四期。

创面感染并有大块组织坏死、好坏组织未出现分界线时,局部肿胀、疼痛,甚至出现高热,需清热解毒、消肿止痛、散瘀活血,可用仙黄解毒汤。中期根据创面情况及时调整,随病程的进展会出现阴虚的现象,平时流出物尽是阴液,应特别注意滋阴治疗,应用洛阳正骨经验方——滋阴解毒汤。后期坏死组织脱尽,脓水稀而量多,为气血不足的表现,以加味十全大补汤善后。"痈疽皆有火毒生,经络阻滞气血凝。"清热解毒药物要及时应用。对于第三型则需祛毒治疗,需应用蜈蚣、壁虎、全蝎等。在整个治疗过程中,干姜、附子在各型中均可应用,但须配伍。

(吕国忠　苏永涛　刘明)

思 考 题

1. 如何理解"外治之理,即内治之理,外治之药,即内治之药,所异者法耳"的含义。
2. 请简要阐述在中西医结合诊治创面中整体治疗与局部治疗之间的关系。
3. 请简要阐述"煨脓长肉"在中西医结合诊治创面中的应用。

参考文献

[1] 王振瑞,李经纬,陈可冀. 20 世纪中国中西医结合研究的史学考察 [J]. 中国中西医结合杂志,2005,25(11):1033-1037.

[2] 陈士奎. 中西医结合医学导论 [M]. 北京:中国中医药出版社,2005.

[3] 吕爱平. 中华医学百科全书:中西医结合医学 [M]. 北京:中国协和医科大学出版社,2020.

[4] 陈红风. 中医外科学 [M]. 北京:中国中医药出版社,2016.

[5] 何清湖. 中西医结合外科学 [M]. 北京:中国中医药出版社,2016.

[6] 火秋莹. 中西医结合护理对烧伤患者创面愈合与继发感染的影响 [J]. 西部中医药,2019,32(8):142-144.

[7] 刘尔东,陈伟华. 使用去腐生肌膏、中西医结合方法及手术方法治疗骶尾部难愈合创面 54 例经验浅析 [J]. 临床军医杂志,2015,43(10):1006-1009.

[8] 蔡良良,吕国忠,谢龙炜,等.中西医结合治疗大面积深度烧伤残余创面 [J].中国中西医结合外科杂志,2011,17(6):574-576.

[9] 杜长夫.中西医结合治疗软组织创面感染 16 例分析 [J].实用中西医结合临床,2014,14(1):27-28.

[10] 李淑红,唐艳萍.中西医结合治疗脾虚胃热型消化性溃疡对中医证候积分及创面愈合速度的影响分析 [J].江西中医学院学报,2020,32(6):47-49.

[11] 姜玉峰,付小兵.改善愈合微环境是中西医创面治疗的共同思路 [J].创伤外科杂志,2019,21(4):241-243.

[12] 姚宏武,索继江,邢玉斌,等.我国的医院感染管理与防控现状调研及分析 [J].中华医院感染学杂志,2018,28(10):1563-1568.

[13] 唐乾利,李杰辉,付军.皮肤溃疡创面的中西医基础与临床研究近况 [J].中国烧伤创疡杂志,2011,23(6):495-500.

第九章
创面治疗新技术

创面治疗通常包括换药和手术治疗，以及两者的结合和创面愈合后的随访与康复。目前，由于创面的复杂性增加及随之而来的许多研究对创面愈合规律的进一步认识，从而呈现了许多新技术。有些已经被广泛应用，有些还处于试用阶段。

第一节　概　述

创面治疗需要各种技术的应用，目前由于慢性创面的增多，其复杂性使其需要更多的新技术以支持治疗。本节概述主要的创面治疗新技术与创面修复的关系和未来的发展方向。

创面包括急性创面和慢性创面。急性创面通常由外伤所致，多由外科按照损伤的部位、深度、污染程度进行清创修复。慢性创面既可以由外伤，也可以由疾病所致，目前我国多由创面修复科或其他学科分支医治。慢性创面尤为复杂，涉及更多的病因学问题，所以通常的保守换药和外科清创、植皮或皮瓣有时还不能及时有效地闭合创面，需要应用更多的新技术。

新技术包括针对病因和创面严重程度的诊断新技术与治疗新技术。治疗新技术主要有：使用功能性敷料/新型敷料、细胞/生长因子，干细胞与生物治疗，应用负压封闭和牵张闭合技术及物理技术，如光、电、磁、氧等。这些技术具有一定的代表性，代表了从创面的微环境和复杂性出发的科技研发方向。譬如，新型敷料主要考虑了湿度对创面愈合的促进作用，同时要兼顾湿度可能有利于细菌生长的影响。使用生长因子是从创面愈合的内部微环境着手，可能对急、慢性创面愈合都有促进作用，尤其是我国生长因子产品较多，应用较广泛，积累了一定的临床应用有效证据。干细胞与生物治疗一直是基础和应用研究的前沿，尤其涉及创面愈合或修复的质量问题，希望创面再生性修复，可实现无瘢痕愈合的理想状态。负压封闭和牵张闭合技术近年来的临床应用也比较广泛，达成较多的共识。物理技术如光、电、磁、氧等虽然是辅助创面治疗技术，近来也是关注热点。当然，其他一些技术如超声清创、水刀清创、酶和生物清创以及中医药治疗也有较多进展，由于篇幅关系，在此不一一赘述。

第二节 功能性敷料

一、功能性敷料的历史和发展概述

"敷"通常指"外置"的意思；而"料"指物体，可以是有形固体、粉剂、凝胶、液体、气溶胶。所以凡是用于覆盖创面或脆弱皮肤的材料就称为敷料。在一般定义上，敷料是可以揭除的，但有的敷料是看不见且不可揭除的，即融合于组织上的敷料（如液体、气溶胶或组织工程皮肤）。

敷料是创面处理不可缺少的组成部分。19世纪下半叶，外科医生Gamgee发明了具有吸水性和防菌性的敷料，即棉垫。20世纪60年代以前，沿用了半个多世纪的创面敷料其设计理念均是设计出具有吸收渗液和隔离创面作用的材质。对敷料材质的研究也主要是从生物惰性、无毒性和生物相容性等方面来考虑的。这类敷料目前被称为传统敷料。1962年，伦敦大学的Winter博士证明使用保湿敷料的创面比暴露于空气近乎自然愈合的创面愈合速度更快。其后，这种湿润环境相对于干燥环境"促进"创面愈合的概念在实践中得到了广泛认可。

传统敷料包括天然纱布、棉垫、合成纤维等，其作用是覆盖创面和被动吸收渗出物，为创面提供有限的保护作用。传统敷料的吸收性能有限，不能阻挡水分蒸发，易使创面环境干燥，导致局部细胞脱水。此外，肉芽组织容易长入纱布网眼中致粘连结痂，从而阻碍创面愈合。由于此类敷料渗液吸收功能有限，所以还要比较频繁地更换敷料。同时，换药不仅费时费力，在揭除敷料时，易导致患者局部疼痛和增加微生物污染的风险。后来，有人在纱布中加入油脂、硅酮聚合物等防止粘连，也有人将含抗菌药物的油膏应用到纱布敷料中以防止感染，因而拓展了传统敷料的一些功能。

新型敷料是基于Winter博士湿性愈合的理论，于20世纪80年代在工业、材料等专业技术迅速发展的基础上，产生的一类密闭性良好的湿性敷料。传统认为，对于一个比较大的开放创面，为了防止细菌的感染，应当采用干燥的方法进行治疗。湿性敷料是创面治疗的一次较大变革。这一大类敷料一个显著的特点是能够为创面提供一个相对保湿和微酸的愈合环境，这种环境不仅有利于坏死组织的溶解及多种与创面愈合有关的生长因子的释放，同时又不会增加感染率。经典的新型敷料外层有外膜层。它可以隔绝空气中的微生物的污染和阻挡部分水蒸气的交换，但不影响创面与外部环境空气交换。这种敷料较少影响患者日常工作和劳动，甚至不影响患者日常洗澡。有些敷料明显延长了敷料的更换时间，从而节约了人力和财力。临床实践证明，这些敷料的应用显著减轻了患者的痛苦，促进了创面愈合，而且节约了医疗成本和劳动力的消耗。到目前为止，各种以保湿、抗菌和促进创面坏死组织溶解及损伤组织修复与再生的新型敷料已经普遍用于各种急性和慢性创面的治疗。

随着越来越多新型敷料的生产和使用，我国医疗服务项目也进行了适当的调整，已纳入许多临床证实有效的传统敷料和新型敷料，并将其定义为"功能性敷料"，即在特殊科室使用的具有防治疼痛、减少瘢痕和促进创面愈合的敷料。而创面修复学科在我国的兴起，需要医务工作者了解不同敷料的特点和正确选择应用。

二、功能性敷料的分类

正如敷料的定义所言,敷料的种类很多,并且还在不断增加,本节仅介绍常用的功能性敷料的特点,不包括组织工程类产品等。

(一)改良纱布敷料

改良纱布敷料可以不粘创面或少粘创面,可以加入抗菌药物防治感染从而促进愈合、减少瘢痕。油脂类的纱布本身可以防治粘连创面并且有更好的引流作用。目前,有改良的高分子材料作为"棉垫",其内层涂有防粘成分,中心材料有高强度吸收渗出功能。也有某些抗菌成分如聚己亚甲基盐酸(PHMB)加入纱布,起到抗感染作用。另外,高渗盐水纱布也是改良纱布敷料之一,可以用于控制创面水肿和感染。

(二)水胶体敷料

首先,水胶体敷料黏附创口边缘来保护周围的皮肤,防止微生物侵袭。大部分水胶体敷料有外膜,能阻挡外界空气中的微生物。作为有效的屏障,可避免外界的污染。其次,水胶体敷料包含具有吸收渗液能力的成分,如羧甲基纤维素、果胶及凝胶等。最后,水胶体敷料用于经常摩擦的部位以防治压力性损伤。

(三)抗菌敷料

抗菌敷料指具有抗菌功能的敷料,与新型敷料不是同一概念。抗菌敷料根据成分不同,可进一步分为消毒剂(任何物体表面杀灭细菌并通常对人体组织有害)、防腐剂(活组织上抑菌并可以有或无细胞毒作用)和抗生素(局部或全身应用抑制细菌生长并且很少或没有细胞毒作用)。抗生素长期使用会产生耐药,局部抗生素有助于耐药的产生。防腐剂是广谱的,不会产生耐药并可以掺入各种敷料中有效地释放。银、碘和聚己亚甲基盐酸已经被导入许多不同类型的敷料中。

(四)泡沫敷料

泡沫敷料是由吸水层、亲水性创面接触层和疏水外层组成。其中亲水性创面接触层可随着吸收创面渗液后发生膨胀,使其形状更加符合创面的轮廓;疏水外层可减少水分的丢失并阻挡微生物。泡沫敷料还有保温和对外力冲击起到缓冲的作用。

理想的创面敷料应具备如下特征:可吸收多余的渗液和毒性物质,可维持创面湿润环境,允许气体交换,具有保温作用,防止继发感染,防止粉尘和有毒物质的入侵,在揭除时不会损伤创面。泡沫敷料正好满足了这些特征。通常泡沫敷料是由发泡聚氨酯构成,具有缓冲效果,并有可供液体流动的小孔结构。泡沫片通常与聚合物薄膜背衬共同组合,后者不仅可防止水分丢失,还可阻止细菌进入繁殖。它们可浸于抗菌制剂(如银)中或涂附表面活性剂。同时,它还具有黏性边缘。泡沫敷料的结构如文末彩图9-1所示。

目前临床上逐渐将泡沫敷料作为纱布的替代品,实践表明它在缓解疼痛、促进舒适和减少护理时间方面有优势。

(五)水凝胶敷料

水凝胶敷料通常为片状或无定形的凝胶。其化学组成基本相似,二者均含有一种或多种亲水性聚合物水溶液(水含量 > 80%)。其中,聚合物为重复单位结构(单体)的长链。广泛用于创面水凝胶的单体为环氧乙烷、各种丙烯酰胺、聚乙烯吡咯烷酮、丙烯乙二醇、羧甲基纤维素和各种丙烯酸酯。由于各聚合物链间交联程度不同,其物理性状也不尽相同。交联形成的三维结构能影响材料的吸水溶胀性能和刚度,交联程度越高,该材料的结构越接近固态。

水凝胶敷料的性能特征能通过调整不同单体在聚合物中的比例来进行改性。不同类型的单体含有不同的功能侧基,可以影响聚合物的多种行为特征,如溶胀性、黏度,以及产品的吸水或补水能力。为了进一步增强水凝胶产品的某些功能或为创面环境补充某些生物活性物质,可以添加少量的一些成分,如胶原、海藻酸钠、各种离子(如银离子、锌离子、钙离子、铜离子等)、多肽或复杂的糖类。水凝胶敷料主要起到提供水分的保湿功能,但本身仍可由于长时间水分蒸发而干枯。

(六)吸收性亲水敷料

吸收性亲水敷料主要包括藻酸盐和亲水纤维,二者均是适用于中、高度渗液创面的常用吸收性敷料。藻酸盐可以生物降解并能吸收 20 倍自身重量的创面渗液,它还可用于止血剂。亲水纤维主要由羧甲基纤维素组成,比藻酸盐有更高的吸收渗液的能力,可以达到自身重量的30 倍;也可以是片状、柱状或复合敷料;在吸收性方面,由于能垂直吸收,比藻酸盐敷料有更少的创面周围浸渍风险。由于提供适当的引流,两者都有吸收渗液、促进湿性愈合的能力。但是,其亲水敷料本身并不能阻挡水蒸气的蒸发,如果不外敷其他含有如泡沫敷料外层一样的敷料,其本身仍可由于长时间水分蒸发而干枯。

三、功能性敷料的应用

根据创面和敷料的特点,需要医护人员选择不同的敷料(表 9-1)。

表 9-1 不同类型创面敷料的选择

创面类型	敷料选择
浅表创面	薄膜、水胶体
焦痂创面	水凝胶、水胶体
渗出创面	藻酸盐、亲水纤维、泡沫敷料
肉芽创面	水胶体、泡沫敷料
腐肉创面	水凝胶、水胶体、抗菌蛋白酶敷料
深/窦道创面	藻酸盐、亲水纤维、水凝胶
感染性创面	银、碘、抗菌敷料

临床应用证据、敷料的性价比和可获得性,同样可指导临床医护人员做出敷料的选择并使用。

另外,功能性敷料还在不断地研发中,如多功能的水凝胶和薄膜敷料,还有未来的智能敷料等,期待未来会有更多适合于不同创面的敷料。

第三节 细胞 / 生长因子与创面愈合

一、概述

组织修复和再生过程中,有一类小分子肽扮演着十分重要的角色。它们通过细胞表面的特异性受体发挥作用,参与细胞的生长、增殖、分化、迁移以及基质合成,这一类小分子肽称为细胞因子(cytokine, CK)/ 生长因子(growth factor, GF)。自从 20 世纪 40 年代第一个生长因子——神经生长因子(nerve growth factor, NGF)被发现以来,医学和分子生物学研究进入了一个新领域,是现代医学研究中具有里程碑意义的事件。

由于细胞 / 生长因子的相关研究涉及领域多,有关它们的命名与分类法也各不相同。有根据发现的主要作用命名的,也有根据来源命名的。常见和常用的细胞 / 生长因子包括:表皮生长因子(EGF)、酸性成纤维细胞生长因子(aFGF)、碱性成纤维细胞生长因子(bFGF)、角质细胞生长因子(KGF)、胰岛素样生长因子(IGF)、血小板衍生生长因子(PDGF)、血管内皮生长因子(VEGF)、神经生长因子(NGF)、转化生长因子 -α/β(transforming growth factor-α/β, TGF-α/TGF-β)、白介素(interleukin, IL)、集落刺激因子[colony stimulating factor, CSF,包括巨噬细胞集落刺激因子(macrophage colony-stimulating factor, M-CSF)和粒细胞集落刺激因子(granulocyte colony-stimulating factor, G-CSF)]、肿瘤坏死因子(tumor necrosis factor, TNF)等。它们的生物学效应主要体现在对细胞分泌、旁分泌和远位分泌的影响,在细胞趋化、增殖、迁移、分化、凋亡和自噬中扮演重要的角色。总之,它们都是多功能性的,其命名和分类只是相对的。

二、细胞 / 生长因子加速愈合的机制

细胞 / 生长因子通过协同作用,在促进机体内多种类型组织细胞的分裂和增殖、基质合成和沉积、纤维组织和肉芽组织的形成,以及增加胶原合成能力与促进创伤后上皮再生、间质增生和新生血管形成等过程中发挥主要作用(表 9-2)。

表 9-2 细胞 / 生长因子在创面愈合中的细胞作用机制

细胞 / 生长因子	在创面愈合中的细胞作用机制
PDGF	趋化巨噬细胞、成纤维细胞及平滑肌细胞迁移,作为有丝分裂原促进成纤维细胞增殖,合成细胞外基质,为创面其余细胞的增殖、迁移提供良好的支架,有助于创面肉芽组织的生成,同时活化胶原酶调节细胞外基质的更新;促进血管内皮细胞、外膜细胞及血管平滑肌细胞的迁移和增殖,为血管新生提供条件。
VEGF	炎症期,增加创面残余血管通透性,促进巨噬细胞、肥大细胞等一些炎症细胞向创面聚集,清除创面坏死物质,有助于炎症反应进行。增殖期,促进血管内皮细胞的增殖、迁移、分化成功能性血管,为创面提供足够的氧气和营养;还可作用于角质形成细胞,促进其增殖、迁移、活化,有助于表皮屏障的修复。与瘢痕组织产生有一定关系。

细胞 / 生长因子	在创面愈合中的细胞作用机制
TGF-β	炎症期招募中性粒细胞，并限制炎症反应程度。TGF-β₁/TGF-β₂促进细胞迁移和激活，TGF-β₃潜在抑制炎症反应。增殖期，促进血管内皮生长因子表达及促进内皮细胞向间叶细胞转化，有助于血管生成。TGF-β₁/TGF-β₂还可促进成纤维细胞向创面聚集，促进胶原蛋白的产生，有利于创面细胞外基质形成，促进肉芽组织的生成，并抑制基质金属蛋白酶的生成；TGF-β₃抑制胶原蛋白的生成进而控制创面瘢痕生成。
aFGF	促进中胚层及外胚层来源的细胞的有丝分裂，促进表皮中上皮细胞的增殖，有助于创面的上皮化，同时可调控肉芽组织中胶原蛋白及成纤维细胞，促进血管内皮细胞的增殖与分化，有利于毛细血管形成，增加创面的血液供应，加速肉芽组织生长，有利于组织修复与表皮再生。
bFGF	炎症期趋化中性粒细胞、巨噬细胞向创面聚集，并促进其增殖、分化。增殖期，直接促进成纤维细胞、血管内皮细胞、平滑肌细胞等的增殖与分化，从而加快肉芽组织的生长速度；趋化成纤维细胞向创面聚集，加速其增殖、分化及胶原蛋白的合成、分泌，促进胶原蛋白的沉积，同时增加的成纤维细胞释放其他细胞 / 生长因子及胶原蛋白酶调节细胞外基质，为肉芽组织的生长、成熟提供条件。通过毛细血管基底膜降解，促进内皮细胞迁移增生及促进血管周围的细胞增殖，诱导毛细血管形成。可刺激 EGF 分泌，促进表皮细胞的增殖和调节成纤维细胞向肌成纤维细胞的分化，加速伤口收缩闭合。创面重塑阶段，bFGF 通过基质金属蛋白酶影响胶原蛋白合成。
EGF	止血期血小板颗粒可释放 EGF，趋化上皮细胞从创缘向创面迁移。炎症期，EGF 可趋化巨噬细胞、成纤维细胞向创面聚集，促进创面炎症反应。增殖期，刺激内皮细胞、真皮成纤维细胞、上皮细胞分裂增殖，促进创面血管生成及胶原蛋白、糖胺聚糖的合成，同时刺激纤维蛋白酶的活性，调节细胞外基质，有利于纤维组织增生和创面胶原的沉积；在中晚期通过促进上皮细胞向表层移行，加速创面的上皮化，同时通过介导肌成纤维细胞的活性及促进其增殖，促进创面收缩、创面闭合。重塑期，首先 EGF 通过降低皮肤组织中的组胺水平来调节伤口拉伸强度；其次 EGF 通过抑制炎症反应，降低 TGF-β₁ 的表达和介导成熟胶原蛋白的形成以减少创面瘢痕。
IGF-1	炎症状态下，IGF-1 促进巨噬细胞的抗炎作用，在一定程度上具有抗炎活性。增殖期，IGF-1 可促进内皮细胞向创面聚集，直接触发成纤维细胞增殖，促进纤维连接蛋白、聚葡萄糖胺和胶原等胞外基质的合成与分泌，为创面肉芽组织生成提供支架；对角质形成细胞有迁移及促有丝分裂的作用，有利于创面再上皮化，增加创面强度。IGF-1 可促进创面血管新生，加速创面愈合。重塑期，伤口愈合的最后阶段 IGF-1 直接促进真皮成纤维细胞增殖及向表皮层迁移，促进胶原沉积，减少胶原酶的分泌及抑制其活性，对创面毛发、毛囊及腺体生长起促进作用。

三、细胞 / 生长因子在创面治疗的应用

目前为止，细胞因子中的粒细胞 – 巨噬细胞集落刺激因子（GM-CSF）以及生长因子中酸 /

碱性成纤维细胞生长因子、表皮生长因子（EGF）和血小板衍生生长因子（PDGF）等产品被批准用于临床（表9-3）。

表9-3 细胞/生长因子促进创面愈合作用

细胞/生长因子	用法	作用机制	创面类型
aFGF	局部	刺激较多修复细胞增殖、迁移和新血管形成	烧伤创面、糖尿病足溃疡
bFGF	局部	刺激较多修复细胞增殖、迁移和新血管形成	压力性损伤、静脉溃疡和烧伤创面
EGF	局部或注射	刺激角质形成细胞增殖、迁移，增强新生皮肤的弹性	烧伤创面，难愈溃疡和糖尿病足溃疡
PDGF	局部	调控巨噬细胞等细胞分裂、趋化以及新血管形成	糖尿病足溃疡
NGF	注射	新血管形成	糖尿病足溃疡
GM-CSF	局部或注射	募集朗格汉斯细胞、刺激增殖与分化	难愈合创面及静脉溃疡

（一）粒细胞-巨噬细胞集落刺激因子

粒细胞-巨噬细胞集落刺激因子（GM-CSF）是刺激骨髓髓样干细胞形成的粒细胞、巨噬细胞集落的细胞因子，它主要由体内激活的T细胞、单核巨噬细胞等产生，是一种有广泛免疫活性的效应因子，在激活免疫反应中起重要作用，参与特异性抗体的产生，促进粒细胞、巨噬细胞增殖、分化及功能成熟，提高宿主的防御能力，而且可以活化巨噬细胞产生抗体依赖的细胞介导的细胞毒效应和多形性中性粒细胞产生补体介导的吞噬作用，以及增强多形性中性粒细胞的各种功能。

重组人粒细胞-巨噬细胞集落刺激因子用于创面治疗，为凝胶剂型。主要用于深Ⅱ度烧伤创面，在慢性创面的应用中也取得较好效果。

不良反应较少。不推荐孕妇使用，哺乳期女性使用本品前应停止哺乳。

（二）成纤维细胞生长因子

成纤维细胞生长因子（FGF）是一种能促进多种细胞生长的多肽类物质。已批准临床应用的新药包括：酸性成纤维细胞生长因子和碱性成纤维细胞生长因子。

1. **酸性成纤维细胞生长因子** 具有两大类活性：①促有丝分裂、促细胞增殖活性。影响来源于中胚层和神经外胚层的多种细胞，如间充质细胞（血管内皮细胞、成纤维细胞、角质细胞）、内分泌细胞，神经细胞的生长、分化及功能。②非促有丝分裂活性，减少局部缺血等。

2. **碱性成纤维细胞生长因子** 包括：①趋化作用，增强趋化能力，使成纤维细胞及间充质细胞等向创面聚集，从而启动修复进程。②增殖作用，通过与细胞表面受体的结合，加速修复细胞的增殖和分化。肉芽组织生长迅速，上皮爬行快，有利于创面收缩与闭合。③促进新生细胞间质蛋白合成及新生毛细血管的形成，使组织营养与局部微循环得到显著改善。

两者在创面治疗中的适用范围一致：包括烧创伤、外科手术后等急性创面；除去肿瘤性慢性溃疡外其他各类慢性皮肤溃疡，如创伤性、血管性、神经性、内分泌性、代谢性皮肤溃疡。

目前未发现两种细胞生长因子在创面应用的毒性和抗体形成等不良反应，安全性较好。

（三）表皮生长因子

表皮生长因子（EGF）是一种小肽，由 53 个氨基酸残基组成。

1. **作用机制** 对表皮、间皮、内皮细胞的增殖作用；影响组织器官的生长和分化；促进细胞大分子（如糖蛋白）的合成，促进细胞分裂。

2. **适用范围** 外用重组人表皮生长因子适用于烧伤创面、残余小创面、各类慢性溃疡创面（包括血管性、放射性、糖尿病性溃疡）及供皮区、新鲜创面等。

目前的结果显示，外用安全剂量范围较大，不良反应轻微，人体对其具有较好的耐受性。

（四）血小板衍生生长因子

血小板衍生生长因子（PDGF）是一种刺激结缔组织等组织细胞增长的肽类调节因子。

1. **作用机制** 血小板衍生生长因子的主要生物学特性有：①趋化作用，刺激成纤维细胞、平滑肌细胞、中性粒细胞、单核细胞的趋化迁移，对机体的损伤修复极为重要。②缩血管活性，血小板衍生生长因子能引起血管收缩，是比血管紧张素 II 更强的血管活性物质。③诱导受损的上皮细胞与内皮细胞分裂增殖，促进多种细胞的 DNA 合成和细胞裂解、增殖，促进新血管的形成与再生，增加细胞外基质（ECM）的合成积聚，参与组织器官纤维化的发生、发展过程，为创伤修复提供保证。

2. **适用范围** 美国食品药品监督管理局批准重组人血小板衍生生长因子 -BB 作为治疗糖尿病足溃疡的新型药物。国内正在研发重组人血小板衍生生长因子 -BB。

（五）神经生长因子（NGF）

神经生长因子是神经营养因子中最早被发现，目前研究最为透彻的、具有神经元营养和促突起生长双重生物学功能的一种神经细胞生长调节因子。

1. **作用机制** 包括：①在机体发育过程中促使神经系统生长发育；②在机体成熟后对正常神经细胞起营养保护作用；③神经损伤后可促使神经元再生和功能恢复。

2. **适用范围** 目前注射用鼠神经生长因子主要应用的临床适应证有：中毒性周围神经损伤、外伤性周围神经损伤、糖尿病性周围神经损伤、面神经炎、中小面积烧伤和瘢痕整形术中周围神经损伤、自身免疫性周围神经损伤、帕金森综合征等。

四、细胞 / 生长因子应用在创面治疗中遵循的原则

（一）细胞 / 生长因子在创面治疗的注意事项

1. **严格清创** 控制感染，在合理的前提下充分清创，使创面露出新鲜的组织，让药物有机会与细胞和创面组织直接接触；创面如有感染，应积极治疗控制感染。

2. **创面不残留** 蛋白质变性物质用可使蛋白质变性的消毒剂（如含乙醇的碘酒、过氧化氢等）给创面消毒，之后，需要用生理盐水将创面残留的消毒剂冲洗掉（碘伏类的消毒剂无须用生理盐水冲洗）。

3. **药物直接接触创面组织** 保证药物与创面新鲜组织直接接触（干敷、湿敷、滴洒、冲洗、喷洒，根据创面和治疗节点灵活选用）。若与其他药物联用，如银离子敷料，要先用细胞 / 生长因子，再用其他药物。

4. **争取每天给药且足量给药** 蛋白质药物活性在创面局部维持时间有限，注意要在创面足量、均匀给药。给药间隔最好保持每天不少于 1 次，有条件可一日多次给药（如糖尿病足溃疡创面）；若间隔多日才能换药，给药时要适当加大剂量；配合负压引流使用，药物留置在创面每次不少于 30 分钟。

（二）细胞／生长因子在创面治疗的推荐指南

2017 年，国内专家采用愈合分级方法，针对外用细胞／生长因子对皮肤创面的有效性、应用方式、剂量、浓度和疗程、可能存在的不良反应和注意事项等，提出了指南推荐意见。

五、总结与展望

细胞／生长因子在临床的应用还应该注意以下几个问题：①局部创面应用细胞／生长因子可能的不良反应和安全性评估；②局部应用细胞／生长因子的有效性与用药途径和方式；③局部应用细胞／生长因子适应证的选择与不同创面对细胞／生长因子的选择；④多种细胞／生长因子联用或优化组合，以达到最佳促愈效果。

（一）联合使用或与其他疗法的共同使用

1. 多种细胞／生长因子的联合使用 在复杂的创面愈合过程中，多种细胞／生长因子共同调控着愈合过程，细胞／生长因子联合应用比单独应用似乎更能有效地加速愈合。

2. 细胞／生长因子与负压治疗联合使用 在负压封闭引流的基础上进行灌注给药是近些年负压创面治疗技术的主要进展，利用负压吸引及重组细胞的双重作用，促进了局部肉芽组织的快速生长和创面的快速愈合，注意要增加重组人表皮细胞与创面充分的接触时间。

3. 细胞／生长因子与先进敷料联合使用 功能化、多样化的新型敷料正逐步取代传统敷料的常规应用地位，将细胞／生长因子以不同形式负载于创面的敷料，可减少创面体液和蛋白质流失、预防感染，为细胞增殖提供支架；实现细胞／生长因子的缓慢或控制释放，避免或减少细胞／生长因子被创面渗出液中的蛋白酶降解，维持创面局部细胞／生长因子的有效浓度，更为高效地促进创面愈合。

4. 细胞／生长因子与其他促愈手段或产品联合使用 包括使用高压氧创面治疗技术、创面局部氧疗技术、低能量光创面照射技术等，均有与重组生长因子联合用于创面治疗的报道。这些也都有待于进一步的临床验证。还有采用中西医结合的方法，将某种细胞／生长因子联合一些外用中草药剂／膏／粉治疗难愈合创面取得了一定临床疗效。

（二）细胞／生长因子的应用受保存、使用方式等影响

作为生物制剂，细胞／生长因子的应用受其自身活性、使用方式、使用部位（创基情况）等条件因素的影响。

目前，临床上尚缺乏对细胞／生长因子最佳剂量、不同细胞／生长因子最佳联合方式、最佳释药载体等循证医学的证据，有待更多的多中心研究完善创面细胞／生长因子应用指南的制定。

第四节 干细胞与细胞生物治疗

一、干细胞与细胞生物治疗的历史与发展概述

干细胞与细胞生物治疗是指通过生物工程方法获取干细胞与细胞后，经过体外扩增、特殊培养等处理，使某些特定的细胞具有杀死病原体或肿瘤细胞、促进组织器官再生和机体康复等治疗功效，进而达到缓解或治愈疾病的目的。细胞治疗被称为继小分子化学创新药、大分子蛋白质药物后的第三次药物革命，已在某些复杂疾病的治疗和缓解上得以应用，并具有越来越重

要的作用。

干细胞是一群具有自我复制能力及多向分化潜能的细胞,同时也是再生医学的核心成分。按照细胞的来源分类,可分为胚胎干细胞(embryonic stem cell)和成体干细胞(somatic stem cell);按照细胞的分化潜能划分,可分为全能干细胞(totipotent stem cell)、多能干细胞(pluripotent stem cell)和专能干细胞(unipotent stem cell)。无论是首个应用于临床的造血干细胞,还是具有多向分化潜能的间充质干细胞,作为细胞治疗的一部分,干细胞在器官修复和组织再生中发挥重要作用,具有广阔的应用前景。

干细胞医疗技术的临床应用始于 1956 年,美国医生 Donnall Thomas 开创世界首例同卵双胞胎造血干细胞移植手术,并于 1968 年成功实施非同卵双胞胎亲属之间的造血干细胞移植术,他也因此获得 1990 年的诺贝尔生理学或医学奖。随着研究的不断深入,造血干细胞的来源逐渐从骨髓转向脐带血。1988 年,法国圣路易医院的 Eliane Gluckman 在国际上率先成功采用脐血造血干细胞移植,救治了一名患有范科尼贫血的儿童,标志着脐带血造血干细胞移植治疗的开启。全球现每年约进行 6 万例骨髓移植术,其中使用自体和同种异体造血干细胞完成骨髓移植术的患者人数分别为近 3.5 万和 2.5 万例。因此,造血干细胞移植逐渐成为治疗恶性血液病和肿瘤的重要手段。

间充质干细胞(MSC)是中胚层来源的具有高度自我更新能力和多向分化潜能的多能干细胞,广泛存在于全身多种组织中。1976 年,Freidenstein 等首次发现在骨髓里存在一群非造血的骨髓基质细胞,呈克隆性贴壁生长,形态和成纤维细胞相似。由于这些细胞具有多能性,可以分化为中胚层组织,如肌肉、肌腱、韧带及脂肪组织等。1992 年,美国生物学家 Arnold Caplan 进一步把这类细胞命名为"间充质干细胞"。1995 年,Arnold Caplan 首次使用间充质干细胞治疗人类疾病,从恶性血液病患者骨髓分离培养出贴壁的基质细胞,然后输注到患者体内,观察临床效果并验证其安全性;1999—2002 年,间充质干细胞被用于治疗小儿成骨不全和Ⅰ型胶原缺乏以及黏多糖病。间充质干细胞由于具有多向分化潜能,分泌细胞因子以及抑制免疫排斥等特性,因此成为细胞治疗研究的重点和热点。

目前,基于干细胞的生物治疗在多个领域都有较扎实的理论依据,各国都加大了产、学、研投入,干细胞产业在世界各国蓬勃发展。干细胞的产业化发展方向有上游的干细胞库、中游的干细胞扩增技术和质检技术,以及下游的干细胞产品,从而形成一条完备的产业链。通过产业链的不断完善和发展,争取推进干细胞疗法在不同疾病中的实际应用范围。

二、临床使用的细胞治疗

细胞治疗在创面愈合中的应用始于 1975 年 Green 采用含培养的表皮细胞的复合表皮治疗烧伤创面。此后,随细胞生物学、组织工程学的发展,细胞治疗在创面修复特别是慢性创面中的应用日益受到人们的关注。目前临床上用于创面修复的细胞主要有间充质干细胞、循环血液干细胞、富血小板血浆、成纤维细胞。

(一)间充质干细胞

1. **骨髓 MSCs(bone MSCs,BMSCs)** 2003 年,Badiavas 等首次应用 BMSCs 治疗临床慢性皮肤溃疡。结果证实直接应用 BMSCs 可促进慢性创面的真皮重建和愈合。除将 BMSCs 直接注射至慢性创面周围外,也有研究采用其他方法将 BMSCs 植于创面。Ichioka 等将自体 BMSCs 浸入胶原基质胶,用于治疗经常规治疗 1 年无效的慢性小腿溃疡,创面顺利愈合,而且在治疗早期促进创面愈合的功能性毛细血管密度明显增高。上述 BMSCs 应用于慢性创面的临床试验均表明,其能有效促进创面愈合。

2. **脂肪来源 MSCs (adipose-derived stem cells, ASCs)** Rigotti 等首次将 ASCs 应用于慢性创面的治疗。最近的一项随机、对照、多中心研究评估了基于水凝胶的同种异体 ASCs 治疗糖尿病足溃疡的潜力,结果表明 ASCs 有助于创面血管化且创面愈合率较高,提示 ASCs 对糖尿病足溃疡具有很大的治疗潜力。ASCs 来源于脂肪,患者抽脂所受的痛苦小于骨髓穿刺,而且 ASCs 可以大规模复制,能满足治疗较大创面的需要,相比 BMSCs 用于临床治疗有一定优势。但仍需要更多临床研究进一步探讨 ASCs 治疗慢性创面的有效性。

3. **脐带 MSCs (umbilical cord MSCs, UCMSCs)** 2014 年,有研究提出人羊膜和脐带组织含有蛋白质、细胞因子和生长因子,移植后可以调节炎症反应和促进创面愈合,并且利用冻干人羊膜和脐带组织覆盖慢性皮肤溃疡,可以促进肉芽组织的形成和快速再生。一项包括 57 例患者共 64 处创面的 UCMSCs 移植研究结果显示 51 处创面完全愈合,整体创面愈合率为 79.7%,表明 UCMSCs 治疗慢性创面有效,可提高患者生活质量。有研究对 5 例糖尿病患者慢性皮肤溃疡创面覆盖接种了 UCMSCs 的脱细胞羊膜,结果显示 UCMSCs 治疗能使创面愈合时间明显缩短,创面面积明显缩小。以上研究表明,局部应用 UCMSCs 可以有效促进慢性创面愈合。

(二)循环血液干细胞

循环血液干细胞是成体干细胞中的一种,其包括不同的细胞类型,其中内皮祖细胞的研究较多。内皮祖细胞可以在损伤部位迁移和分化或以旁分泌方式起作用。内皮祖细胞可改善外周缺血组织的血供,还可促使施万细胞及内皮细胞的增殖并减少细胞凋亡,可分泌白介素、生长因子如血管内皮生长因子、血小板源性生长因子、肝细胞生长因子和趋化因子(粒细胞集落刺激因子)等,加速血管化而促进创面愈合过程。内皮祖细胞的这些生理特性,为其应用于临床治疗慢性创面提供了理论依据。

(三)富血小板血浆

富血小板血浆(PRP)是高度浓缩的血小板,其中富含多种生长因子,它可以促进细胞增生和分化。国内外研究表明富血小板血浆具有明显的促进创面修复的能力,且在临床中已有广泛应用。SaadSetta 等研究发现,利用富含血小板血浆治疗慢性糖尿病足溃疡的创面愈合时间明显少于利用含血小板较少血浆治疗的创面。陈海燕等研究也发现,利用自体富血小板血浆治疗糖尿病足溃疡,在创面愈合率和愈合时间等方面明显优于常规方法组。

(四)成纤维细胞

成纤维细胞是创面修复的主要细胞。在创面修复过程中,成纤维细胞生物学行为的改变直接影响创面修复的结局。组织损伤后,成纤维细胞可分化为肌成纤维细胞,通过收缩创面、分泌细胞外基质蛋白质和多种生长因子而参与创面修复。Velander 等发现自体成纤维细胞可促进新生上皮形成,并指出成纤维细胞悬液不仅可以在高糖环境中存活,而且对糖尿病创面的愈合有明显促进作用,其认为可能的机制是通过外源性成纤维细胞悬液治疗增加了创面局部成纤维细胞的数量,从而增加胶原的分泌和蛋白质合成。此外,研究已证实,成纤维细胞可通过分泌细胞因子、募集炎症细胞至创面,增加 I 型、III 型胶原,波形蛋白等细胞外基质蛋白质合成可促进创伤组织的血管化,进而参与创面修复。

近年来,随着基因治疗技术的发展,通过各种基因转染的方法将某些生长因子或特定蛋白质的编码基因导入细胞或组织,从而获得或增强其特定功能以促使创面愈合的研究备受人们关注。通过基因转染获得表达特异蛋白质而具有或增强特定生物学活性的细胞并将其用于创面的治疗,并已取得了一定进展。Hao 等证实,通过创面周围皮下注射人血小板源性生长因

子 -A 和 β- 防御素 -2 基因强化的骨髓间充质干细胞后,可以显著改善创面肉芽组织形成,从而加速放射性创面的愈合。

三、干细胞与细胞治疗的展望

自 1896 年威尔逊创造性地使用"stem cell"一词,到 1968 年世界第一例骨髓移植术开启了干细胞治疗技术的临床应用,再到 2012 年首个干细胞治疗药物在加拿大获批上市,干细胞和细胞治疗的相关研究与转化应用经历了漫长而又迅猛的发展。干细胞治疗是当今医学研究最前沿也是最热门的方向之一,在肿瘤和血液相关疾病、慢性和退行性疾病、严重创伤修复和再生医学、医学美容等领域,干细胞治疗已经成为弥补传统治疗欠缺的有效治疗方案。根据 PubMed 数据库的文献统计,干细胞治疗相关的文献数量达数十万篇,近年来更是以每年超一万篇的数量增长。干细胞治疗相关的理论研究和临床试验的不断深入,为干细胞产业化推进奠定了坚实的基础。Market Research 和 Transparency Market Research 的研究报告显示,当前全球干细胞产业估值超过 1 700 亿美元。北美(44%)和西欧(38%)作为干细胞产业占比最大的两大地区,已经形成了较为完备的干细胞产业体系,建立了相对成熟的监督管理机制和行业标准。

与欧美发达国家相比,我国干细胞产业起步晚,但是发展速度快。国内相关部门先后颁布了《干细胞制剂质量控制及临床前研究指导原则(试行)》《干细胞临床研究管理办法(试行)》《细胞治疗产品研究与评价技术指导原则(试行)》等,促进干细胞和细胞治疗行业的良性发展。《"十四五"规划纲要》和《"十四五"医药工业发展规划》中,干细胞和再生医学被列入重点发展对象,这为我国干细胞和细胞治疗以及再生医学领域发展提供了坚强的政策支持。目前已建成多家干细胞产业化基地,形成了涵盖干细胞采集与存储、干细胞技术和药物研发、干细胞临床研究与应用的完整产业链,逐步形成具有中国特色的干细胞产业格局。ClinicalTrial 网站的临床试验注册数据显示,全球注册的干细胞治疗相关临床试验研究中,中国大陆地区注册 889 项,约占全球总数的 14.51%。

随着基础和临床研究不断取得突破以及监管路径和行业标准的逐渐清晰,我国干细胞临床转化与应用出现了新的发展局面,为广大患者带来福音。从行业长远发展来看,将基础研究和临床转化研究相结合是打造健康干细胞治疗产业链的重要出路,而干细胞新药研发和新的细胞治疗方式的出现则是医药卫生领域最具代表性的转化模式。随着"疾病医学"向"健康医学"的观念转变,干细胞和细胞治疗作为医疗和健康领域的后起之秀,在满足人民美好生活需要方面扮演着日益重要的角色,干细胞新药和细胞治疗技术研发获得越来越多的关注和认可,资金和人才支持也正源源不断地注入这一新兴领域。

第五节　负压创面治疗及创面牵张治疗

一、负压创面治疗

负压创面治疗(NPWT)也称负压封闭引流(VSD),是指用泡沫性敷料覆盖或填塞组织缺损后贴膜封闭创面,连通负压吸引装置和创面,形成局部负压吸引治疗创面的技术。NPWT 是一种通过可控制的负压来促进创面愈合的方法。该技术不仅能充分引流创面渗出,还能增加局部血流,降低创面细菌含量,促进创面愈合,是一项具有里程碑意义的创面治疗技术。

（一）负压创面治疗的历史与发展

负压封闭引流术在创面治疗中的使用可追溯至 20 世纪 80 年代,美国医生 Chariker 和 Jeter 报道了一例开腹术后形成肠瘘的患者,用纱布填塞肠瘘创面后贴膜封闭创面,将引流管置入其中与中心负压连接,进行连续的负压封闭引流治疗。1992 年,德国医生 Fleischmann 正式提出负压封闭引流的概念并在临床逐步推广。1994 年,我国裘华德教授将该技术引入国内,用于治疗肠瘘和感染性创面。随后 VSD 技术迅速发展,并成为一种安全有效、可广泛应用于多种创面治疗的治疗方法。近年来,随着科技水平的快速发展,VSD 技术逐渐向着便携化、智能化、个体化装置发展。

（二）负压创面治疗的原理与临床应用

VSD 对创面的作用主要表现在以下四个方面。

1. **在创面局部形成封闭的负压环境,促进创面面积缩小**　当皮肤损伤形成创面,创缘皮肤会沿张力外翻,通过缩小或封闭创面可以缩短创面愈合时间,提高愈合质量。VSD 在创面形成封闭负压环境,通过负压吸引作用,使创面填充的敷料收缩,从而收缩创面。当负压值达到 125mmHg 时,创面敷料体积减小约 80%。创面收缩面积还取决于创面周围组织的变形能力。例如,肥胖的腹部切口创面中,通过 VSD 治疗可以显著缩小创面面积,甚至有可能完全闭合创面;而在头皮创面上使用 VSD 治疗,在同样的负压条件下,创面缘收缩程度就不明显。

2. **促进局部血液循环,增加血供**　创面局部缺血或血供障碍是阻碍创面愈合的关键性因素之一。VSD 可以显著增加创面血流灌注和创缘新生毛细血管数量,并能增大创面毛细血管横截面积,刺激新生毛细血管出芽和血管内皮细胞增生,加速血液在创面的局部循环。此外,VSD 还能通过与创面组织之间作用力的微小移位,使组织中血液因受到挤压加速向外流动,从而加速创面血液循环。

3. **减轻组织水肿**　水肿是阻碍创面愈合的重要因素,组织肿胀一方面使细胞间隙加大,阻碍了细胞间的物质交换;另一方面使得局部微血管和淋巴管受到压迫,导致局部缺血缺氧和淋巴回流障碍,使组织水肿进行性加重。VSD 能消除过多组织间液造成的压力梯度,使间质压力降低,通过负压吸引的作用促进创面组织液排出体外,从而减轻组织肿胀。

4. **机械性坏死组织清除,促进肉芽组织生长**　VSD 在创面局部形成负压,在负压敷料和组织细胞之间产生机械应力,其中最重要的是在细胞表面形成的剪切力,这种力的作用不仅有助于清除创面坏死组织,还能促进肉芽组织生长。机械应力对血管内皮细胞形态、功能以及基因表达均有调节作用。局部剪切力还可促使血小板及血管内皮细胞产生血小板源性生长因子,促使成纤维细胞、平滑肌细胞和单核细胞的趋化、迁移和增殖,加速创面愈合。

VSD 通过负压吸引作用改变了创面局部的力学环境。宏观上,负压吸引引起创面局部收缩,细胞间彼此挤压引流出创面过多的液体,降低创面细胞间质水肿程度,减轻毛细血管后负荷,增加创面局部血流。微观上,负压刺激在创面局部产生多种生物学效应,促进细胞的募集、增殖、分化,并最终促进血管新生和肉芽组织形成。这些病理生理变化均涉及众多基因的表达变化以及生长因子、促炎性细胞因子、趋化因子的合成与分泌。因此,VSD 技术对创面不仅有负压引流的物理作用,而且还能通过这一物理作用在创面局部产生多种生物学效应,进而改善创面微环境。另外,VSD 还可临时封闭创面,以防止外界微生物侵袭感染,减少换药频率,减轻换药疼痛,控制创面渗出和异味,提高患者舒适度等。

VSD 可用于多种急、慢性创面的治疗。常见的急性创面包括外科手术后切口、创伤所致的急性皮肤缺损、整形 / 矫形植皮供皮区创面、急性烧伤创面等，慢性创面包括压疮、下肢静脉溃疡、糖尿病足溃疡、深度烧伤残余创面等。另外，VSD 还可以与真皮替代物联合用于修复深度皮肤缺损，有研究表明，VSD 可以加快真皮替代物的血管化进程。

（三）负压创面治疗的临床应用指南

VSD 技术的核心包括两方面，即创面覆盖物的选择和负压装置的参数调整。

根据不同类型的创面，可以选择相应的敷料进行有针对性的治疗。对于污染少、渗出少、细菌培养阴性的创面，使用 VSD 治疗时，可使用普通医用纱布覆盖填充创面，再用自黏性半透膜封闭，连接负压源后进行负压引流治疗，即能达到治疗目的。当创面细菌培养阳性时，根据培养结果，可选择纳米银抗菌纱布或溶葡萄球菌酶抗菌纱布等具有抗菌效果的纱布填充创面后进行 VSD 治疗。医用纱布或抗菌纱布对面积较大较深的创面，如大面积压疮、坏死性筋膜炎、严重的糖尿病足等治疗效果欠佳。因此，当创面污染较重，渗出较多，存在明显感染和潜在的深部腔隙时，需要选择引流效果更好的海绵状敷料。目前市面上的商品化 VSD 产品，其覆盖物主要有聚乙烯醇（PVA）和聚氨酯（PU）材料。PVA 材料孔隙较为致密，亲水性、生物相容性好，有一定的抗牵拉能力，肉芽组织不易长入，适用于深部创腔或窦道，一般使用 5~7 天后更换；而 PU 材料孔隙较为粗大，具疏水性，能够有效引流创面渗液，刺激肉芽生长，适用于渗出量大的感染性创面，一般建议使用 3~5 天。

不同负压运行模式和负压大小对创面及创面周围血流影响存在明显的不同。负压治疗模式有 3 种，即持续、间歇和循环负压模式。持续负压模式是指 24 小时不间断地持续吸引的治疗模式。间歇负压模式常为持续吸引 5 分钟，暂停 2 分钟。某些血供欠佳创面或必须环形包扎的创面，可应用间歇负压模式治疗，该负压模式造成泡沫敷料舒张和紧缩变化，有时会引起创面疼痛。循环负压模式是指负压值在设定的范围内 [16.6~-6.6kPa（-125~-50mmHg）] 规律性循环变动，创面始终处于负压状态，治疗效果与间歇模式类似，但疼痛明显减轻。目前该模式临床应用较少，操作参数设定有待进一步实践。一般认为，间歇负压模式的负压效果优于持续负压模式，可以根据创面类型进行选择或联用。负压治疗的负压值大小与治疗效果、并发症的发生均有着密切关系，因此，负压值设定十分重要，应根据患者和创面的具体情况进行设定。就负压技术而言，负压表显示的"负压值"其实并不是创面表面真正接收到的负压值，创面实际受压往往低于设定负压值。选用的材料及负压监测仪不同，引流管长度以及管道并联程度不同，会使得创面实际接收到的负压值与所设定的负压值有所不同。目前国内负压装置分为 2 种，一种是可移动式负压调控仪器，在创面处设置负压感受器，设定的负压基本接近创面实际受压；另一种是采用病房墙壁中央负压装置，通过连接管道与负压引流管，所设定的负压通过连接管道逐渐衰减，至创面后实际受压低于设定的负压值。

1. 负压治疗的禁忌证　伴有坏死焦痂的Ⅲ度烧伤创面；活动性出血、血管神经未覆盖、局部恶性肿瘤、供氧动脉病变、硬脑膜缺损伴脑脊液漏等创面；另外合并厌氧菌、真菌感染性创面，皮肤病创面及烧伤休克期不建议使用负压治疗。

2. 负压治疗的并发症　有材料脱落导致的异物残留；肉芽长入材料导致换药时牵拉出血及创面损伤；外周皮肤浸渍、湿疹和负压值不当导致创面出血或皮肤缺血坏死。因此要注意负压治疗不能代替外科清创，重要组织暴露，首先用正常软组织封闭，无条件者可酌情选用生物敷料负压治疗；大面积削痂术后及患者长期服用抗凝药的情况下，谨慎使用负压治疗并观察出血情况。

二、创面牵张治疗

皮肤牵张治疗一般有两层含义:第一层含义是通过创面周围皮肤的直接牵拉,达到闭合创面的目的,以皮肤牵张闭合器为代表;第二层含义是通过机械牵拉改善肢体末梢血供,间接促进创面愈合,这类技术以胫骨横向骨搬移术为多见。

(一)创面牵张治疗的历史与发展简要介绍

临床上因创伤、严重感染、血管疾患、体表肿瘤切除术后导致的高张力皮肤缺损十分常见,有的甚至合并深部组织如骨骼、神经、肌腱及重要血管外露。这类高张力切口在直接缝合时,因两侧皮肤张开应力过大,难以常规闭合。1976年,美国学者Barrer首次将固位桥装置安装在创面两侧,逐渐拧紧手柄后,创面两侧组织逐渐向创面中央靠拢而成功闭合创面。1986年,以色列学者Hirshowitz将挂钩置于鼻部创面两侧,每3分钟向中心牵引1分钟,反复4次,最终闭合鼻部缺损,并将此方法命名为负载循环。1992年,美国学者Cohen制作出一种命名为"IAMI STAR"的皮肤张力调节器,将其置于创面两侧,逐步收缩牵引丝可关闭创面。1993年,Hirshowitz又设计出单钩皮肤伸展器,其能快速地将创口收紧。1994年,我国的周黎安将皮肤伸展器引入国内,用于术中即时闭合创面。1995年,我国张明利等设计了外夹式牵张装置并成功运用于烧伤瘢痕挛缩畸形病例的术前扩张。近年来,随着患者对治疗过程中疼痛感受、外观需求、治疗费用等方面要求的提高,新的皮肤牵张器不断更新换代,并被应用于不同类型的创面。

(二)创面牵张治疗的原理与临床应用

相较于传统的皮肤移植、皮瓣移植和皮下埋置扩张器的方法,皮肤牵张闭合器的出现提供了另一种思路。皮肤本身具有的黏弹性是皮肤牵张治疗的基础。皮肤的黏弹性即皮肤的线性机械伸展性,指皮肤软组织在固定张力作用下,皮肤长度在一定范围内逐渐增加,获得了"额外的皮肤",之后停止牵拉皮肤,皮肤不会回缩至原位,达到"应力性松弛"状态。这也是各种皮肤牵拉器能够快速闭合张力性创口的主要原理。

常见的皮肤牵张闭合器包括拉杆式、外夹式、粘贴式、克氏针式等,为创面的修复提供了可靠的治疗方法,有效避免了使用传统皮片、皮瓣修复等方式对供区产生新的损伤。上述4种皮肤牵张器均存在各自的优点和不足。就适应证而言,拉杆式皮肤牵张器多用于较大创面术中即时闭合;外夹式皮肤牵张器多用于扩张瘢痕整形术区瘢痕或游离皮瓣供区;粘贴式皮肤牵张器外形小巧,可多个配合使用,多用于牵张面积小或不规则创面;克氏针皮肤牵张器的牵张作用均匀,多用于四肢等张力较大的创面。如何结合各种牵张方式的优点,减少皮肤牵张器的使用禁忌证及并发症,拓宽使用领域,为临床提供更高效、更简单的闭合创面的治疗方法,是未来进一步研究的重点和方向。

(三)横向骨搬移术的原理与临床应用

Ilizarov提出的张力-应力法则指出:持续、缓慢、稳定的牵张力可刺激组织的再生和活跃生长,该技术通过给骨骼一个合适的牵伸应力以调动组织自然修复潜能。早期骨搬运技术主要用于骨缺损、骨髓炎、肢体矫形的治疗,随着研究的深入,骨搬运技术的应用也越来越广泛。糖尿病足和血栓闭塞性脉管炎有相同的肢体末端血管病理改变,均为血管堵塞导致远端肢体缺血、缺氧,引起足部溃疡及坏死。有研究者采用基于骨搬运术的胫骨横向骨搬移术治疗下肢血栓闭塞性脉管炎,取得了满意的疗效。采用胫骨横向骨搬移术治疗糖尿病足可显著改善足部微循环,使术后患足麻木、疼痛、冰冷感较术前明显减轻,促进糖尿病性溃疡创面愈合,获得较高的保肢率。

第六节　光、电及磁创面治疗技术

一、光/激光在创面治疗中的应用

用人工光源或自然光源防治疾病和促进机体康复的治疗方法称为光疗法（light therapy）。光疗法分为可见光及不可见光疗法，前者主要包括红光疗法（red light therapy）和蓝光疗法（blue light therapy）；后者则主要有红外线疗法（infrared therapy）、紫外线疗法（ultraviolet therapy），其他可见光（如黄光和绿光）创面疗法应用报道相对较少，且多在创面浅表应用。激光治疗（laser therapy）采用的是特殊人工光源，有发射各种不同波长的激光机器。一般来说，不同种类的光在创面起不同作用，但波长相近的不同种类光又存在部分类似或相同的治疗功能。在创面修复中，光疗法具有的特点包括：①作用于人体局部，全身副作用小；②通常不会引起肝、肾代谢功能障碍及人体正常菌群失调；③临床适应证较多，禁忌证相对较少；④可为各类创面患者提供快速治疗，无须接受过多的检查；⑤大部分创面光治疗为无创、非接触式，患者舒适度高，治疗操作相对简单，使用风险相对较小。

光是物质运动的一种形式，是一种辐射能，具有波粒二象性。光的频率越高，波长越短，其光子的能量也越大。可见光在光谱中位于红外线与紫外线之间，波长 400~760nm，分为红、橙、黄、绿、青、蓝、紫七色光。光的作用涉及光热效应、光电效应、光化学效应、光生物调节。参与创面愈合的光治疗同样利用这些生物学效应。

（一）光在创面治疗中的作用

在创面治疗领域，目前确定其主要的作用机制是：①加快细胞分裂增殖；②增加细胞的呼吸作用；③改善血液循环；④增强机体抗氧化能力；⑤增强机体免疫功能；⑥增强抗菌、杀菌作用；⑦干扰细菌定植，减少生物膜形成；⑧降低神经系统敏感性。不同波长的光的生物学作用存在差别。

光在创面治疗中的主要生物学作用体现在：①减少创面渗液；②促进创面和溃疡愈合；③炎症控制、减轻疼痛；④其他：促进血管内皮细胞生长、毛细血管成熟，以及促进神经功能恢复，神经释放的多种因子可加速创面修复。

激光是受激辐射光放大的简称，由于其发射原理及产生过程的特殊性，使其具有单色性好、方向性好、相干性好、亮度高的特点。应用方式有：①高强度激光疗法（high intensity laser treatment，HILT）；②低强度激光疗法（LLLT）；③光动力学疗法（photodynamic therapy，PDT）。在创面治疗中，激光除可刺激细胞增殖外，在细胞膜稳定、血管扩张、改善局部微循环、增加氧供、调节神经及免疫功能等方面发挥促愈作用。其主要的作用机制包括：热效应、压强效应、电磁场效应、光化学效应等。PDT 是利用组织中光敏剂分子在特定波长的光或激光照射后，通过光化学反应产生活性氧类（ROS）等物质，特异性作用于靶组织和靶细胞，产生效应。慢性创面治疗中，PDT 的抗菌效应受到更多关注。

非可见光对创面的治疗作用包括红外线和紫外线创面疗法。红外线创面治疗作用包括：镇痛、消炎、减轻肿胀，调节全身免疫系统，增强巨噬细胞的吞噬能力；加速血液循环，改善局部营养，有利于组织再生修复。另外，可减轻术后粘连、软化瘢痕。紫外线创面治疗主要表现在改善局部血液循环、镇痛、免疫调控和杀菌等方面。

各类激光可联合使用,从而更好地发挥彼此间抗炎和修复能力,在扩张血管、改善微循环、提高红细胞携氧量、增强机体免疫力、刺激巨噬细胞吞噬能力和肉芽组织新生等多个层面叠加或弥补,以促进创面愈合。

(二)光在创面治疗中的注意事项

1. 治疗规范 创面治疗是一项系统性工作,需要相互配合。首先,光疗前一定要充分地准备创面基底,尤其是坏死组织清创。再者,使用促进愈合相关的药物或使用透明敷贴、负压引流、泡沫等透光敷料等覆盖创面也可辅助实施光治疗。但应考虑到敷料对光能量的衰减作用,适当调整光照距离和延长治疗时间十分重要。不透光的敷料覆盖在创面时,则建议打开敷料照射。

光污染可能存在,需要做好防护措施。

对进行光疗的患者一定要进行相关的教育,避免误解,导致治疗中断甚至产生医患纠纷。

2. 适应证与禁忌证

(1)适应证:包括①光治疗适合于各类急性创面,如烧烫伤、冻伤、手术后创面等;②预防与控制创面感染,防止伤口脂肪液化;③各类微创腔镜术切口及小儿造瘘等伤口;④糖尿病性溃疡、压疮、血管性疾病引起的溃疡、放射性溃疡等慢性溃疡。

(2)禁忌证:严重心脏病、肝肾功能不全;孕妇腰腹部治疗;月经期女性盆腔部位治疗;有出血性疾病、凝血病;光过敏者。

3. 光在创面治疗的安全性及相关问题 光在机体内无残留,不存在后遗效应。只要光源的波长以及强度的大小选择得当,对创面的治疗和康复即是安全的。

(三)光 / 激光在创面治疗的展望

治疗临床时机、治疗方案等还需要进一步规范,包括:①创面光治疗开始时间的进一步明确;②制定合适的光密度指标来进行较为精准的光照治疗;③根据创面实际情况进行有效照射时间的调整;④有效覆盖创面范围,保证光照射治疗强度(激光功率密度)均匀;⑤不同部位采取不同光源的有效穿透深度来确定深度。

二、电磁场在创面治疗中的应用

电磁场(electromagnetic field, EMF),指电场和磁场的联合,在一定条件下相互诱导产生,在疾病诊断和治疗中逐渐发挥巨大作用。利用电场和磁场,人们可以操纵细胞、制作人工生物支架和进行药物释放。在创面愈合过程中可发挥积极的促进作用,其机制可能是调节细胞迁移和分化、生长因子表达、NO 信号转导和细胞因子调节等。常用电磁场治疗主要有直流电疗法、低频电刺激疗法、电磁场疗法、高频电场疗法、高压电位疗法。

(一)电场与创面愈合

外加电磁场仅能与生物体中具有电磁特性的组织和分子等进行相互作用,因此,研究电磁场与生物体的相互作用时,必须首先充分了解生物组织本身所具有的电磁特性。

1. 电刺激的形式及效果 电刺激疗法(electrical stimulation therapy, EST)是指利用电流促进神经、肌肉及皮肤组织结构与功能康复的电磁疗法,适用范围较广,可用于神经、肌肉、泌尿、生殖系统和皮肤的功能恢复与组织修复。电刺激促进创面愈合的物质基础可能涉及:物理方面(热、电、辐射)、化学方面(酸、碱、盐)和生物方面(血流量、细胞 / 生长因子、激素)等。

2. 电刺激治疗的生物效应 主要包括: ①加强细胞 mRNA 的合成,提高细胞有关功能。②加速创面周围成纤维细胞和角质形成细胞的分裂增殖与定向移动。③刺激皮肤感受器的轴突反射,微小动脉扩张、组胺释放毛细血管扩张,延长充血时间。改善组织血液循环和营养吸收能力,对血液循环紊乱和营养失调起调控作用。④具有一定的镇痛作用,同时,刺激产生的阿片肽(脑啡肽、内啡肽)在创面愈合过程中可发挥一定作用。另外,电流可能具有一定的抑菌效果。频率 > 100 000Hz 的脉冲电流高频电场作用于人体时,则具有热效应和非热效应两种生物学效应。

3. 外源电场对细胞多种生物学行为的干预和对内生电场的作用,影响创面愈合的上皮化和真皮重建等步骤 电场对创面愈合的影响及相关机制包括: ①影响细胞的增殖、迁移和分化;②使损伤诱发的电场强度增加,引起血管内皮细胞迁移,毛细血管数目增加,血管新生,重新建立微循环;③影响创面修复过程中多条信号通路及蛋白质分子参与修复调控。另外,电场强度的变化可使创区内周围神经出芽、再生,进而释放的多种活性组织将影响其他修复细胞定向迁移、增殖,血管新生等。

4. 电刺激方案 有持续直流电刺激、直流脉冲电刺激和交流电刺激。在参数选择上,振幅、频率(交流电、脉冲电、直流电)、周期、持续时间、强度等需要关注。目前尚没有一种标准规范的电刺激治疗方案,但它已经成为治疗难愈性溃疡的有效措施。

(二)磁场与创面愈合

人类对磁现象的认识很早,但磁场的生物效应是近几十年才逐渐受到人们的重视,其在机体的神经、骨骼、软组织均产生影响。磁场加速创面愈合的作用原理包括: ①调节体内生物磁场;②产生感应微电流;③通过神经体液调节生物体,随即引起生物体内一系列效应,进而改善微循环,抗炎、抗氧化,影响细胞迁移,达到加速创面愈合修复的目的。

1. 磁场的分类与作用

(1)磁场分为恒定磁场、脉动磁场、交变磁场和脉冲磁场: 根据不同磁场的强度,可将磁场的生物效应分为强磁场效应、地磁场效应和极弱磁场效应。

(2)磁场对生物组织磁性能的影响: 磁场能使生物介质发生磁极化现象,受洛伦兹力的作用,生物电子会改变运动状态,从而改变分子结构和生物大分子的构象,影响细胞周期、细胞膜通透性及细胞代谢,改变细胞生长。

影响磁场作用的生物因素有生物材料组成、生物体磁性、外场作用的部位,以及生物的种属、功能状态及它对外磁场的敏感性等。

2. 磁场对创面愈合的影响 事实上,磁场对创面的作用可以有很多形式,如产生电磁波。电磁波(electromagnetic wave)是由相同且互相垂直的电场与磁场在空间中衍生发射的振荡粒子波,是以波动的形式传播的电磁场,具有波粒二象性。人眼可接收到的电磁波,称为可见光,前面已有介绍。医疗上的应用还有一类高频电场疗法,又分为短波疗法(short wave therapy, SWT)、超短波疗法(ultrashort wave therapy, USWT)及微波疗法(microwave therapy, MWT)等。

临床应用: 超短波可用于各种急慢性炎症、残余创面、神经疼痛,显微外科术后保证小静脉通畅,改善微循环等。由于其对不同炎症时期的作用机制不同,因此剂量选择也不同。治疗时电极采用电容场法,电极放置有对置、并置两种方法。但有出血倾向、恶性肿瘤、活动性肺结核,以及植入心脏起搏器和金属内固定物的创面患者禁忌使用该方法。

微波疗法中微波的波长为 1~1 000mm,频率为 300MHz~300GHz,临床中分为分米波(波长 100~1 000mm)、厘米波(波长 10~100mm)、毫米波(波长 1~10mm)。

微波对生物组织具有电场、磁场及外热效应等多重影响。它可有效地改善受热局部组织微循环，纠正组织缺氧，增强白细胞吞噬功能，改善局部组织代谢和营养状况，有利于消除组织水肿，促进局部受损组织修复。对于慢性创面，微波治疗的作用机制与其温热效应更相关，可使局部组织温度升高，深部血管扩张，促进血液、淋巴循环，从而促进炎症渗出的吸收，加快组织修复过程。

注意事项：伤口局部温度应根据患者感觉与反应谨慎控制，可通过调节输出功率将温度控制在理想范围。体表温度一般控制在 33~37℃，皮下温度要在 36~39℃，此时患者感觉温热舒适。温度过低达不到治疗效果，而温度过高会损伤新生的肉芽组织，甚至导致局部组织烫伤和坏死。

电场与磁场的应用为创面治疗提供了新选择。基于不同的治疗目的，电场与磁场可以联合或单独应用。电场是皮肤创面修复过程中细胞定向迁移的决定性因素。虽然电磁场的重要性已被证实，但仍有许多问题尚不清楚。因此，电磁场发挥生物学效应的机制需要更深入细致的研究。

第七节 其 他

随着人们对创面愈合机制的认识以及科学技术的不断进步，很多古老的创面治疗技术重新焕发活力，或者新的技术不断诞生，使我们在创面修复过程中有了更多的选择。

一、蛆虫疗法

蛆虫疗法（maggot debridementtherapy，MDT）治疗感染性创面有近千年的历史，国内最早记载见于《本草纲目》。《中药志》《东北动物药》《中国动物药》均以五谷虫之名收载入药。中医学发现，作为传统中药材的五谷虫外敷有治疗臁疮的作用。1557 年，首次发现了使用蝇幼虫的有益效果，随后，拿破仑的军队里使用这个方法为受伤的士兵治疗，并且将这个方法推广到了美国内战，直至应用到第一次世界大战时期。20 世纪 40 年代，随着磺胺、青霉素等抗生素的使用，人们就渐渐不再使用蛆虫来治疗感染伤口，使得蛆虫疗法渐被遗弃。由于抗生素耐药等问题的出现，蛆虫疗法再次成为关注的一个领域。2004 年 1 月，蛆虫成为第一个通过FDA 审批的作为医疗器械用于清创伤口的活体动物；同年 2 月，英国国家健康中心批准了医生可以使用处方来获得医用蛆虫。

蝇蛆疗法研究属于生物治疗范畴，即利用自然界存在的生物的机械作用及其分泌物、提取物进行医学治疗。主要是利用丝光绿蝇幼虫（蛆）以腐败组织为食物且对有血供的活体组织无任何损伤的特性，将无菌蝇蛆用于顽固性溃疡、严重感染肢体、耐药微生物感染性创面，可起到治疗作用。

（一）作用机制

其可能的作用机制包括：①促进创面渗出，创面上蝇蛆的蠕动不断刺激创面产生浆液性渗出，渗出液可冲洗创面上定植的细菌。②物理治疗，蝇蛆蠕动的机械作用刺激促使成纤维细胞产生胶原和纤维蛋白沉积，加速肉芽组织生成。健康肉芽组织的生成可减少瘢痕组织形成，提高创面愈合质量。③化学治疗，蝇蛆产生的胶原酶、胰蛋白酶、糜蛋白酶等能分解坏死组织，进行消化。④蛆虫肠道分泌物及血液、淋巴液含多种细胞／生长因子，如表皮生长因子、白介素等,可促进组织生长。⑤蝇蛆分泌液对健康组织无损,却能够破坏不健康或异常组织,对金黄色葡萄球菌和铜绿假单胞菌均具有一定的抗菌作用。蝇蛆分泌碱性物质,通过改变创面酸碱度抑制局部细菌滋生。另外,蛆虫的分泌物/排泄物能够阻止各种细菌的生物被膜的形成,此作用需要多种不同的分子共同作用,降低了细菌的耐药性,加速了细菌的清除,降低了伤口的感染。

（二）应用现状

蛆虫疗法为难愈性感染性创面的治疗提供了又一可供选择的方法,有待于临床及科研工作的进一步探讨研究。尤其是近年来,有学者在 MDT 技术的基础上提出一个新的概念,它结合了 MDT 的优点和基因工程的手段来促进创面愈合。研究的重点是建立和描述在成年血液/淋巴、全幼虫裂解液和蛆(maggot)分泌物/排泄物中检测到的、表达和分泌血小板衍生生长因子 -BB(PDGF-BB)的转基因 Luciliasericata 的菌株,期望将其用于创面愈合的临床应用。

二、横向骨搬移术

横向骨搬移术是 Ilizarov 在 20 世纪 60 年代提出的一个生物学理论,指当生物组织受到缓慢、持续牵伸产生一定张力,可刺激组织的再生和活跃生长。根据此理论,Ilizarov 设计了相应的外固定器械,并提出一系列操作流程。这一"原位组织再生,自然修复重建"理论被誉为近代矫形外科领域的第四大里程碑,具有创伤小、疗效好、手术时间短、费用低等优势。通过促进牵引的骨痂和周围软组织中的血管生成,血液流量可进行再分布,从而增加功能性毛细血管数量,促使局部供血增加,静脉回流也相应增加。使用胫骨横向骨搬移术可以治疗血栓闭塞性脉管炎、糖尿病足溃疡等肢体缺血引起难以愈合的溃疡及坏死,继发感染等严重问题。

横向骨搬移术的术前准备和麻醉配合同普通胫骨手术;截骨部位一般位于胫骨结节以远 5cm 的胫骨内侧面,皮肤切口可根据术者的习惯和熟练程度选取 3~5cm 弧形切口或多个小切口;截骨块一般宽 15~20mm,长 50mm,注意不要切开骨膜;截骨时沿截骨导板连续钻孔,注意只穿透一侧皮质;安装好横搬架后,用薄而小的骨刀沿胫骨皮质骨窗切透骨皮质;最后组合安装骨搬移装置并牢固锁定各个骨针,缝合皮下组织及皮肤,切口用 75% 乙醇消毒后敷料包扎。骨搬移操作一般在术后 5~7 天开始,每天搬移 1mm,直至完成。

适应证:① Wagner 分级≥ 2 级;②腘动脉好;③患者依从性好,保肢愿望强烈;④无严重凝血功能障碍;⑤心、肺、肾功能可耐受麻醉手术。

禁忌证:①吸烟患者;②下肢动静脉彩超显示下肢大血管病变等。

并发症:如同其他纵向骨搬移术一样会出现皮瓣坏死,截骨的过程中也会出现医源性骨折,术后钉道护理不及时易出现钉道感染;另外,对接点会师端因软组织嵌入、感染等可导致不愈合。

应注意的因素:①糖尿病足发病的病理生理过程复杂,胫骨横向骨搬移术疗效与内分泌科、血管外科协同治疗以及护理等密不可分。②手术操作方面,确保足够血供以缩短骨愈合时间。③因骨搬移时间较长,且外固定架会影响患者正常生活,需要患者有很强的依从性,必要时请精神、心理科专家介入。④骨搬移期间应避免摔跤,定期复查。

三、抗生素骨水泥的应用

肢体开放性损伤包括开放性骨折、关节开放性损伤疾病,此类患者还常合并软组织缺损创面,这使得病情往往比较严重,且成为临床救治面临的重点及难点问题。对肢体开放性损伤伴软组织缺损创面,临床治疗的关键在于对损伤的修复及术后创口与肢体功能的恢复,常规的处理方式多是控制感染及病灶彻底清除等,但是常规方式容易出现骨质外露及周围软组织缺损。随着医学科学与技术的快速发展,抗生素骨水泥在创伤疾病治疗中的应用越来越广泛,特别是作为抗生素的传导介质,为难治性肢体开放伤复杂创面和糖尿病足难愈合创面的修复开辟了新的路径。由创伤、手术或糖尿病等引起,尚未波及骨骼的感染性创面,既往常规的治疗方法主要是负压吸引、彻底清创和抗生素静脉给药,但创面感染易反复并加重,供区血管较差,显微外科治疗受限时,由于抗生素骨水泥具有机械强度高、可持续释放抗生素灭菌的特点,在治疗骨缺损、骨与关节感染的疗效上获得肯定。抗生素骨水泥除上述特点外,还可以有效填塞创面死腔,在骨水泥周围形成生物诱导膜,加快组织生长,促进创面愈合。该疗法不受局部缺血的影响,具有明显优势。

其特点包括:①局部抗生素浓度高、副作用小;②直接作用于病灶,局部长期处于有效药物浓度,抗菌时间持久,防止耐药菌株产生;③清创后如留下空腔,抗生素骨水泥可起到支架作用;④使病灶周围细菌清除较彻底,降低复发率。抗生素骨水泥中的抗生素要求具有抗菌谱广、安全、热稳定性和水溶性好以及低过敏原性等特点。

近来发现,高浓度敏感抗生素骨水泥抗感染能力持久,且可以促进创面肉芽组织生长,形成诱导膜覆盖创面。

四、脊髓电刺激

1965年,RonaldMelzack和Patrick Wall公布了闸门控制学说,其首次阐述了脊髓电刺激(spinal cord stimulation, SCS)调节痛觉的理论:假设脊髓后角细胞痛觉信号向中枢传导是由周围神经系统中粗、细纤维活动之间的平衡控制的,痛觉信号向中枢传导的闸门在细纤维活动增强时被打开,在粗纤维活动增强时被关闭。同时,恰好粗纤维的兴奋阈低于细纤维,因此可以选择性刺激粗纤维以抑制痛觉信号向中枢传导。当电脉冲发生器发放的低电流刺激脊髓神经,活化疼痛抑制神经纤维,从而阻滞了疼痛信息的传递通道,缓解和阻断了疼痛的感觉。虽然在后期证明,他们的理论并不完善,但它在脊髓水平为痛觉调节方面的理解奠定了基础。脊髓电刺激疗法就是通过弱电来刺激脊髓神经、控制疼痛、改善血管微循环、周围神经修复来缓解皮肤溃疡的一种治疗方法。

在局部麻醉下将一个电极植入脊柱的硬脊膜外,然后通过刺激器刺激脊神经,即具有抑制交感神经、兴奋副交感神经的作用,可使患者的血管舒张。这样原本由于糖尿病导致的下肢堵塞的血管被神经"勒令"舒张,血管管腔扩大,在血供畅通之后,远端肢体的养分供给得到保证,同时脊髓电刺激可促使释放内源性内啡肽,释放血管活性肠肽、P物质等,可修复神经,消除或减轻疼痛,改善远端肢体循环灌注,促使缺血性溃疡愈合或溃疡面积缩小,保存肢体。脊髓电极置入术使难愈合创面的治疗不再是关注与处理堵塞的部分,而是通过神经调控使血管扩张,扩大血管的管腔直径,在解决糖尿病足患者神经病理性疼痛的同时,改善患者远端下肢的微循环,加速伤口愈合,提高肢体存活率。

脊髓电刺激手术可不借助任何药物,持续不断镇痛;不破坏神经结构且微创可逆。可在局部麻醉条件下手术,使患者承受痛苦少,同时手术后还可以让患者自我程控,自我管理,减少神经继发性损伤,减少神经炎症,促进神经修复,从根源上缓解神经性疼痛等功能,成为未来一项值得期待的创面治疗新技术。

(韩春茂　程飚　黄沙　王新刚　刘宏伟)

思 考 题

1. 为什么古代的创面处理使用干性疗法？
2. 负压创面治疗是否符合创面愈合的微环境？
3. 生长因子和干细胞治疗的异同点是什么？

参考文献

[1] 国家卫生健康委员会能力建设和继续教育中心.创面修复科专科能力建设专用系列教材（第四册）：创面修复科适宜诊疗技术分册 [M].郑州：郑州大学出版社，2021.

[2] 付小兵，程飚，盛志勇.生长因子应用于临床创伤修复——十年的主要进展与展望 [J].中国修复重建外科杂志，2004，18(6)：508-512.

[3] 付小兵，郭振荣，盛志勇.碱性成纤维细胞生长因子加速慢性难愈合创面愈合 [J].中国修复重建外科杂志，1999，13(5)：270-272.

[4] 中华医学会烧伤外科学分会，《中华烧伤杂志》编辑委员会.皮肤创面外用生长因子的临床指南 [J].中华烧伤杂志，2017，33(12)：721-727.

[5] 王蕾.我国细胞治疗产业发展现状研究 [J].科技和产业，2018，18(11)：30-32，65.

[6] 何萍，程涛，郝莎.干细胞临床研究的现状及展望 [J].中国医药生物技术，2020，15(3)：290-294.

[7] 曹颖璇，燕建新，刘宏伟.MSCs 治疗慢性创面的临床研究进展 [J].中国修复重建外科杂志，2021，35(4)：496-501.

[8] 周黎安.利用皮肤弹性设计的皮肤伸展器 [J].中国医学美学美容杂志，1994，3(2)：101.

[9] 张明利，王大为，郝岚，等.皮肤外扩张器的研制与临床应用 [J].中华整形烧伤外科杂志，1995，11(3)：161-164.

[10] 欧栓机，齐勇，孙鸿涛，等.经皮微创胫骨截骨横向骨搬移术治疗糖尿病足 [J].中国矫形外科杂志，2018，26(15)：1385-1389.

[11] 刘增兵，黄永军，刘晓春，等.胫骨横向骨搬运术治疗 Wagner 3、4 期糖尿病足的临床观察 [J].中国骨与关节损伤杂志，2018，33(8)：886-887.

[12] 曲龙，王爱林，汤福刚.胫骨横向骨搬移血管再生术治疗血栓闭塞性脉管炎 [J].中华医学杂志，2001，81(10)：622-624.

[13] 花奇凯，秦泗河，赵良军，等.Ilizarov 技术胫骨横向骨搬移术治疗糖尿病足 [J].中国矫形外科杂志，2017，25(4)：303-307.

[14] 谭元，汪虹，支燕，等.皮肤牵张器在创面闭合中的应用研究进展 [J].中华烧伤杂志，2019，35(6)：471-474.

[15] 中华医学会烧伤外科学分会，《中华烧伤杂志》编辑委员会.负压封闭引流技术在烧伤外科应用的全国专家共识 (2017 版)[J].中华烧伤杂志，2017，33(3)：129-135.

[16] 冯永强，冷婷婷，王一兵.电场对创面愈合的影响 [J].中国美容医学，2008，17(10)：1550-1552.

[17] 岳海岭，彭代智.电刺激促进创面愈合的研究进展 [J].中华烧伤杂志，2006，22(5)：394-396.

[18] 张丽，付小兵.电磁疗法治疗慢性创面的基础与临床研究 [J].中华损伤与修复杂志 (电子版)，2016，11(1)：68-71.

[19] 张丽,付小兵. 光学疗法治疗慢性难愈合创面的研究进展 [J]. 感染、炎症、修复, 2015, 16(4): 251-254.

[20] 曲龙. Ilizarov 胫骨横向骨搬移技术的前世,今生,来世:一个治疗方法诞生的岁月历程 [J]. 中国修复重建外科杂志, 2020, 34(8):951-955.

[21] 刘爱蓬,刘衍松,曹天勇. 糖尿病足溃疡创面修复中抗生素骨水泥的应用分析 [J]. 糖尿病新世界, 2021, 24(2):157-159.

[22] SAVENCU I, IURIAN S, PORFIRE A, et al.Review of advances in polymeric wound dressing films[J]. React Funct Polym, 2021(168):105059.

[23] DONG R N, GUO B L. Smart wound dressings for wound healing[J].Nano Today, 2021(41):101290.

[24] HARDIKAR J V, CHIRANJEEV R Y, DAYAL B D, et al.Efficacy of recombinant human platelet-derived growth factor(rhPDGF) based gel in diabetic foot ulcers: a randomized, multicenter, double-blind, placebo-controlled study in India[J]. Wounds, 2005, 17(6):141-152.

[25] HOM D B, MANIVEL J C. Promoting healing with recombinant human platelet-derived growth factor-BB in a previously irradiated problem wound[J]. Laryngoscope, 2003, 113(9):1566-1571.

[26] HOM D B, THATCHER G, TIBESAR R. Growth factor therapy to improve soft tissue healing[J]. Facial PlastSurg, 2002, 18(1): 41-52.

[27] MATSUMOTO S, TANAKA R, OKADA K, et al.The effect of control-released basic fibroblast growth factor in wound healing: histological analyses and clinical application[J]. PlastReconstrSurg Glob Open, 2013, 1(6):e44.

[28] ROBSON M C. The future of recombinant growth factor in wound healing[J]. Am J Surg, 1998, 176(2):80S-82S.

[29] ROSEN P S. Using recombinant platelet-derived growth factor to facilitate wound healing[J]. Compend Contin Educ Dent, 2006, 27(9):520-525.

[30] SINGLA S, KUMAR A, SINGLA M, et al. Role of epidermal growth factor in healing of diabetic foot ulcers[J]. Indian J Surg, 2012, 74(6):451-455.

[31] YAMANAKA S. Pluripotent stem cell-based cell therapy-promise and challenges[J]. Cell Stem Cell, 2020, 27(4): 523-531.

[32] SHI Y H, INOUE H, WU J C, et al. Induced pluripotent stem cell technology: a decade of progress[J]. Nat Rev Drug Discov, 2017, 16(2): 115-130.

[33] LI M R, ZHAO Y L, HAO H J, et al. Mesenchymal stem cell-based therapy for nonhealing wounds: today and tomorrow[J]. Wound Repair Regen, 2015, 23(4):465-482.

[34] PARK S R, KIM J W, JUN H S, et al. Stem cell secretome and its effect on cellular mechanisms relevant to wound healing[J]. Mol Ther, 2018, 26(2):606-617.

[35] KUCHARZEWSKI M, ROJCZYK E, WILEMSKA-KUCHARZEWSKA K, et al. Novel trends in application of stem cells in skin wound healing[J].Eur J Pharmacol, 2019(843): 307-315.

[36] KOSARIC N, KIWANUKA H, GURTNER G C. Stem cell therapies for wound healing[J]. Expert Opin Biol Ther, 2019, 19(6):575-585.

[37] HOANG D H, NGUYEN T D, NGUYEN H, et al. Differential wound healing capacity of mesenchymal stem cell-derived exosomes originated from bone marrow, adipose tissue and umbilical cord under serum- and xeno-free condition[J]. Front Mol Biosci, 2020(7):119.

[38] POTTER M J, BANWELL P, BALDWIN C, et al. In vitro optimisation of topical negative pressure regimens for angiogenesis into synthetic dermal replacements[J]. Burns, 2008, 34(2): 164-174.

[39] BARRER S, PAVLIDES C A, MATSUMOTO T. Ideal laparotomy closure: comparison of retention sutures with new retention bridging devices[J]. Am Surg, 1976, 42(8): 582-584.

[40] HIRSHOWITZ B, KAUFMAN T, ULLMAN J. Reconstruction of the tip of the nose and ala by load cycling of the nasal skin and harnessing of extra skin[J]. Plast Reconstr Surg, 1986, 77(2): 316-321.

[41] COHEN B H, COSMELLO A J. The suture tension adjustment reel. A new device for the management of skin closure[J]. J Dermatol SurgOncol, 1992, 18(2): 112-123.

[42] HIRSHOWITZ B, LINDENBAUM E, HAR-SHAI Y. A skin-stretching device for the harnessing of the viscoelastic properties of skin[J].Plast Reconstr Surg, 1993, 92(2):260-270.

[43] CHANG F, MINC N. Electrochemical control of cell and tissue polarity[J]. Annu Rev Cell Dev Biol, 2014(30): 317-336.

[44] CHEN C, HOU W H, CHAN E S, et al. Phototherapy for treating pressure ulcers[J]. Cochrane Database Syst Rev, 2014, 7(7): CD009224.

[45] COSTIN G E, BIRLEA S A, NORRIS D A. Norris, trends in wound repair cellular and molecular basis of regenerative therapy using electromagnetic fields[J]. Curr Mol Med, 2012, 12(1): 14-26.

[46] DAI T, VRAHAS M S, MURRAY C K, et al. Ultraviolet C irradiation: an alternative antimicrobial approach to localized infections? [J]. Expert Rev Anti Infect Ther, 2012, 10(2): 185-195.

[47] HUNCKLER J, MA D E. A current affair: electrotherapy in wound healing[J]. J Multidiscip Healthc, 2017(10): 179-194.

[48] JORI G. Photodynamic therapy of microbial infections: state of the art and perspectives[J]. J Environ Pathol Toxicol Oncol, 2006, 25(1): 505-519.

[49] MESSERLI M A, GRAHAM D M. Extracellular electrical fields direct wound healing and regeneration [J]. Biol Bull, 2011, 221(1):79-92.

[50] SALIEV T, MUSTAPOVA Z, KULSHAROVA G, et al. Therapeutic potential of electromagnetic fields for tissue engineering and wound healing[J]. Cell Proliferation, 2015, 47(6): 485-493.

[51] LALA D, HOUGHTON P E, KRAS-DUPUIS A, et al. Developing a model of care for healing pressure ulcers with electrical stimulation therapy for persons with spinal cord injury[J]. Top Spinal Cord InjRehabil, 2016, 22(4):277-287.

[52] HOUGHTON P E. Electrical stimulation therapy to promote healing of chronic wounds: a review of reviews[J]. Chronic Wound Care Management and Research, 2017(4):25-44.

[53] KING C. Changing attitudes toward maggot debridement therapy in wound treatment: a review and discussion[J]. Journal of Wound Care, 2020, 29(2):S28-S34.

第十章
创面治疗的管理与防治新模式

随着疾病谱的变化,创面疾病的主要病因由"创伤"转变为"疾病",大部分慢性创面是由多种原因引起的慢性疾病,需要创面和原发疾病并重的诊疗模式。创面修复科就是应对创面流行病学变化而建立的能为广大创面疾病患者提供专业诊疗的新科室。结合前期的理论积累和实践探索,创面疾病诊疗的规范化和标准化成为当务之急。其中,医疗文书撰写是其中最基本的内容,并借助数字化技术的发展和应用,为分布在家庭、社区、养老机构和基层卫生院的慢性创面患者提供均质化的医疗服务,包括防控创面疾病的宣传教育、治疗、康复和自我管理等内容。

第一节　创面修复科病史撰写要点

医疗文书是指医务人员在诊疗工作中形成的文字、符号、图表、影像、切片等资料的总和,包括门(急)诊病历和住院病历。医务人员通过问诊、查体、实验室检验及检查、诊断与鉴别诊断、治疗、护理等全部医疗活动收集资料,进行分析、归纳、整理,形成临床医疗工作的全面记录。它反映了疾病发生、发展、转归和诊疗情况的全过程,是临床医师进行正确诊断、抉择治疗和制订预防措施的科学依据。医疗文书是具有法律效力的医疗文件,是涉及医疗纠纷和诉讼的重要依据,书写中应特别重视相关的法律问题。

病历书写的基本规则和要求包括:内容真实,书写及时;格式规范,项目完整;表述准确,用词恰当;字迹工整,签名清晰;审阅严格,修改规范;法律意识,尊重权利。

创面修复科病历书写要求的基本内容与普通外科病历相同,但须加强专科内容的表述。病史大体分为住院病历和门诊病历。

一、住院病历

住院病历包括住院病案首页、入院记录、体格检查表、病程记录(首次病程记录)、疑难区危重病例讨论记录、抢救记录、术前讨论记录、术前小结、重大疑难手术审批记录单、手术安全核查表、手术风险评估表、手术记录单、术后首次病程兼谈话记录、有创诊疗操作记录、会诊记录、转科记录、接科记录、阶段小结、出院记录、死亡记录、死亡病例讨论记录、授权书、住院告知书、手术知情同意书、诊疗操作知情同意书、有创操作安全核查表、输血治疗知情同意书、特殊检查(特殊治疗)同意书、病危(重)通知书、医嘱单、辅助检查报告单、体温单、医学影像检查资料、病理资料等。

其中,入院记录是最完整的病历模式,要求在患者入院后24小时内完成。下面详细说明入院记录的内容与注意事项。

（一）入院记录格式与内容

1. **一般项目** 包括姓名、性别、年龄婚姻、出生地（写明省、市、县）、民族、职业、工作单位、住址、病史叙述者（应注明与患者的关系）、可靠程度、入院日期（急危重症患者应注明时、分）、记录日期。须逐项填写,不可空缺。

2. **主诉** 主诉是指促使患者就诊的主要症状（或体征）及持续时间。主诉多于一项时则按发生的先后次序列出,并记录每个症状的持续时间。主诉要简明精炼,一般为1~2句,20个字左右。在未确诊或已确诊再次出现症状时,记录主要症状变化情况和持续时间。如急性创面,可记录致伤原因、受伤部位和受伤时间;慢性创面,可记录疾病名称（若已确诊）、创面累及部位、持续时间、近期症状及持续时间。已确诊经治疗症状好转或未好转需多次治疗时,记录确诊疾病和时间及治疗次数。如急性创面,可记录疾病名称、治疗方法、治疗时间或次数;慢性创面,可记录疾病名称、治疗方法、治疗时间或次数及伴随症状。

3. **现病史** 现病史是指患者本次疾病的发生、演变、诊疗等方面的详细情况,应当按时间顺序书写。现病史也是住院病历书写的重点内容,应结合问诊内容,经整理分析后,围绕主诉进行描写,主要内容应包括以下几个方面。

（1）创面发病情况:发病时间、地点、起病缓急、前驱症状、可能的原因或诱因。急性创面需详细记录受伤过程,根据受伤机制可预估损伤性质和程度。当发生严重烧伤、电击伤、撕脱伤、挤压伤、开放性创伤等,应注意可能会出现低血容量性休克、失血性休克、急性肾衰竭等并发症。慢性创面应根据创面形成的缓急、形成创面前皮肤是否已出现病损等前驱症状,考虑慢性创面形成的主要原因或因素,详细了解和记录相关症状与体征,包括影响创面愈合的基础疾病、饮食、接触史、药物史、治疗史、感染史等。

（2）创面主要症状的特点及其发展变化情况:按发生的先后顺序描述创面出现的部位、特点、进展速度、持续时间、缓解或加重的因素、演变发展情况以及是否出现相关的全身症状。

（3）伴随症状:急性创面伴有合并伤时应记录相关伴随症状。慢性创面应描述与创面形成相关的伴随症状,如与皮肤病损相关的肢体血供、感觉及运动变化。

（4）发病以来诊疗经过及结果:记录患者发病后到入院前,在院内、院外接受检查与治疗的详细经过及治疗效果,有无不良反应。对患者提供的药物名称、诊断和手术名称须加引号以示区别。

（5）发病以来一般情况:简要记录患者发病后的精神状态、睡眠、食欲、大小便、体重改变等情况。

（6）书写现病史注意事项:①凡与创面直接有关的病史,虽年代久远亦应包括在内;②若患者存在2个以上不相关的但可能与创面形成有关的未愈疾病时,现病史可分段叙述或综合记录;③凡意外事件或可能涉及法律责任的伤害事故,应详细客观记录,不得主观臆测;④现病史书写应注意层次清晰,尽可能反映疾病的发展和演变;⑤现病史描写的内容要与主诉保持一致。

4. **既往史**

（1）预防接种及传染病史:应注意包括确诊的或疑似的病史,如结核病史。

（2）药物及其他过敏史：应注意包括曾短期使用的药物和长期使用的药物。特别关注有无成瘾药物的使用。

（3）手术、外伤及输血史：手术史应注意手术方案，是否植入人工材料、术后有无感染、有无放疗史；外伤史应注意受伤详情，是否有异物存在的可能。

（4）过去健康状况及疾病的系统回顾：系统回顾包括呼吸系统、循环系统、消化系统、泌尿系统、造血系统、内分泌系统及代谢系统、神经精神系统、肌肉骨骼系统。特别关注常见慢性病如高血压、糖尿病。

5. **个人史记录** 出生地及长期居留地，生活习惯及有无烟、酒等嗜好，常用药物，职业和工作条件及有无工业毒物、粉尘、放射性物质接触史，有无冶游史。应注意记录有无短期疫区接触史，不洁史或寄生虫等接触史。

6. **婚姻史记录** 婚姻状况、结婚年龄、配偶健康状况、子女状况、性生活情况等。

7. **月经史记录** 初潮年龄，行经期天数，间隔天数，末次月经时间（或闭经年龄）等情况。

8. **生育史** 按下列顺序写明：足月分娩数、早产数、流产数、存活数，并记录避孕措施。

9. **家族史**

（1）父母、兄弟、姐妹及子女的健康情况，有无与患者同样的疾病。如已死亡，应记录死亡原因及年龄。

（2）家族中有无结核、肝炎、性病等传染性疾病患者。

（3）有无家族性遗传性疾病，如糖尿病、高血压、肿瘤、血友病、先天性畸形及遗传异常情况等。

（4）营养风险筛查、入院日常生活活动评分分级和心理评估，可根据医院规定参照进行。

（二）体格检查

体格检查应当按照系统循序进行书写，内容包括：体温、脉搏、呼吸、血压，一般情况，皮肤黏膜，全身浅表淋巴结，头部及其器官，颈部、胸部（胸廓、肺部、心脏、血管）、腹部（肝、脾等）、直肠肛门、外生殖器、脊柱、四肢、神经系统等。创面修复科检查的基本内容与普通外科相同。专科体格检查情况应当根据专科需要记录专科特殊情况。专科情况主要记录与本专科有关的体征，前面体格检查中的相应项目不必重复书写，只写"见 ×× 科情况"，要求详细、准确。

1. **急性创面** 应描述创面部位、范围、大小，是否有不同程度出血或皮下出血；局部软组织是否有擦伤、挫伤、缺损或撕脱；是否有软组织坏死，坏死深度；是否有不同程度的污染；是否有深部组织暴露，如骨组织、肌腱或重要血管神经的损伤；创面周围正常皮肤组织是否有炎症反应；肢（指、趾）端循环情况，是否有环状焦痂。

2. **慢性创面** 应描述以下内容。

（1）部位和大小：可提示创面发生的原因。如发生在足部，提示糖尿病性或血管性病变；如发生在足靴部位，提示下肢静脉病变；如发生在臀部（骶尾部、坐骨结节、大转子）、足跟、内外踝等受压部位，提示压力性损伤。

（2）深度：应描述凹陷程度及形状，或探查并描述创面是否有窦道、窦腔、潜行腔隙或瘘管，是否深达肌腱、骨、关节组织，窦道型创面除了描述深度，还应描述窦道走行方向，是否有分支分叉，与深部重要器官、组织间的位置关系。

（3）创面基底：坏死组织呈黑色或黄白色；炎性肉芽呈暗红色或苍白色、质脆、水肿、老化或再形成干痂，肉芽下纤维板增厚，创面床与创缘之间形成囊袋样空腔。

（4）渗出液：正常情况为少量淡黄色透亮液体或肉芽搔刮后血性渗出液。如出现脓性分泌物或黄色膜状脓痂，提示可能是葡萄球菌感染；如出现透明黏液样分泌物，提示可能是溶血性链球菌感染。

（5）气味：正常情况无异味。出现恶臭，提示大量坏死组织，可能伴有肠道致病菌或厌氧菌感染；出现腥臭，提示可能有产气荚膜杆菌感染或铜绿假单胞菌感染（特有的腥臭味）。

（6）色泽：健康肉芽组织色泽红润，呈均匀颗粒状。若基底肉芽组织呈暗红色，提示有创面感染的可能，铜绿假单胞菌感染时会呈现特有的绿色；若基底肉芽组织苍白，提示创面血供差或纤维化；若基底肉芽组织色泽晦暗，提示血供差，肉芽组织不健康。

（7）创面边缘：健康肉芽组织创面边缘平坦，上皮呈不规则爬行状。如创缘出现增厚、内翻、干痂形成，提示上皮爬行受阻；如创缘皮肤红肿，提示创面感染；如创缘皮肤出现褪色或瘙痒、肿胀、疱疹形成，提示创缘浸渍或湿疹。

此外，与创面形成原因相关，而在此前全身体格检查未能提及的也应在专科检查内记录。如足背动脉搏动情况，肢（指、趾）端循环、温度、感觉情况，肢体畸形等。

（三）辅助检查

辅助检查指入院前所做的与本次创面疾病相关的主要实验室检验和检查，以及其结果。应分类按时间顺序记录检查结果，如血常规、尿常规、肝肾功能、血糖、血脂、红细胞沉降率、凝血功能、微生物培养＋药敏试验和其他相关实验室检查。根据损伤机制酌情实施心电图、X射线、踝肱指数、血管超声、内镜、血管造影、CT、磁共振成像、深部感觉振动阈神经传导等特殊检查。如系在其他医院所做的检查，应注明该医院名称及检查日期。

（四）诊断

诊断名称应确切，分清主次，顺序排列，主要疾病在前，次要疾病在后，并发症列于有关主病之后，伴发病排列在最后。诊断应尽可能地包括病因诊断、病理解剖部位和功能诊断，应该参照疾病和有关健康问题的国际统计分类（ICD-10）进行匹配。对一时难以肯定诊断的疾病，可先选用较为笼统的诊断，如"皮肤溃疡"，后期待检查完善后进一步修正诊断。在临床诊疗过程中，诊断包含初步诊断和修正诊断。

1. **初步诊断**　初步诊断指经治医师根据患者入院时的情况，综合分析所做出的诊断。书写入院记录时的诊断就是初步诊断。如初步诊断为多项时，应当主次分明。对待查病例应列出可能性较大的诊断。

2. **修正诊断**　凡以症状待诊的诊断以及初步诊断不完善或不符合的诊断，上级医师在诊疗过程中应做出"修正诊断"，修正诊断可打印新的一页，并注明日期，修正医师签名。医师签名或盖章在初步诊断的右下角签全名，字迹应清楚易认。上级医师审核签名应在署名医师的左侧，并以斜线相隔。

3. **疾病诊断书写注意要点**　按照现行疾病诊断相关分组（diagnosis related groups，DRG）要求书写主要诊断及其他诊断。主要诊断指经研究确定的导致患者本次住院就医的主要原因的疾病（或健康状况）。主要诊断一般应该是消耗医疗资源最多，对患者健康危害最大，以及住院时间最长的诊断。一般情况下，有手术治疗的患者的主要诊断应与主要手术治疗的疾病相一致。其他诊断指住院时并存的、后来发生的或影响所接受的治疗和／或住院时间的情况，其他诊断包括并发症和伴随症状。填写其他诊断时，应先填写并发症，再填写伴随症状。

二、门诊病历

（一）初诊病历

内容应当包括就诊时间、科别、主诉、现病史、既往史、阳性体征、必要的阴性体征和辅助检查结果，以及诊断、治疗意见和医师签名等。

1. **主诉**　主要症状及持续时间。

2. **病史**　现病史要重点突出（包括本次患病的起病日期、主要症状、他院诊治情况及疗效），并简要叙述与本次疾病有关的过去史、个人史及家族史。

3. **体格检查**　一般情况，重点记录创面及与创面形成相关的阳性体征及有助于鉴别诊断的阴性体征。急危重症患者必须记录患者体温、脉搏、呼吸、血压、意识状态等。

4. **实验室检查**　包括常规检查和特殊检查及会诊记录。

5. **初步诊断**　如暂不能明确，可在病名后用"？"，并尽可能注明复诊医师应注意的事项。

6. **处理措施**

（1）处方及治疗方法记录应分行列出；药品应记录药名、剂量、总量、用法。治疗方法应详细记录创面处理的经过及局部用药情况。

（2）进一步检查措施或建议。

（3）休息方式及期限。

7. **签名**　医生签全名。

（二）复诊病历

内容包括就诊时间、科别、主诉、病史、必要的体格检查和辅助检查结果，以及诊断、治疗意见和医师签名等。

1. **主诉与病史**　上次诊治后的病情变化和治疗反应，不可用"病情同前"字样。

2. **体格检查**　着重记录经前次治疗后创面变化情况和新的病情变化发现。

3. **实验室检查**　补充的实验室或辅助检查项目。

4. **诊断**

（1）对上次已确诊的患者，如诊断无变更，可不再写诊断。

（2）对三次不能确诊的患者，接诊医师应请上级医师会诊，上级医师应写明会诊意见及会诊日期、时间并签名。上级医师不能确诊，应召集医院多学科专家团队会诊。

（3）持通用门诊病历变更就诊医院、就诊科别或与前次不同病种的复诊患者，应视作初诊患者并按初诊病历要求书写病历。

5. **处理措施**　要求同初诊。

6. **签名**　医生签全名。

扫描二维码
观看图片

第二节　慢性创面的预防

随着人口老龄化和疾病谱的改变，除创伤、烧伤等引起的急性创面外，各种疾病或持续压力等原因导致的体表慢性难愈合创面患者数量明显增加。慢性创面具有多病共存、治疗过程复杂、疗效不确定、病程长、复发率高等特点，如何避免多病共存患者发生创面，尽早识别、避免和改善导致创面愈合延迟的危险因素，预防慢性创面的发生，具有现实意义。

一、慢性创面的流行病学特点

慢性创面是创伤、感染、慢性病等状态下常见的合并症或/和并发症，我国每年慢性难愈合创面的治疗需求在3 000万人次。近年来，慢性创面的主要病因表现出从创伤因素到非创伤因素的趋势，随着人口老龄化，预期寿命延长和手术适应证的扩大，慢性创面的患病率将持续升高。选取由中国医师协会建立，全国552家医院参与的多中心慢性创面患者信息采集系统数据库中的资料信息显示：2019年11月1日至2020年10月30日期间有完整慢性创面就诊记录的6 678例患者中，创伤所致创面占比33.39%；非创伤创面的原因主要包括感染、压力性损伤和糖尿病，多分布在下肢和臀部；73.8%的慢性创面患者被诊断有合并症，常见心血管系统疾病、内分泌系统疾病和神经系统疾病，合并症的数量与年龄相关，即患者年龄越大，合并症的数量越多（见文末彩图10-1）。瘫痪和糖尿病是导致愈合延迟的重要因素。

二、慢性创面的防治意义

慢性创面不仅增加患者本身的痛苦，而且也给家庭和社会带来沉重的负担，其防控是国民健康发展面临的突出问题，已经成为国际公共卫生事业关注的热点。

慢性创面的病程长，治疗效果局限，愈后易复发，致残率高，部分创面存在癌变风险。治疗期间，创面有渗出物、异味、疼痛，患者活动受限、定期换药、需多科室就医等各种不适与不便，给患者的心理健康和日常生活带来了巨大的负面影响。平均每个有复杂慢性创面的患者需要2~3人护理，给患者家人和看护者带来极大困扰。慢性创面治疗费用高，预后可能难以达到患者及家属的预期，家庭将承担巨大经济负担。

多国研究证实了慢性创面管理占用大量医疗资源。据估计，2014年美国医疗保险用于创面护理费用为280亿~968亿美元；2005年英国国家卫生局每年为慢性创面患者提供的护理费用保守估计为34亿~46亿美元，约占同期医疗卫生总支出中的3%；2019年澳大利亚一项研究发现，慢性创面的医疗相关费用超过35亿澳元，约占澳大利亚医疗保健支出的2%。2008年的一项流行病学调查研究结果显示，中国慢性创面患者的平均住院天数21天，同期我国平均住院天数为8.6天，其中，慢性难愈合创面患者出院时创面愈合率仅为50%~60%；慢性创面平均治疗费用12 227元，同期我国居民平均医疗费用4 132元。

慢性创面的防治中，预防重于治疗。慢性创面的治疗复杂，疗效不确定，复发率高，占用和消耗大量医疗及社会资源，但是预防则十分有效。预防慢性创面包括尽早识别发生慢性创面的高危患者和高危因素，预防创面发生；进行合理的创面治疗并防止其复发等。以常见慢性创面糖尿病足为例，我国的一项流行病学数据显示，糖尿病足部创面愈合后1年内的复发率约为31.6%，随着病程的延长，复发率逐渐增加，2年的复发率约为50%，3年的复发率约为60%，而5年的复发率超过70%，而在专科医疗护理下，创面复发率可明显下降。监测足部皮肤温度和进行足部护理，可以有效降低复发性足部溃疡的发生率。

因此，针对慢性创面发生的高危人群和高危因素进行健康管理，包括：从个人、医疗机构和各级政府的角度对疾病概念、危害性和防治方案等相关知识进行普及，进行生活方式指导和医疗干预，以达到最大程度降低慢性创面发生的目的。

三、慢性创面的预防重点

慢性创面无法通过可预见的生物学步骤,按时相规律有序地进行修复以达到解剖结构或功能恢复。通常将临床治疗未按预期时间愈合或无愈合倾向的创面定义为慢性创面,往往和外界刺激、基础疾病、不当治疗等多种因素相关。不同的病因、致病机制,需要建立不同的防治策略。

（一）慢性创面的主要类型和特点

慢性创面患者往往呈现多病共存的状态,形成慢性创面的病因复杂,常见的有:创伤性、压力性、代谢性、血管性、感染性、肿瘤性、医源性、放射性等,很难对创面进行严格的分类,只能根据主要形成原因进行大致归类。

创伤导致的慢性创面包括因动物咬伤、严重烧伤、骨折、化学腐蚀等直接造成的组织缺损或创伤继发形成的创面。血管、肌腱、骨质等组织暴露,局部组织缺血,继发感染,修复方式受合并症局限等因素导致创面修复困难。

压力性损伤是由强烈而持久的压力和/或剪切力造成的皮肤、黏膜和/或软组织的局部损伤,好发于骨隆突处或皮下软组织少、血供不良部位,或与医疗器械应用有关,可表现为皮肤完整的软组织损伤或皮肤坏死、溃疡形成,可能会伴有疼痛。软组织对压力和剪切力的耐受性受到微环境、营养、灌注、合并症、并发症和软组织状况的影响。营养不良、肌肉萎缩、受压处缺乏肌肉和脂肪等软组织的保护,引起血液循环障碍而出现压力性损伤,受累组织深浅不一,可深达肌肉和骨质而伴有大量渗出。

代谢障碍相关的慢性创面常见于糖尿病、痛风、维生素缺乏、营养不良等。其中,糖尿病发病率逐年上升,在持续高血糖和长期代谢紊乱的基础上出现一系列病理性改变,使糖尿病患者皮肤易受损,损伤后愈合迟缓,愈合后易反复溃破。在特定情况下,如手术切口、切割伤、烧烫伤、放射性溃疡、化学损伤、压力性损伤、胼胝性溃疡等,糖尿病患者的皮肤完整性一旦遭遇破坏而形成创面,均有潜在的可能发展为难愈合创面。糖尿病足溃疡是最常见的糖尿病创面,与下肢足部特定的解剖结构、组织特征和功能需求相关,具有较高的发病率和致残性。目前已有的基础研究和临床实践证实,在神经、血管、免疫、皮肤、代谢等糖尿病内源性改变和感染、创伤、压力等外源性因素共同作用下,导致了糖尿病创面难愈的发生。

静脉曲张和动脉阻塞是下肢溃疡常见病因,好发于中老年人。静脉性溃疡占下肢溃疡的70%,复发率高达54%~78%,是其显著特征和危害,下肢静脉功能不全(慢性静脉功能不全、下肢浅静脉曲张及轴向反流、穿通支静脉反流)和下肢深静脉血栓后遗症(PTS)是导致静脉性溃疡的两大主因。持续的静脉高压可致局部组织循环障碍、代谢产物蓄积、组织水肿和营养不良,从而导致创面形成,创面多见于小腿下 1/3 处,创缘皮肤呈湿疹样皮炎变化,局部色素沉着和纤维化改变,常伴有足靴区域皮肤色素沉着、脂质性硬皮、肢体酸胀感、小腿疲劳感、疼痛等表现。动脉性溃疡主要是由动脉阻塞导致灌注不足所造成的,多见于受累大、中型动脉的动脉粥样硬化,或是由多种累及小血管的其他疾病(如血栓闭塞性脉管炎、血管炎和硬皮病等)导致,常伴肢体静息疼痛,抬高肢体及活动时疼痛尤为明显。创面好发于骨隆突部位和其他可能存在压力及皮肤剪切力的部位,或肢体末梢如趾尖、外踝或易反复磨损部位,创面边界清晰,基底现坏死组织,新生肉芽组织少,缺血性创面的预后依赖于靶向创面区域的血供状态。

感染性创面是指原发于各类感染的皮肤软组织损伤,常见疖、痈、蜂窝织炎、坏死性软组织感染等,包括一般的化脓性感染,或真菌、结核分枝杆菌或厌氧杆菌等特殊性感染发生的溃疡。

癌性溃疡是由于原发性或转移性恶性肿瘤细胞浸润导致皮肤组织完整性受损,或各种类型创面长期不愈而继发的癌变。癌性创面的静脉和淋巴回流发生变化导致局部组织水肿,创面表现组织坏死、大量渗出、异味、出血和疼痛等临床症状。

放射性溃疡主要见于恶性或良性疾病的放射性治疗,或因职业性或意外事故受到射线照射。目前放射治疗的临床应用越来越广泛,尽管放射治疗的设备和技术不断完善,皮肤黏膜溃疡创面是放射治疗的常见并发症,约占慢性创面的8.4%。放射性皮肤损伤的严重程度主要与放射总剂量、治疗时间、射线类型及受累面积有关。创面形成后,若未进行及时、有效的治疗,易继发创面感染,在放射效应下,有创面加深、急性出血、全身感染等风险。

医源性创面是指由于医疗行为造成的皮肤及皮下深部组织损伤。包括手术切口愈合不良、医疗器械相关的压力性损伤、由于操作不当或仪器故障所造成的与原发病无关的皮肤及深部组织损伤、医院获得性压力性损伤、药物应用引起的皮损、医院获得性的放射性溃疡等。目前,随着激光、电刀等治疗仪的广泛应用,各种生物材料不断涌现(如脑起搏器、心脏起搏器、口腔颌面/头颈外科植入物、矫形假体等植入物),手术适应证不断扩大,高龄患者数量不断增加,一方面疾病治疗的可行范围逐渐增大,另一方面医源性创面可能也会逐渐增多。因此,客观评估医疗行为的获益风险比,能最大限度地降低对患者的损害。充分认识到防治医源性创面的必要性和重要性是每位医务人员的必修课。

(二)慢性创面发生的危险因素评估

如何预防慢性创面的发生发展需要不断探索,可以从影响创面愈合的重要因素角度筛选发生慢性创面的高危人群,针对高危因素进行有针对性的防治,需要患方、医护人员、医疗机构和社会的共同努力。要清楚慢性创面发生的危险因素,从局部创面组织状态、患者自身健康状况和医疗行为三个维度来看,影响创面形成的常见因素有感染、压力、外伤、糖尿病、营养不良、失神经支配、缺血、静脉淤滞、免疫缺陷、高龄等。

1. **高危人群** 年龄和合并症是影响创面愈合的重要因素。慢性创面的常见高危人群包括高龄、昏迷、截瘫等失神经支配者,合并心脑血管疾病者,营养不良如肿瘤晚期恶病质,长期使用激素治疗者,肥胖、活动能力受限者等。人群健康状况的个体差异大,需要采用分层和个体化的管理策略,以多学科团队为依托,在临床医师、营养师、康复治疗师和护士的相互协作下,建立多学科合作平台上的防治结合和专业化处理模式。防治内容主要包括生活方式管理、皮肤/创面护理、动脉粥样硬化性心血管疾病及危险因素管理、血糖控制、急慢性并发症处理等。

年龄越大,合并症越多,影响愈合的不利因素越多,需要对老年人的躯体情况、功能状态、心理健康和社会环境状况等进行综合评估,包括共患疾病情况、肝肾功能、用药情况、日常生活活动能力(activities of daily living,ADL)和工具性日常生活活动能力(instrumental activities of daily living,IADL)、认知功能、精神状态、营养情况等。目前国内普遍应用的老年综合评估(comprehensive geriatric assessment,CGA)量表包括:中国老年人健康综合功能评价量表、《中国健康老年人标准》评价量表和老年健康功能多维评定量表。将每一位老年糖尿病患者的健康状态分为"良好""中等"和"差"三个等级(表10-1),以利于分层制订个体化的护理、防治和康复策略。

表10-1 老年糖尿病患者健康状态综合评估

健康等级	特点
良好	患者无共病或合并≤2种除糖尿病以外的慢性疾病（包括卒中、高血压、1~3期肾病、骨关节炎等）和患者无ADL损伤，IADL损伤数量≤1
中等	患者合并≥3种除糖尿病以外的慢性疾病（包括卒中、高血压、1~3期肾病、骨关节炎等）和/或患者满足以下任意一项：①中度认知功能受损或早期痴呆；②IADL损伤数量≥2
差	患者满足以下任意一项：①患者合并≥1种治疗首选的慢性疾病（包括转移性恶性肿瘤、需氧疗的肺部疾病、需透析的终末期肾病、晚期心力衰竭）且预期寿命较短；②中至重度痴呆；③ADL损伤数量≥2；④需长期护理

注：ADL为日常生活活动能力，包括如厕、进食、穿衣、梳洗、行走；IADL为工具性日常生活活动能力，包括打电话、购物、做饭、服药和财务管理。

2. 高危因素 导致创面愈合延迟的局部因素包括缺血缺氧、组织活力弱、感染（生物膜形成）、水肿、空间结构不稳定、反复磨损刺激、持续受压等。这些高危因素的转归与受损部位、创面处理、合并症和基础健康状态密切相关。

（三）常见慢性创面的预防重点

慢性创面多见于中老年人群，根据病因设定相应防治策略的同时还要面对老年人的共性问题，如视力欠佳、衰弱、被动体位、行动不便，皮肤自查和护理困难，创面问题难以及时发现，症状不典型，自我管理能力差，配合度差等。因此，需要结合患者特点，对患者本人、家庭成员及看护者、社区相关人员进行个体化的健康教育，包括营养、运动、戒烟、体重管理、心理建设等生活方式的干预，降低创面疾病风险的同时，提高创面修复能力，避免慢性创面的发生。

1. 压力性损伤 压力性损伤的易患因素依次为运动功能减退、皮肤改变和年龄增长，长期卧床患者、脊髓损伤患者及老年患者，特别是老年卧床患者是压力性损伤高危人群。除了压力外，剪切力、潮湿、感染均是压力性损伤的外源性因素，在各种力的持续作用下，组织缺血坏死、继发感染是压力性损伤的根本原因。

压力性损伤可见于全身任何部位，取决于患者体位、产生压力的原因和软组织的耐受力。各种体位时压力性损伤的好发部位见文末彩图10-2。

（1）风险评估：针对危险因素采取有效的预防措施是预防压力性损伤的可靠手段，目前多采用评估量表来识别处于压力性损伤的高危人群。根据美国国家压疮咨询委员会（NPUAP）、欧洲压疮咨询委员会（EPUAP）推荐的评估量表有：①Braden压力性损伤评估量表，评估内容包括感觉、潮湿度、活动度、移动能力、营养摄入、摩擦力和剪切力6部分；②Norton压力性损伤评估量表，评估内容包括身体状况、精神状况、活动能力、移动能力、失禁情况5部分；③Waterlow压力性损伤评估量表，评估内容包括体形、体重、身高、皮肤状况、失禁情况、移动能力、性别、年龄、食欲、特别因素（包括营养不良、特殊用药、吸烟、外科创伤）等。

2019年版《压力性损伤的预防和治疗：临床实践指南》将有慢性神经系统疾病、既往有压力性损伤病史以及手术时间超过3小时的患者也纳入压力性损伤的高风险人群中。建议考虑术前长时间固定时间、手术时间及美国麻醉医师协会（American Society of Anesthesiologists，ASA）分级对手术相关压力性损伤风险的影响，以及发生的危险因素。2019年版指南纳入的证据显示,在重症监护病房的持续时间、机械通气、使用抗利尿激素、急性生理和慢性健康评分是成人重症患者压力性损伤的特定危险因素;疾病严重程度和在重症监护病房的持续时间是新生儿和儿童压力性损伤的危险因素。

(2)预防措施:皮肤状态改变、血流灌注和循环状态的改变是发生压力性损伤的危险因素,可根据压力性损伤具体危险因素的评估结果进行个体化预防干预。

1)皮肤组织评估和预防性的皮肤护理:定期检查全身皮肤情况,特别注意骨隆突部位以及医疗器械下的皮肤,观察肤色、皮温以及与周围皮肤有无差异,若遇到皮肤红斑,进行指压以观察皮肤是否可变白。清洁滋润皮肤,确保对失禁(尿失禁和大便失禁)、汗液或渗出物进行适当处理,对接触到或可能接触到尿液/粪便的皮肤使用皮肤保护剂,在角质层与潮湿或刺激物之间形成保护层,从而降低皮肤损伤的风险,以保持患者皮肤的完整性。床单等皮肤接触面保持清洁、干燥和平整。2019年版指南建议,使用高吸收性尿失禁产品,以保护发生压力性损伤或避免有压力性损伤风险。

2)营养支持:鼓励患者规律饮食,当常规饮食无法满足营养需要时,要补充高蛋白质、精氨酸和微量元素。高热量、高蛋白的补充能够显著降低高危人群压力性损伤发生率。2019年版指南建议,要为营养不良或有营养不良风险的Ⅱ期或更严重的压力性损伤成年患者提供高热量、高蛋白、精氨酸、锌和抗氧化的口服营养补充剂或肠内营养。

3)保持活动和体位变换:定期翻身和变换体位,鼓励患者自行进行身体活动,必要时康复理疗师指导协助活动。患者变换体位的频率取决于发生压力性损伤的风险、皮肤状况、患者的舒适度、治疗需求等;进行体位变换时,应该抬起而不应拖拽,使用合适的辅助器具以减少摩擦力和剪切力;对于卧床患者,将床头高度限制在30°以下,除非有其他疾病禁忌证存在。鼓励患者在没有禁忌证的情况下采取30°~40°侧卧位或平躺;翻身床或悬浮床的应用可使患者在不改变体位的情况下减轻局部压力;坐轮椅或椅子时,可使用再分配压力垫。2019年版指南提出建议实施体位变换提醒策略,以提高对体位变换方案的依从性。

4)减压支撑面的应用:选择适当的压力再分布支撑面,可以减少患者骨突部位的压力或缩短受压时间,并根据患者的需求变化(如患者的活动度,对微环境调控和降低剪切力的需求,患者体形和体重,出现新发压力性损伤的风险,现有压力性损伤数量、严重程度和部位等),随时进行重新评估和调整。目前市面上的支撑面有很多种材质,包括但不限于空气、泡沫、凝胶和液体。

选择支撑面时需要考虑多方面因素。除了患者需求,还要考虑到不同设备的特点,如材质、使用便捷性、性价比、对皮肤的影响等,应考虑和监测皮肤的微环境,避免使用环形器具和充液手袋,以免增加皮肤上的热量和水分潴留。在经常受到摩擦力与剪切力影响的骨隆突处使用聚氨酯泡沫敷料预防压力性损伤。如果患者在转运途中长时间活动受限,考虑在运输过程中使用压力再分配的支撑面作为预防压力性损伤的措施。

5)器械相关管理:医疗器械相关的压力性损伤主要发生在医疗器械与皮肤直接接触的部位,需定期监测医疗器械的固定张力,并尽可能寻求患者对舒适度的自我评估;定时检查器械下的皮肤;选择适宜大小、质地和韧性的医疗器械,避免刺激皮肤;患者变换体位时,应检查梳理器械管路;使用石膏和牵引装置时应注意不能固定过紧,随时观察局部皮肤和肢体循环状况。

6)健康教育:针对不同层次的患者、家属或看护者制订针对性的压力性损伤预防教育计划。教育内容包括:①压力性损伤发生的病因、危险因素和风险评估方法;②皮肤检查和护理方法;③减压装置(支撑面)的选择依据和应用方法;④营养支持方法和监测指标;⑤排便、排尿训练和管理;⑥体位建议和变换技巧;⑦定期接受专业指导和随访。

2. **糖尿病合并难愈合创面** 对于糖尿病患者的全面综合评估是预防其慢性创面发生的基础,包括患者的依从性、皮肤状态、行为能力、营养、代谢、合并症等各方面的评估。一方面,尽早识别和改善糖尿病患者创面风险的危险因素,可预防创面发生;另一方面,对于有创面问题的患者尽早进行有效、合理的创面治疗,可避免创面愈合延迟,同时进行危险因素管理可以降低创面愈后的复发率。针对糖尿病足,国际糖尿病足工作组(IWGDF)提出预防糖尿病足有5个关键要素:①识别高危足;②定期检查高危足;③患者、家属和陪护人员的健康宣教;④确保日常穿着符合患者足部结构和生物力学的适宜鞋子;⑤治疗溃疡的危险因素和溃疡前症状,如找专业人员修剪胼胝、保护水疱、妥善处理向内生长或增厚的趾甲、治疗足癣等。

(1)危险因素的识别:糖尿病患者合并的难愈合创面普遍发生于糖尿病病程长、血糖控制差、并发症多、经济条件差的患者,病史采集和体检发现有创面危险因素的患者要特别注意,加强健康教育和定期筛查随访以采取有效的防治措施。

除了年龄因素,常见因素包括:①糖尿病病程超过10年、长期血糖控制差、合并糖尿病其他慢性并发症(如由糖尿病肾病导致肾衰竭、明显的视网膜病变、血管神经病变、既往有糖尿病足或骨髓炎病史等)。②视力欠佳,行动不便,骨质疏松,肌少症,衰弱,有跌倒高风险。③长期卧床。④从保护性感觉丧失、周围动脉病变、足部畸形和病史(溃疡、截肢/趾、肾病)4个方面进行糖尿病足的风险分级评估(表10-2)。糖尿病高危足的常见表现包括:足部畸形、保护性感觉丧失、足背动脉和胫后动脉搏动减弱或消失、发绀、湿冷、水肿、皮肤干裂脱屑、胼胝或溃疡前病变、嵌甲、足癣等。⑤贫血、低蛋白血症、高尿酸血症、免疫性疾病等。⑥免疫抑制剂、激素、抗肿瘤药物等合并用药。⑦独居、吸烟、酗酒、鞋袜不合适、缺乏足部护理和全身皮肤护理的卫生习惯、拒绝治疗和护理等个人因素。⑧糖尿病诊断延误。

对于糖尿病患者来说,这些因素往往联合致病,是导致机体易于发生创面和创面难愈合的易感因素。定期筛查、及早识别这些危险因素是预防难愈合创面发生的前提,根据危险因素对患者进行风险分层,以便采取个体化的预防管理措施。

表10-2 糖尿病足风险分级

分类	溃疡风险	特征	评估频次(经验)
0	极低	无 LOPS,无 PAD	每年 1 次
1	低	LOPS 或 PAD	6~12 个月复查一次
2	中	LOPS、PAD、足部畸形 出现任意 2 个者	3~6 个月复查一次
3	高	LOPS 或 PAD,并发: • 既往足部溃疡病史 • 或截肢/趾病史 • 或肾病终末期	1~3 个月复查一次

注:LOPS:loss of protective sensation,保护性感觉缺失;PAD:peripheral artery disease,周围动脉病变。

（2）预防措施：预防糖尿病合并难愈合创面，首先要遵循糖尿病三级预防的原则，在诊断糖尿病时即应进行全面的并发症筛查及重要脏器功能评估，指导生活方式干预并结合患者情况进行合理治疗，定期筛查并发症，以减少并发症的发生；其次对已经出现并发症的糖尿病患者应采取及时、有效的综合防治措施，多学科协作管理，延缓并发症的进展，降低致残率和死亡率。

1）健康教育：开展健康教育之前，需对糖尿病患者进行健康状况的综合评估，包括基本信息、受教育程度、既往治疗病史、血糖水平、伴发疾病、认知功能及有无看护人等，开展个体化的健康教育和管理，包括糖尿病危害、急慢性并发症的识别和处理、个体化治疗目标、合理饮食和运动、戒烟、防跌倒、心理健康等，引导患者从正面评价自我而接受并积极参与糖尿病的全程管理，着眼于全身皮肤管理和足部护理。

全身皮肤管理和足部护理主要包括：①良好的卫生习惯，每天检查皮肤，特别是受压部位、双脚（包括趾间），必要时由家属或护理人员协助完成。②教育患者及家属学会辨认肿胀、疼痛、变色、破裂等变化。如果发现皮肤颜色和温度急剧变化、局部疼痛加剧伴红肿等表现，出现水疱等新创面，原有创面变大等情况时，须立即就诊。③避免灼伤，注意洗脚时的水温（＜37℃）；不要使用任何类型的加热器或暖水瓶来暖脚；进行艾灸、红光治疗、膏药敷贴等治疗时，避免皮肤受损。④在家避免赤脚，穿合适的鞋袜，优选干燥、透气性好、无接缝的棉袜；根据脚的解剖结构和足底受力情况选择合适的鞋，建议选择柔软的减震鞋，穿鞋前检查鞋内有无异物，不要穿过紧、边缘粗糙或接缝不平的鞋；试新鞋时双足同时试穿，试穿约半小时后，脱鞋检查双足是否有压痕、红斑或摩擦的痕迹，初始每天穿 1~2 小时，逐渐延长时间。⑤干燥皮肤区域使用润肤霜或乳霜，但不要在脚趾之间使用；注意全身骨隆突部位的皮肤状况和护理。⑥正确修剪指/趾甲，直接横剪指甲，棱角可用指甲锉修平。⑦通过专业人员去除胼胝，足底胼胝修剪后可使该部位峰值压力下降 26%，胼胝修剪后应该使用减压鞋进行减压治疗，不要使用化学药物去除鸡眼和胼胝。⑧足癣较轻的患者可以局部使用抗真菌药物；在混合细菌和真菌感染的情况下，单独使用酮康唑可能会加剧细菌感染，临床上推荐使用特比萘芬。⑨对于中低糖尿病足风险的糖尿病患者，建议减压辅助下进行足部运动，以改善足部局部血液循环、关节活动度和肌肉力量等。这些活动包括足踝和足趾的伸展平衡、肌肉力量、步态等功能训练。在行走锻炼时强调联合减压治疗，监测皮肤有无破损或溃疡。

2）合理使用减压支具：由于糖尿病患者更容易存在足部畸形，其足底承压点就会发生改变，局部长期的高压是导致创面形成的独立危险因素。矫正足畸形和足底压力异常，对预防糖尿病足部创面的发生和复发具有重要意义。目前减压方法种类繁多，主要包括：①不可拆卸减压装置，如全接触石膏支具（TCC）、速成全接触石膏支具（iTCC）；②可拆卸减压装置，如可拆卸步靴（removable cast walkers，RCWs）、夏科专用矫形助步靴（Charcot restraint orthotic walkers，CROWs）、毛毡泡沫敷料、治疗用鞋具等；③外科减压手术；④其他辅助装置，如助步器、轮椅、拐杖等，确保患肢无负重。减压治疗中患者本身的配合程度也极为重要，进行减压治疗时需要充分考虑到糖尿病患者的依从性。针对糖尿病患者前足或中足底的溃疡，国际糖尿病足工作组（IWGDF）建议首选不可拆卸齐膝高减压装置；若出现禁忌或患者不耐受不可拆卸减压装置时，则可拆卸齐膝高和齐踝高减压装置可作为次选减压治疗方法；合适的鞋袜结合泡沫毡垫可被视为第三种减压治疗选择。对于严重缺血和感染的糖尿病足溃疡，要综合分析确定减压方式，不主张使用不可拆卸减压装置。

足部无畸形或周围神经病变的患者，可以穿普通鞋子，不必使用治疗鞋；有糖尿病足病史、截肢史、Charcot 关节病足畸形的患者，建议使用具有减压治疗作用的器具降低局部峰值压力，以预防创面的发生和复发,其中减压鞋垫和减压鞋较常用。减压使用时间应超过 80% 活动时间,否则减压和预防效果会削弱。由于糖尿病周围神经病变,患者丧失对疼痛或压力的感受能力,这给判断他们的鞋子是否合适或足部承压水平带来困难。因此,需要在测量足底压力的基础上,个体化制作减压鞋垫、减压鞋或矫形器,将足底局部高压进行再分布,从而避免出现足部压力性创面。

3)外科手术减压治疗:对于 Charcot 关节病足畸形,爪形趾、踇外翻、锤状趾、扁平足、高弓足等足畸形,如保守治疗效果欠佳,甚至可以考虑肌腱延长术、关节成形术、跖骨头切除术等手术方法,对预防足部创面的复发具有重要的意义。但老年糖尿病患者常合并下肢血管病变等疾病,有手术切口不愈的风险。以手术减压方法预防创面复发在老年糖尿病患者中的获益情况缺乏相应数据,未形成广泛共识。

3. 下肢血管性创面　慢性创面多见于下肢,其中血供障碍是创面难愈合的常见因素,包括动脉问题和 / 或静脉问题。当发生下肢血管源性创面时,往往提示血管疾病已处于严重病变期。及时诊断血管病变的性质、解除血供障碍,是预防下肢血管性创面的关键因素。

(1)缺血性创面:外周动脉疾病(peripheral arterial disease, PAD)可增加足跟、足趾、内外踝等部位受压磨损形成创面的风险,导致 PAD 的危险因素包括高龄、高血压、糖尿病、高脂血症、吸烟、慢性肾功能不全、高同型半胱氨酸血症等。因此,预防动脉缺血性溃疡的措施包括:①合理饮食,选择胆固醇含量较低、脂肪含量较低、低糖低盐的饮食模式;②控制体重;③控制烟酒摄入;④适宜运动,提高代谢和身体机能,预防动脉粥样硬化,促进侧支循环形成;⑤定期监测和评估下肢皮肤,选择适宜的鞋袜,可使用预防性敷料作为足跟等骨隆突部位减压的辅助工具,预防压力性损伤的发生;⑥针对病变血管进行专业诊疗。

(2)静脉性溃疡:下肢静脉回流障碍引起的长期静脉高压是导致静脉性溃疡的关键因素。导致下肢静脉溃疡的危险因素包括:55 岁以上、肥胖、有静脉疾病家族史、深静脉血栓形成或静脉炎病史、严重腿部创伤、孕育次数过多、重体力劳动、吸烟等。因此,预防静脉溃疡的措施包括:①合理饮食,注意高蛋白质和新鲜蔬果的补充,特别是富含维生素 C 的食物,少食腌制食物,控制烟酒摄入;②正确的生活行为方式,尽量避免长时间下蹲、站立及行走;③休息时抬高患肢,坐位时脚高于臀水平,卧位时脚高于心脏水平;④适宜运动,可做踝部背伸背屈锻炼,改善下肢肌泵功能;⑤定期监测和评估下肢皮肤,保持皮肤清洁滋润,避免抓痒,避免外伤;⑥针对病变血管的专业治疗。

美国血管外科学会(SVS)推荐压力治疗作为防治下肢静脉溃疡的主要方式,目前观点认为,有效的压力治疗与腿部锻炼相结合是防治腿部静脉性溃疡的基础。压力治疗主要针对下肢静脉溃疡发病的关键环节,通过对下肢施加压力达到减少静脉反流、促进血液回流、增强小腿肌泵功能的目的,以预防下肢静脉血液淤滞,减轻组织水肿和炎症反应。目前压力治疗的主要方式有使用压力绷带、间歇性充气压力泵、压力袜等。在没有水肿的情况下,组织对压力的顺应性下降,骨骼结构例如胫骨或踝关节会承受更大的压力。因此,在胫骨的边缘、腓骨头和脚踝区需要用棉垫等做保护性填充,以确保下肢持续有效且适宜的界面压力。

加压治疗前,需要评估下肢动脉情况,闭塞性动脉疾病和充血性心力衰竭造成的肺水肿是压力治疗的绝对禁忌证;此外,急性皮炎、脓毒性静脉炎、深静脉主干完全闭塞、对材料过敏、长期卧床、进展期周围神经病变等患者均不适合使用加压治疗。压力治疗需要在专业人员指导下进行,并对皮肤和肢体循环进行必要监测,避免皮肤损伤坏死、腓神经 / 周围神经局部损伤、过敏、肢体缺血等不良事件的发生。

4. 医源性创面　导致医源性创面的主要因素包括外科手术、放射治疗、介入治疗、药物等。有些创面的产生是难以避免的,如激光治疗、供皮区、皮瓣供区产生的创面;有些创面的产生与个体易感因素有关,如高龄、药物过敏、免疫缺陷、代谢性疾病等;有些创面则应尽量在医疗活动中避免,如化疗药物外渗或放射治疗等导致皮肤坏死、手术切口裂开感染、植入物外露,红外线治疗、艾灸治疗或术中电刀误伤导致灼伤创面,麻醉状态下的压力性损伤,骨折固定(使用夹板、石膏、固定带)等导致的皮损等。

预防医源性创面,需要在多学科团队合作模式下,从改进医疗技术,建立标准化操作流程和质量控制,严格掌握治疗指南和适应证,定期专业培训,强化医护人员责任心,对患者皮肤黏膜的评估和护理,识别高危人群和因素等多方面进行考量,采取有针对性的措施。

第三节　基层医疗机构开展慢性创面治疗工作的特点

流行病学调查显示,由于社会人口老龄化和各类慢性疾病发生率的居高不下,因各种基础疾病所导致的慢性创面发生率明显增高,形成了庞大的治疗需求。据统计,我国每年需要治疗创面的患者达 1 亿人次,其中各类慢性创面的治疗达 3 000 万人次。慢性创面的治疗具有"大门诊、小病房"的特点,即相当一部分患者的创面治疗只需要在门诊进行,只有在需要深度治疗或手术时才收治入院。那么,基于这一慢性创面的诊疗特征,就决定了基层医疗机构在我国创面修复的诊疗体系中承担了一个不可或缺的角色,即慢性创面预防的宣教者、慢性创面基本治疗的承担者、筛查疑难创面和转送上级医院的执行者。

一、慢性创面预防的宣教者

慢性创面的治疗复杂,疗效不确定,复发率高,占用和消耗大量医疗与社会资源,通过创面预防可有效避免这些不良事件的发生,具有防大于治的特征。

慢性创面的预防,是在尽早识别发生慢性创面的高危患者和高危因素的基础上,针对慢性创面发生的高危人群和高危因素进行健康管理。基层医疗机构是患者进入医疗保健领域的门户,具有熟悉辖区居民基本情况和医疗需求的优势,在社区医生签约制的前提下,能更好地进行防治慢性创面的宣教工作,包括:对疾病概念、危害性和防治方案等相关知识进行普及,对生活方式指导和医疗干预,以达到最大程度降低慢性创面发生的目的。

二、慢性创面基本治疗的承担者

流行病学调查显示,慢性创面患者大多散在分布在家庭、社区、养老机构和基层卫生院,并合并多种基础疾病、行动不便或生活不能自理。患者虽有强烈的治疗需求,但难以得到持续有效的专科治疗而导致病情反复。

部分慢性创面患者的预期寿命有限,多病共存,有创操作有叠加损伤风险,这些患者往往需要得到姑息性治疗以缓解躯体不适和减轻心理负担;此外,术后患者的创面维护和功能锻炼也需要得到定期的专业指导。基层医疗机构作为离患者最近的医疗站点,是这些创面社区化管理的主要承担者。创面社区化管理的内容主要包括:创面评估、症状管理、营养支持、精神支持和生命质量评估等,为患者提供连续性治疗和护理,如定期清创、换药、引流管更换、体液标本采集、中心静脉导管维护等。通过定期的创面处理可达到及时引流渗液、清除坏死组织、消除异味、缓解疼痛等目的,在稳定创面的同时,可预防出现新创面,帮助患者逐步恢复生理功能以提高生命质量。

三、筛查疑难创面和转送上级医院的执行者

在解决慢性创面治疗周期长、住院时间长等难题上,目前国内倡导建立"大医院创面治疗中心和社区卫生中心双向联动与转诊机制",实现难愈合创面患者在三级综合医院深度治疗与在社区卫生中心和家庭康复治疗相协调的连续性、完整性的治疗体系。

基于不同地区社会经济发展的差异与创面治疗需求的不同,已经或正在建立的创面治疗模式包括:"山东淄博模式""无锡模式"及"温州模式"等。在这些体系中,基层医疗机构承担了筛查疑难创面和转送上级医院的执行角色,在规范采集病例信息基础上,客观评估患者全身和局部创面,进行病因诊断和相应治疗,筛查有深度诊断和治疗需求的患者进行及时转送,以保障慢性创面患者诊疗需求的时效连贯性,避免疾病恶化和功能丧失。

四、互联网技术对基层医疗机构开展创面治疗的支撑

随着数字技术在医疗领域不断发展,互联网向基层延伸,使优质医疗资源落地于基层成为可能。2014 年,发布了《国家卫生计生委关于推进医疗机构远程医疗服务的意见》(国卫医发〔2014〕51 号),提出地方各级卫生行政部门要将发展远程医疗服务作为优化医疗资源配置、实现优质医疗资源下沉、建立分级诊疗制度和解决群众看病就医问题的重要手段,积极推进发展远程医疗服务。在 2022 年 3 月 1 日开始实施的《中华人民共和国医师法》中,明确了互联网医疗咨询的合法性。这些条例法规的出台,推进了互联网平台在基层医疗机构防治慢性创面领域的应用。

针对基层医疗机构医护人员对创面治疗技术指导的需求,2011 年,上海采用 4G 技术在国际上首次实现了不同层次医疗机构之间采用同一标准对复杂创面进行治疗。由于 4G 技术具有实时性强、清晰度高以及可远距离传输等特征,使三级综合医院的创面治疗专家在远离基层医疗机构的情况下,能真实地观察创面,从而直接参与创面治疗的过程,既方便了患者就医,又保证了医疗质量,对整体提高难愈合创面治愈率起到了重要作用。此外,WiFi 等技术的利用对于解决基层创面治疗问题也起到了促进作用。互联网技术对基层医疗机构的支撑可以突破地域限制,为分布在家庭、社区、养老机构和基层卫生院的慢性创面患者提供均质化的医疗服务。

五、关于慢性创面居家治疗的思考

创面居家治疗是解决出行不便患者创面问题的一种方法,但医师上门进行创面处理与在医疗机构内进行操作不同,需要有完善的应急预案保障,以及感染预防和控制等配套措施,涉及废弃医疗物的管理,如生活区域内耐药致病菌敷料的暂存、转运和交接等。此外,居家创面处理的规范化也需要相应的健康宣教和定期的培训指导。

总之,基层医疗机构在我国创面修复的诊疗体系中承担了重要角色,立足中国慢性创面人群的流行病学特征,从借鉴国际经验到自主实践探索,在科技发展支撑下,其工作内容和运行模式正在不断优化与完善。

(唐佳俊　牛轶雯　苏永涛　陆树良　隋颖)

思 考 题

1. 创面疾病病史信息的采集和书写过程中，有哪些注意事项？
2. 基于慢性创面的流行病学特征，阐述慢性创面的防治意义和主要内容。
3. 试述当下基层医疗机构开展慢性创面诊疗工作可能遇到的瓶颈问题和对策。

参考文献

[1] 付小兵. 以创建研究型医院的总体思路指导创面治疗学科建设与创面治疗专科人才的培养 [J]. 中国研究型医院, 2016(1):4.

[2] 廖文强, 詹剑华, 罗锦花, 等. 慢性创面临床防治的现状与思考 [J]. 实用临床医学（江西）, 2021(2):83-89.

[3] 郝嘉文, 张庆富. 慢性病所致的慢性创面的防治 [J]. 中华损伤与修复杂志（电子版）, 2021, 16(2):6-9.

[4] 许樟荣, 冉兴无. 创面治疗新技术的研发与转化应用系列丛书（第 16 册）糖尿病创面的内科诊治 [M]. 郑州：郑州大学出版社, 2019.

[5] 牛轶雯, 陆树良, 黄跃生, 等. 中国创面修复科质量控制手册（2021 年试行版）正式发布 [J]. 中华创伤杂志, 2021, 37(11):1055-1056.

[6] 韩伟, 汤敬东. 动脉缺血性和静脉性溃疡创面的治疗及预后研究进展 [J]. 血管与腔内血管外科杂志, 2019, 5(6):549-552.

[7] 关亚琳, 孔豫苏, 汪显耀, 等. 间充质干细胞修复放射性皮肤溃疡机制研究进展 [J]. 安徽医学, 2021, 42(11):1310-1313.

[8] 刘毅. 重视医源性创面的防治 [J]. 中华烧伤杂志, 2021, 37(3):3.

[9] 沈余明. 医源性创面的防治策略 [J]. 中华损伤与修复杂志（电子版）, 2019, 14(5):72.

[10] 胡秀英, 龙纳, 吴琳娜, 等. 中国老年人健康综合功能评价量表的研制 [J]. 四川大学学报（医学版）, 2013, 44(4):610-613.

[11] 樊瑾, 于普林, 李小鹰. 中国健康老年人标准 (2013) 解读 2：健康评估方法 [J]. 中华老年医学杂志, 2014, 33(1):1-3.

[12] 茅范贞, 陈俊泽, 苏彩秀, 等. 老年健康功能多维评定量表的研制 [J]. 中国卫生统计, 2015, 32(3):379-382.

[13] 谭谦. 创面治疗新技术的研发与转化应用系列丛书（第 20 册）：压力性损伤创面管理与治疗 [M]. 郑州：郑州大学出版社, 2019.

[14] 顾梦倩, 赵燕燕, 陈圣枝, 等. 2019 年版国际《压力性损伤的预防与治疗：临床实践指南》解读 [J]. 河北医科大学学报, 2021, 42（5）:497-500.

[15] 杨龙飞, 宋冰, 倪翠萍, 等. 2019 版《压力性损伤的预防和治疗：临床实践指南》更新解读 [J]. 中国护理管理, 2020, 20(12):1849-1854.

[16] 国家卫生健康委员会能力建设和继续教育中心. 创面修复科专科能力建设专用系列教材（第一册）：创面修复科专科医师分册 [M]. 郑州：郑州大学出版社, 2021.

[17] 徐俊, 许樟荣. 国际糖尿病足工作组《糖尿病足溃疡减压指南（2019 版）》解读 [J]. 国际内分泌代谢杂志, 2021, 41(3):273-276.

[18] 丁亮, 孙蓬, 沈超, 等. 下肢静脉性溃疡的诊疗进展 [J]. 血管与腔内血管外科杂志, 2020, 6(2):156-162.

[19] 段晶晶. 下肢静脉曲张患者发生静脉溃疡的潜在危险因素分析 [J]. 护理实践与研究, 2020, 17(6):25-27.

[20] 王深明, 胡宏鸯, 祁少海. 创面治疗新技术的研发与转化应用系列丛书（第 18 册）: 静脉性溃疡的诊治 [M]. 郑州: 郑州大学出版社, 2019.

[21] 郑宏娟, 张佩英. 下肢静脉溃疡压力治疗的证据总结 [J]. 中华护理教育, 2020, 17(11):1046-1051.

[22] 李会娟, 齐心, 关辉, 等. 糖尿病足减压方法的研究进展 [J]. 中华糖尿病杂志, 2017, 9(7):462-465.

[23] 姚泽欣, 付小兵, 程飚. 慢性创面愈合新理念: 姑息性创面治疗的研究进展 [J]. 中华烧伤杂志, 2020, 36 (8): 754-757.

[24] 付小兵. 中国特色创面修复学科体系建设的内涵 [J]. 中华损伤与修复杂志（电子版）, 2020, 15(1):1-4.

[25] 姜玉峰, 许樟荣, 付小兵. 整体观、系统观及多学科合作在糖尿病足诊治中的重要性 [J]. 感染、炎症、修复, 2012 13(2): 67-69.

[26] 谢挺. 中国创面修复学科模式的探索与展望 [J]. 中华创伤杂志, 2014, 30(4): 289-290.

[27] 董炜, 肖玉瑞, 吴敏洁, 等. 中国慢性难愈性创面诊疗思路及原则 [J]. 中华烧伤杂志, 2018, 34 (12): 868-873.

[28] FU X B, SHENG Z Y, CHERRY G W, et al. Epidemiological study of chronic dermal ulcers in China[J]. Wound Repair Regen, 1998, 6(1):21-27.

[29] CHENG B, JIANG Y F, FU X B, et al. Epidemiological characteristics and clinical analyses of chronic cutaneous wounds of inpatients in China:prevention and control[J]. Wound Repair Regen, 2020, 28(5):623-630.

[30] JIANG Y F, HUANG S, FU X B, et al. Epidemiology of chronic cutaneous wounds in China[J]. Wound Repair Regen, 2011, 19(2):181-188.

[31] Armstrong D G, Boulton A J M, Bus SA. Diabetic foot ulcers and their recurrence[J]. N Engl J Med, 2017, 376(24):2367-2375.

[32] BUS S A, WAAIJMAN R, ARTS M, et al. Effect of custom-made footwear on foot ulcer recurrence in diabetes: a multicenter randomized controlled trial[J]. Diabetes Care, 2013, 36(12): 4109-4116.

[33] ULBRECHT J S, HURLEY T, MAUGER D T, et al. Prevention of recurrent foot ulcers with plantar pressure-based in-shoe orthoses: the Care FUL prevention multicenter randomized controlled trial[J]. Diabetes Care, 2014, 37(7): 1982-1989.

[34] LEROITH D, BIESSELS G J, BRAITHWAITE S S, et al. Treatment of diabetes in older adults: an endocrine society clinical practice guideline[J]. J Clin Endocrinol Metab, 2019, 104(5):1520-1574.

[35] KOTTNER J, CUDDIGAN J, CARVILLE K, et al.Prevention and treatment of pressure ulcers/injuries: clinical practice guideline[J]. 3rd.Journal of Tissue Viability. 2019, 28(2):51-58.

[36] ROUFOGALIS A L, HUTCHINSON M L. Best practices in pressure injury treatment[J]. Crit Care Nurs Clin North Am, 2020, 32(4):501-520.

[37] EDSBERG L E, BLACK J M, GOLDBERG M, et al. Revised national pressure ulcer advisory panel pressure injury staging system[J]. J Wound Ostomy ContinNurs, 2016, 43(6):585-597.

[38] SCHAPER N C, NETTEN J J V, APELQVIST J, et al. Practical guidelines on the prevention and management of diabetic foot disease (IWGDF 2019 update)[J]. Diabetes/Metab Res Rev, 2020, 36(S1).1-10.

[39] BUS S A, ARMSTRONG D G, GOODAY C, et al. International Working Group on the Diabetic Foot (IWGDF). Guidelines on off loading foot ulcers in persons with diabetes (IWGDF 2019 update)[J]. Diabetes Metab Res Rev, 2020, 36(Suppl 1):e3274.

[40] ARTS M L, WAAIJMAN R, DE HAART M, et al. Offloading effect of therapeutic footwear in patients with diabetic neuropathy at high risk for plantar foot ulceration[J]. Diabet Med, 2012, 29(12):1534-1541.

[41] ABELYAN G, ABRAHAMYAN L, YENOKYAN G. A case-control study of risk factors of chronic venous ulceration in patients with varicose veins[J]. Phlebology, 2018, 33(1):60-67.

[42] GLOVICZKI P, COMEROTA A J, DALSING M C, et al. The care of patients with varicose veins and associated chronic venous diseases：clinical practice guidelines of the Society for Vascular Surgery and the American Venous Forum[J].J Vasc Surg, 2011, 53（5 Suppl）:2S-48S.

[43] DONG W, NIE L J, WU M J, et al.Wound Care LogAPP - A new application to record wound diagnosis and healing[J]. Chin J Traumatol, 2019, 22(5):296-299.

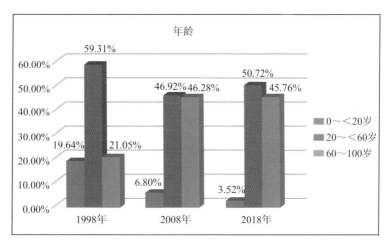

图 1-1　1998 年、2008 年和 2018 年慢性创面患者年龄分布特点

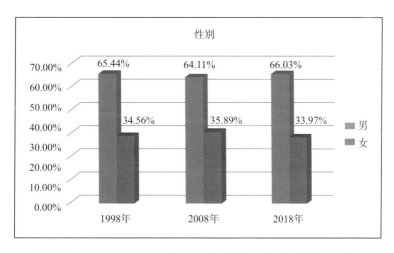

图 1-2　1998 年、2008 年和 2018 年慢性创面患者性别构成比

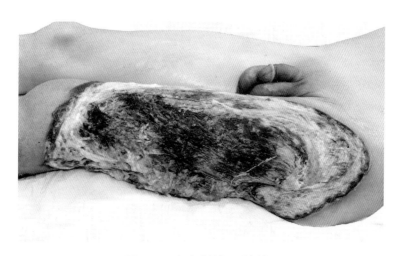

图 2-1　皮肤感染坏死性创面

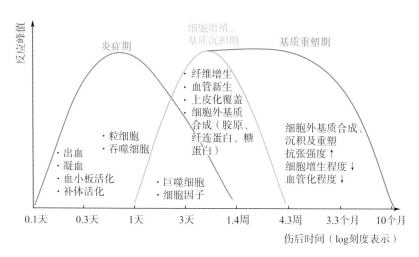

图 2-2　创面愈合规律

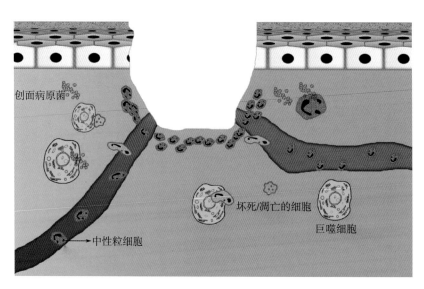

图 2-3　炎症反应阶段中性粒细胞和巨噬细胞的生物学作用

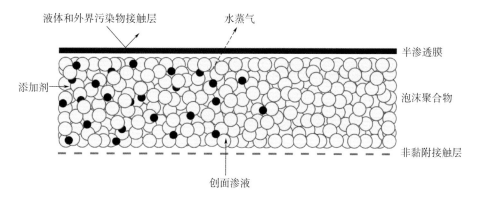

图 9-1 泡沫敷料的构成

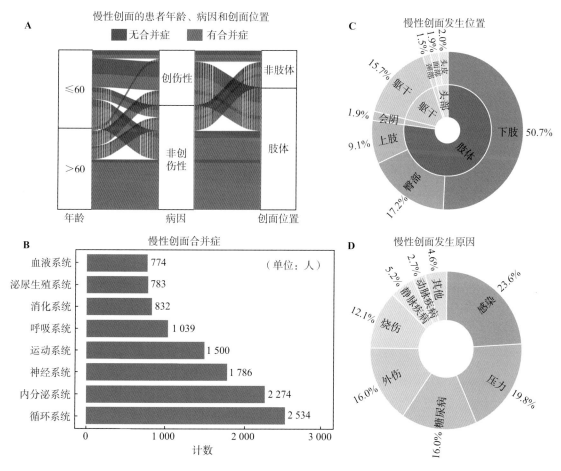

图 10-1 中国 2019—2020 年慢性创面患者的流行病学特征

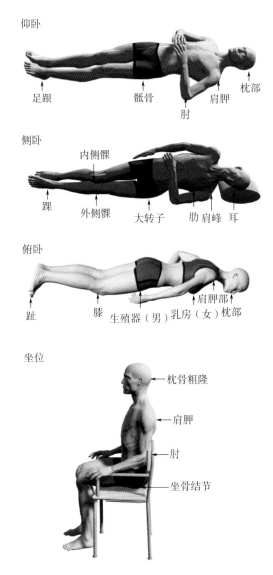

图 10-2　各种体位压力性损伤的好发部位